国家出版基金项目
NATIONAL PUBLICATION FOUNDATION

实用尿道下裂手术

主　　编　李森恺

副 主 编　李　强　周传德

编　　者（以姓氏汉语拼音为序）

曹玉娇　　陈　文　　陈威威　　丁　健　　董丽霞
胡金天　　李峰永　　李鹏程　　李天牧　　廖　旭
林　煌　　刘宝琴　　刘立强　　柳淑芳　　马桂娥
马红彤　　齐凤美　　王永前　　魏蜀一　　谢林海
徐家杰　　杨艳华　　张青平　　张思娅　　赵　阳
赵军霞　　周　宇

手术录像：崔　波

中国协和医科大学出版社

图书在版编目（CIP）数据

实用尿道下裂手术／李森恺主编. —北京：中国协和医科大学出版社，2015.8
ISBN 978-7-5679-0265-7

Ⅰ. ①实… Ⅱ. ①李… Ⅲ. ①尿道先天畸形-泌尿系统外科手术 Ⅳ. ①R699.6

中国版本图书馆 CIP 数据核字（2015）第 029861 号

实用尿道下裂手术

主　　编：李森恺
责任编辑：于　岚　刘岩岩

出版发行：中国协和医科大学出版社
　　　　　（北京东单三条九号　邮编100730　电话65260378）
网　　址：www. pumcp. com
经　　销：新华书店总店北京发行所
印　　刷：北京雅昌艺术印刷有限公司

开　　本：889×1194　　1/16 开
印　　张：26.5
字　　数：650 千字
版　　次：2015 年 8 月第 1 版　　2015 年 8 月第 1 次印刷
印　　数：1—3000
定　　价：230.00 元（含光盘）

ISBN 978-7-5679-0265-7

主 编 简 介

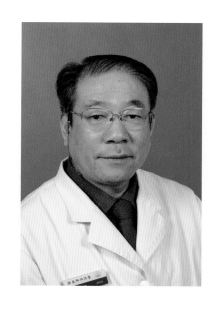

李森恺 1943年出生。1968年毕业于中国协和医科大学医疗系。1979年就读于中国协和医科大学研究生院整形外科专业，师从宋儒耀、李式瀛等著名教授，1982年毕业，获硕士学位，就职于中国医学科学院北京协和医学院整形外科医院，至2013年退休、返聘，在整形外科医院十科临床工作。1986年于日本北里大学病院形成外科学习1年。曾任中国医学科学院北京协和医学院整形外科医院及整形外科研究所副院（所）长、科主任、教授。中国人民政治协商会议第十届、第十一届全国委员。1994年享受国务院颁发政府特殊津贴。

在不间断地临床实践工作中，认识到循证医学及其临床思维方法的重要性。认真学习哲学，认识论，方法论，工具论，创新学，系统论以及综合集成思维方法论等，自觉进行思维方法的锤炼，用于临床实践工作中。对于任何疾病的治疗，都遵循：发现、提出问题→探求问题的本质→制定解决本质问题的方案→整合现有技术→创新新技术、新工具→模拟试验→临床应用→随访→反思、反馈→再升华提高。用于尿道下裂的治疗，遵循"顺势而为，先复位，再重建，后移植"的原则，取得了成功，其他诸如包皮过长、面部无瘢痕凹陷、面部年轻化的埋没导引提升悬吊手术等也取得了成功——而且推广应用，异人、易地也都能够成功。

2000年，作为项目负责人《尿道下裂的综合系统治疗及病因学研究》获卫生部部属医院临床学科重点项目基金资助。《尿道下裂的综合系统治疗及病因学研究》2006年作为第一完成者，被评为中华医学科技进步奖；2007年被评为北京市科技进步奖。带教硕士研究生7名，博士研究生22名，发表论文186篇，专著《埋没导引缝合技术》2005年由广东科技出版社出版。专著《尿道下裂学》接受华夏英才基金资助，2008年由北京科学出版社出版。

副主编简介

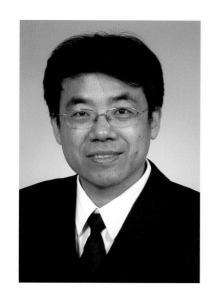

李强，1964 年出生于山东，现任中国医学科学院整形外科医院主任医师（1985 年获临床医学学士学位、1995 年获整形外科硕士学位、2002 年获整形外科博士学位）。

曾参与卫生部临床重点项目《尿道下裂的病因学及综合治疗》，主持首都特色临床医学应用发展项目《自体口腔黏膜微粒及皮肤微粒复合游离移植治疗阴道缺损》。先后曾获卫生部科技进步奖和山东省科技进步奖，国外发表 SCI 文章 8 篇，国内发表核心期刊文章 30 余篇。2008 年曾参与《尿道下裂学》的编写（科技出版社）。

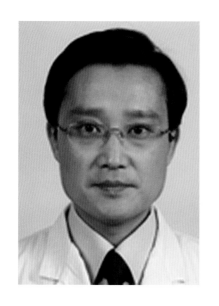

周传德，男，汉族，1966 年 5 月出生于云南省元谋县。1989 年毕业于白求恩医科大学，本科，学士学位；同年就职于中国医学科学院整形外科医院，从事整形外科临床工作至今；现任中国医学科学院整形外科医院体表肿瘤与妇科整形中心副主任，中国整形美容协会女性生殖整复分会第一届理事。工作期间，发表专业学术论文"会阴体重建阴道紧缩术的临床应用分析""阴茎再造新术式探讨""应用阴囊中隔翻转—折叠—推进瓣 I 期修补阴茎阴囊交界处的巨大尿瘘"等 70 余篇；主持完成院所科研课题 3 项，参与完成省部级科研课题 3 项，国家级科研课题 1 项；目前主持在研省部级科研课题 1 项。主要工作、研究方向：会阴整形，外生殖器整形与再造，体表肿瘤的整形外科治疗。

前　言

尿道下裂是男性泌尿生殖系统常见的先天性畸形，患者及家属要求治愈的心情迫切。尿道下裂修复手术极具挑战性。文献记载，其手术修复方法竟有 350 种之多。撰写本书的目的在于：把普遍认为技术含量高、高深莫测的尿道下裂修复手术安全化、有效化和简单化。

根据优化理论，将极具挑战性的先天性尿道下裂修复手术，分解成诸多基本手术单元，每个手术单元都编写成"尿道下裂修复的基本手术步骤名称参与人员分工操作动态控制细节流程表"，意在将其规范化、精细化、标准化，动态协调，实现整体优化，使其具有可重复性，提升推广的实用价值。

在综合集成方法论思维的指导下，运用整形外科学原则、技术和创新学原理，将修复尿道下裂的众多传统手术方法分解、糅合，集先人之长，重视细节，综合集成。书中处处都闪动着先贤们为了成功地治疗尿道下裂而奋斗的身影，浸润着先贤们的心血！

本书有四个新的理念：

1. 重视手术参与人员分工操作细节流程的动态控制，协调合作，实现最终手术效果的整体优化。

2. 工欲善其事，必先利其器。细节从器械抓起。做到器械的专步骤专用。

3. 基于对尿道下裂畸形成因的认识和整形外科学原则，遵循"先复位、后重建、再移植"的理念，不囿于一味重建尿道。

4. 任何组织的剥离与移植，以及各种操作，都接受综合集成方法论思维的支配，传统外科的分解、分解、再分解的还原论思维必须要接受整体论思维的约束，保证其血液循环的完善。

在极其讲究效率的今天，本书去除一切繁言冗词，立足于"实用"，只介绍成熟的、行之有效的方法和经验。只要有志于做好尿道下裂手术的医师，具有一定的外科临床经验，认真阅读后，都可以成功地完成尿道下裂的修复手术。

先天性尿道下裂是完全可以治愈的疾病。

尽管我们努力了，但是书中不足之处在所难免。欢迎大家提出批评、建议。

可信、实用——均缘起于爱心！

感谢为此书撰写付出辛苦劳动的朋友们！

李森恺　李　强　周传德

目　录

第一章 尿道下裂概述

一、定义

尿道下裂是因为胚胎早期原始阴茎的尿道组织向腹侧旋转发育、融合不到位，致使出生时，尿道外口不在正常位置，而是位于阴茎腹侧、阴囊或会阴区域的中线部位。尿道下裂的词义是来源于希腊的词汇"hypo"和"spadon"，意思是指在下方的裂隙。还有部分患者，尿道外口虽在阴茎头顶端的正常位置，但是伴有阴茎下弯、膜状尿道等其他畸形，也是尿道下裂。

二、发病率

尿道下裂是常见的男性泌尿生殖系统的先天性畸形。尿道下裂的发病率较高，而且有逐年上升的趋势。发病率与人种有关，白种人较高，黑种人较低，黄种人居中。据报道，大约每出生125个白种人男孩就有一个尿道下裂患儿。国人大约每出生300~600个男孩中就有一个尿道下裂患儿。

三、病因与发病机制

在动物学领域，泌尿与生殖系统大都是密不可分的，而且又都是被保护在一个安全的隐蔽部位。大自然对生物的选择是无情的，物竞天择，适者生存。生物本身又都在顽强地繁衍着自己的后代，延续着自己的种系。因而，现存动物的泌尿与生殖系统是完善的，但同时又是极度脆弱的，容易受到外界的刺激和干扰而发生畸变，尤其是在环境污染日趋严重的情况下。

发病原因仍不清楚，研究表明尿道下裂的发病既有遗传学的因素，有一定的遗传倾向，亦有环境因素的影响：生活环境的污染，如准父母摄入了农药、杀虫剂污染超标的农产品，掺加雌激素饲料超标喂养的海产品、水产品、家禽、家畜等食品，环境激素也有类雌激素作用；母体营养、激素水平的紊乱，如母亲内分泌系统的疾病以及胎盘发育状态的影响；胎儿体内环境的影响，如胎儿的性腺发育水平等。一般报道约有1/3的患者可查到病因，为原因不明的性分化不良，是20余种性分化不良疾病的症状之一。

正常男性，在胚胎发育6~10周期间，在双氢睾酮作用下，从尿生殖结节演化为尿道沟、尿生殖褶，并且由近及远，从两侧向腹侧融合完成后，形成正常男性外生殖器——阴茎的完善发育。而尿道下裂畸形的成因，是由于受到内分泌异常等因素的刺激终止发育，致使出生时，各种组织不能正常到位，造成由近及远不同程度的畸形。诸如，阴茎腹侧组织缺损，前尿道发育不良，尿道外口不在正常位置，而在阴茎头至会阴部的中线途径上的某个部位，通常都伴有程度不同的阴茎下弯或阴茎头下曲。

四、外生殖器及尿道的胚胎学

（一）外生殖器在胚胎发育的基本过程

胚胎的发育是由细胞分化、组织诱导、形态发生和胚体整合等一系列生命现象组成的一个复杂的程序性表达过程。泌尿系统和生殖系统是密切相关的系统，主要由尿生殖窦发育而成。

在正常情况下，妊娠 1 个月末，后肠和未来的泌尿生殖系统在泄殖腔膜腹侧表面，泄殖腔膜被尿生殖膈分成后部的肛部和前部的泌尿生殖膜（图 1-1）。

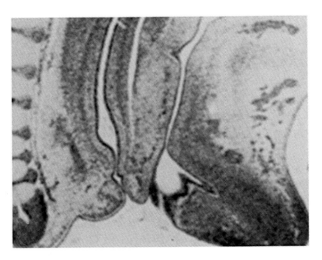

图 1-1　尿生殖膈分隔尿生殖膜和肛部

胚胎第 6 周时，尿生殖窦的腹侧有 3 个隆起围绕泌尿生殖膜，最头端的突起称为生殖结节，另外两个隆起是生殖隆起，它们从两侧包绕泌尿生殖膜。不久在尿生殖结节的尾侧正中线上有一条浅沟，称为尿道沟。其边缘两侧隆起部分称为尿道襞。尿道沟的底部即为尿生殖窦膜。此时外生殖器男女相同，不能区分性别（图 1-2）。

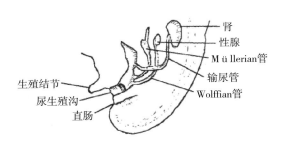

图 1-2　妊娠 7 周前胚胎性器官

外生殖器的男性化是始于脑垂体分泌的促黄体生成素引发的睾酮的影响。在睾酮的影响下，外生殖器从未分化状态发展成一个典型的男性外生殖器形态。

中线生殖结节在第 6 周融合，侧方的中胚层隆起形成尿道和生殖皱襞（图 1-3），这种中胚层组织保有将睾酮转化成双氢睾酮的能力，是性分化的第一个标志。第 8 周时男性外生殖器在双氢睾酮的作用下，生殖结节增长形成阴茎，生殖隆起在中线将融合成为阴囊（图 1-4）。随着阴茎的延长，尿道沟延伸至冠状沟水平。尿道沟两侧的内胚层尿道襞由尿道沟近端到远端向正中汇成管部，即形成了阴茎部尿道（图 1-5）。尿生殖沟的外胚层融合形成中缝，并形成阴囊和阴茎中间的嵴。所以尿道是由近端向远端形成的，尿道外口移到阴茎头冠状沟部。

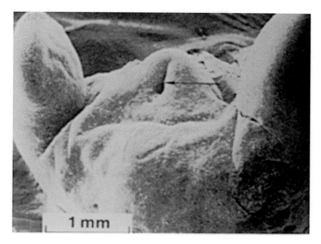

图 1-3　妊娠第 7 周扫描电镜显示泄殖腔外观

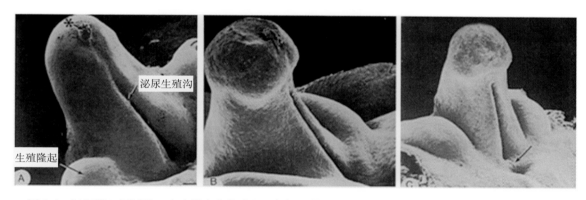

图 1-4　妊娠第 8 周胚胎，生殖器未分化阶段，扫描电镜显示生殖结节、尿道沟和会阴体部的形态结构

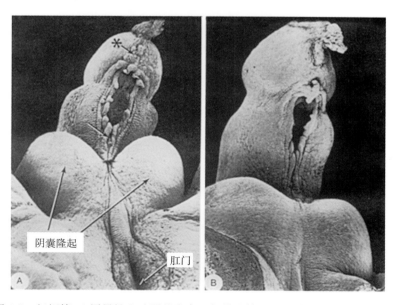

图 1-5　妊娠第 10 周男性生殖器的发育，扫描电镜显示尿道褶逐渐融合成尿道

约妊娠 8 周，在阴茎干每一侧下部出现包皮褶，它在背侧融合。在近端冠状边缘处形成一个平滑的嵴，因为这个嵴不完全围绕阴茎头，腹侧泌尿生殖器的未完全发育的阻止，通过包皮褶和阴茎头板层间的间充质的活跃生长，包皮褶被推向远端，这个过程持续进行，直到包皮褶或前部皮肤覆盖整个阴茎头为止。在出生时，常有融合，随后融合皮肤的脱落允许包皮退缩，如果生殖褶未能融合，包皮组织不在腹侧形成，就形成了尿道下裂患者典型的表现，即包皮组织在腹侧缺损，而在背侧则表现为增多。

胚胎第 12 周时，冠状沟在阴茎体上分出阴茎头（图 1-6），远端阴茎头的管道很可能是由于激素和局部因素的诱导，形成一个实体的核心与近端的尿道相结合（Glenister，1954），此核心以后潜行管化，形成完整的尿道（阴茎头外胚层的原始侵入——旧理论）。目前有人研究认为：阴茎头区尿道的形成是源于内胚层细胞发生由间质细胞向上皮细胞的分化而形成（内胚层细胞分化——新理论）。因为这是尿道形成的最后一步，所以在尿道外口开在冠状沟区域的发病率较高（Sommer，1980）。妊娠第 16 周，泌尿生殖器的分化就完成了（图 1-7、图 1-8）。

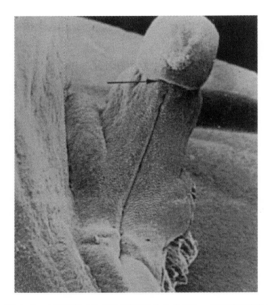

图 1-6　妊娠第 12 周尿道褶融合完毕，出现冠状沟

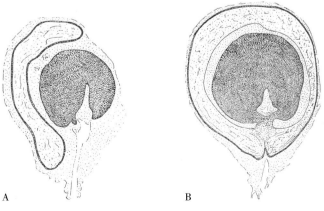

图 1-7　男性尿道的后期分化

A. 16 周尿道褶腹侧延伸并在中线融合；B. 20 周后阴茎头部尿道完成

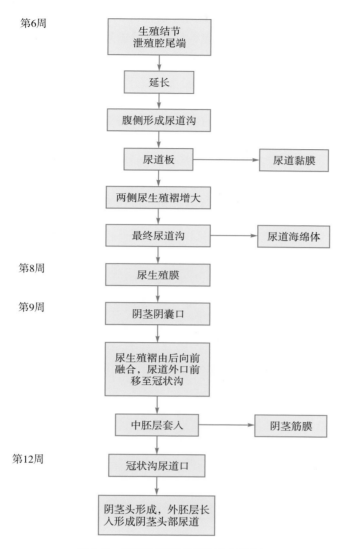

图 1-8　男性生殖器官组织分化简图

（二）尿道的发育过程

在组织学上已经被接受的男性尿道生长发育的机制是内胚层源的尿道板被尿道皱襞引导延伸并与后者融合至腹侧中线，由阴茎近端向远端相继完成融合，形成完整的尿道。与近端尿道上皮组织不同的是阴茎头部尿道上皮为复层鳞状上皮，此区域的尿道形成机制尚存在争议。一种理论认为尿道的延伸、折叠及腹侧面的融合由近端贯穿至阴茎头部尿道开口的全程；另一种理论认为阴茎头部尿道是由外胚层源的表皮向内生长延伸成管而形成。一些最新的免疫组织化学技术和组织分离、重组的实验研究，发现尿道板（泌尿生殖窦的延伸）在整个尿道发生过程中延伸至阴茎头的顶端，并且一直都是敞开的和连续而不中断的。整个尿道包括阴茎头部分尿道是由背侧的尿道板向腹侧延伸、分化，并与在腹侧生长、融合的尿道皱襞结合而形成。阴茎头部远端尿道切片、免疫组化染色并无单一外胚层源性表皮向内生长的证据，反而显示不同胚胎年龄的内胚层源尿道板分化为复层鳞状上皮（Kurzrock，1999）。动物实验研究发现，小鼠膀胱上皮可以分化成为复层上皮，证实了尿道上皮能够被诱导而呈鳞状上皮表现型。正如阴茎头部尿道发生发展一样，来源间质组织的某些细胞信息可能诱导了尿道上皮分化成复层鳞状上皮。而内胚层发育成复层鳞状上皮的能力并不是尿道上皮所特有的。例如，食管是由复层鳞状上皮所覆盖，而它不可能来源于口腔外胚层的侵入。

（周　宇　李　强）

五、阴茎的标准解剖姿势

为了对阴茎结构的解剖描述和手术修复有共同语言，需要遵循标准解剖姿势。

生理功能需要，阴茎有两种体位：一是阴茎疲软时的休息位，即站位时，阴囊、睾丸自然下垂，阴茎体疲软，松弛下垂在阴囊前方；二是阴茎勃起时的功能位，即站位时，阴囊、睾丸自然下垂，阴茎挺直勃起，阴茎头、阴茎体朝正前方向、头顶方向，甚至贴近腹部皮肤。为了手术功能修复的需要，以及长期已成定式的习惯说法，把阴茎挺直勃起位作为标准解剖姿势（图1-9）。

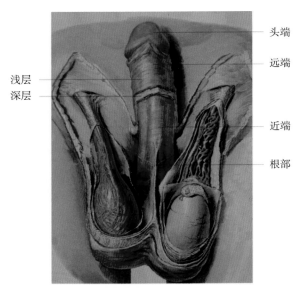

图 1-9　阴茎腹侧观解剖位置示意图

阴茎头端　阴茎根部

阴茎远端　阴茎近端——以心脏为准，近心脏者，为近端；远离心脏者，为远端。

阴茎背侧　阴茎腹侧——服从人体大体解剖。

阴茎上弯　阴茎下弯　阴茎侧弯——头部为上，足部为下，左右为侧。

阴茎皮肤为外　尿道腔为外——与外界相通的管腔为外。

阴茎内部结构，以皮肤为参照，近皮肤为浅层，远离皮肤为深层。

阴茎前方与后方、上方与下方的描述，方位与概念不清，不宜采用。

（李森恺　王永前）

六、尿道下裂的病理解剖学

各型尿道下裂的尿道外口远段，尿道缺损，缺乏尿道海绵体，代之以尿道板。没有阴茎下弯的尿道下裂，其尿道板组织是不包含尿道海绵体的正常纤维结缔组织，其中胶原纤维及弹性纤维含量正常，具有弹性，也有充足血运。有阴茎下弯的尿道下裂，其尿道板组织是没有尿道海绵体的非正常纤维结缔组织，其中胶原纤维及弹性纤维含量比例低，弹性差，血运不良，挛缩较重。

正常情况下，尿道海绵体包裹着尿道，延续至阴茎头海绵体，而无阴茎下弯的尿道下裂患者，尿道海绵体在尿道外口处终止、分叉，两侧分叉的海绵体不完全对称，分叉后，在尿道板两侧前行至阴茎头海绵体。有些患者分叉的海绵体可在冠状沟平面发生纤维化，导致阴茎头下曲，尤其是在勃起状态更为明显。有阴茎下弯的尿道下裂患者，分叉的尿道海绵体不存在，代之以挛缩的纤维组织。

（谢林海　李森恺）

七、尿道下裂分类及临床表现

尿道下裂首先分为无阴茎下弯类和有阴茎下弯类两类，无阴茎下弯类可伴有阴茎头下曲。

尿道下裂共同的临床表现是：①阴茎包皮呈现头巾样，堆积被覆于阴茎头背侧，在腹侧缺失裂开，包皮系带缺如。②尿道外口位置异常，不开在阴茎头顶端，而在阴茎头腹侧至会阴部中线途径上的任何部位（图1-10）。尿道外口狭窄。尿道外口近端的腹侧壁可呈现膜状，长短不一。尿道外口远段的尿道后壁呈现沟状或板状，延续至舟状窝。阴茎下弯的程度与尿道外口的位置不呈正相关，有尿道外口位置正常或是靠近远端，而阴茎下弯极其严重者；也有尿道外口靠近阴茎根部，而没有阴茎下弯者。但多半尿道外口位于阴囊会阴者伴有阴茎下弯。③多数不能站立排尿，成年后有一定性生活障碍，心理压力极大。

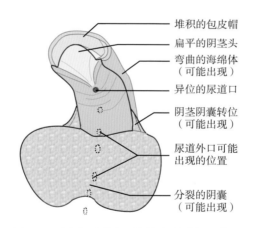

图1-10　尿道下裂及可能伴发畸形的示意图

无阴茎下弯类尿道下裂可分为：阴茎头型（包括大口型、头下型、冠状沟型）、阴茎远端型、阴茎近端型。占尿道下裂总数的60%以上。

有阴茎下弯类尿道下裂可分为：阴茎型、阴茎阴囊型、阴囊型和会阴型及小阴茎型。它还包括，尿道外口位置正常的单纯阴茎下弯者，也称为尿道短缩，约占尿道下裂总数的40%。

将尿道下裂分为有阴茎下弯、无阴茎下弯两类，有利于手术方案的选择，便于术前做好充分的准备。因为无阴茎下弯类尿道下裂，其尿道板可以利用成形尿道，阴茎不必再矫直，手术相对简单，成功率高；有阴茎下弯类尿道下裂，必须充分矫直下弯的阴茎，成形全段缺损的尿道，手术难度较大，并发症多。

成年人无阴茎下弯类尿道下裂患者，其阴茎头下曲，在阴茎勃起状态表现明显（图1-11），确认无困难。婴幼儿无阴茎下弯类尿道下裂患者，其阴茎头下曲，在阴茎勃起状态表现不明显，但是确实存在阴茎头下曲，婴幼儿无阴茎下弯类尿道下裂的初治患者，在首次手术时，必须注意矫直阴茎头下曲。

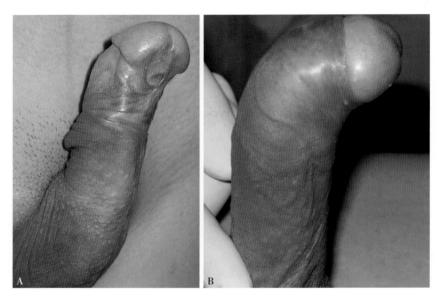

图1-11　阴茎头下曲
A. 斜位观；B. 侧位观

（李　强　周传德　谢林海）

八、诊断

根据临床表现，尿道下裂的诊断没有困难。而有无阴茎下弯的确认，则需要进一步检查，方法有二：一是无创检查，触压阴囊部海绵体至耻骨联合处，以及手法刺激阴茎使之呈现勃起状态，一般可以确认阴茎体有无下弯及阴茎头有无下曲。二是有创检查，对特殊疑难患者，必要时采用罂粟碱药物注射，或者生理盐水注射，使之勃起。必须慎重采纳，须注意其负面作用是阴茎持续勃起，所谓"阳举不倒"。

术前有无阴茎下弯的判断，对于手术治疗方案的选择具有重要的指导意义，如果术前判断不准，术中亦可作人工勃起试验以进一步确认。

诊断书写举例：

尿道下裂　先天性　无阴茎下弯类　阴茎型

尿道下裂　先天性　有阴茎下弯类　阴茎阴囊型

（李森恺　李　强　周传德）

九、鉴别诊断

当尿道下裂合并隐睾时极其需要鉴别诊断，以便决定患者的性别方向。

1. **真两性畸形**　同时具有男、女性器官发育，诊断的金标准为性腺病理切片发现兼有卵巢、睾丸两种成分。染色体多为 46XX，也有 46XX/46XY 嵌合体或 46XY 者。

2. 女性假两性畸形　染色体为 46XX，具有女性内生殖器，阴蒂增大似尿道下裂的阴茎，多由肾上腺皮质增生引起。

（李　强　张思娅　赵　阳）

十、治疗的迫切性

患者本人以及家长对于阴茎的发育异常求治心切，而对于治疗后的效果——形态和功能则予以极大的关注，因为这关系着男子汉的尊严。人类泌尿与生殖系统的形态、结构与功能真是神兮、壮哉，造化功！这里是羞对人言的隐私部位，又是心理上特别袒护的部位，形态与功能的畸形一看便知，从两岁开始性心理就已经形成，终生均予以格外关注。这个部位在形态或功能方面的些须异常，都会给患者的身心发育造成不良影响，会促使家长及本人的积极就医，一旦手术治疗没有达到理想的目的，都将招致家长及本人的不满意。

（李森恺　王永前　陈　文）

十一、尿道下裂的治疗原则

尿道下裂的手术治疗，已从单纯注重功能的重建，发展到同时注意形态的修复。到目前为止，文献记载的手术治疗尿道下裂的方法就有 350 种之多，这说明涉足治疗尿道下裂的医生较多，有普通外科、泌尿外科、小儿外科和整形外科医师，不同专科的专家从各自的学术角度、技术功底、操作习惯来审视这个发病率较高的先天性疾病，抉择与实施尿道下裂修复的手术方法，各有其优缺点，共同推动着尿道下裂修复的学术发展。我们现在应用的修复尿道下裂的手术方法处处显示着前辈们不断探索，追求成功，辛勤奉献的身影。因此，我们现在应用的手术方法只是前人工作的承袭与整合。

但是尿道下裂修复手术并发症及失败率仍然较高。尿道下裂的成功治疗是极具挑战性的手术，其技术含量较高。这也就使得很多外科精英涉足该病的治疗，寻找机遇。从哲学的认识论角度来审视尿道下裂的手术治疗方法，我们发现：遵循整体论、综合系统集成的方法论和组合创新学原理，运用整形外科学的原则与技术，大大提高了手术成功率，减少了并发症。

虽然手术方法很多，但是做好尿道下裂修复手术，必须遵守的原则只有几个，违反原则的方法不会取得理想的效果。人们常说，解决好一个问题，错误的方法可以有多种，正确的方法只有一个，必须努力去探索，寻找正确的方法——尿道下裂的手术治疗正是如此。

1. 综合系统治疗，注重整体效果的优化　对于尿道下裂患者的治疗过程中，内分泌科学专家的用药、外科学专家手术时机的把握，是一期完成修复手术，还是分期完成手术治疗，都要服从于尿道下裂治疗最终效果的整体效应的最优化。

对于尿道下裂的治疗，应该是与内分泌学科的专家紧密合作，外科医生抛弃单纯的手术观点，适时适度地进行内分泌学科的干预与治疗，可以促进阴茎及其他外生殖器的发育，从而更加提高了尿道下裂患者的医疗质量和效果。

尿道下裂的手术治疗中，传统外科的分解、分解、再分解的还原论思维必须接受整体论思维的约束，也就是在分解形成皮瓣（包皮、阴茎、阴囊）用于重建尿道时，注意全部皮瓣的整体血液供应，不可顾此失彼——这也是公认的综合集成方法论思维。

2. 基于对尿道下裂畸形本质的认识　对于尿道下裂畸形本质的认识，第一是由于发育不到位而造成的组织移位；第二是尿道的组织缺损；第三，关于组织过多问题。成年人原发初治患者术前勃起状态的畸形表现可以明确地观察到没有组织过多；而对于青春期以前的儿童，尤其是阴茎发育欠完善的患者，可能存在包皮皮肤组织相对过多。将脱套的包皮内板皮瓣游离端的包皮内板皮肤剥离切取，是为了避免脱套的包皮内板皮瓣边缘皮肤血运不良，影响愈合，并可留作重建尿道时使用，同时最大限度的保留血运丰富的浅筋膜用于重建尿道的防瘘层。

3. **手术年龄**　尿道下裂治疗的唯一手段是手术治疗，一般在出生 6 个月以后进行。原发初治患者应该是在成年后没有记忆的性心理形成之前，一般在 3 岁之前完成治疗，以免留下终生的心理阴影。需要分期手术治疗的患者，其两次手术间隔时间需在 6 个月以上。

4. **先复位、后重建、再移植**　根据尿道下裂畸形患者胚胎期的发病机制以及出生后的临床表现，手术治疗原则应该是顺势而行，顺应自然——先复位、后重建、再移植。首先是把没有发育到位的组织，通过手术助其发育到位，也就是复位——把堆积在阴茎背侧，呈头巾样的阴茎皮肤-浅筋膜瓣，向腹侧转移。继而，利用复位后的阴茎皮肤-浅筋膜瓣组织进行尿道与阴茎腹侧组织的修复与重建，足以治愈无阴茎下弯类尿道下裂。对于组织缺损严重的有阴茎下弯类尿道下裂，则同时运用整形外科学的原则与技术，进行组织移植和补充。整形外科医师能够做到缺什么，补什么，缺多少，补多少，补了就能成活。这种运用整形外科原则、技术和创新学原理，将修复尿道下裂的众多传统手术方法分解、糅合，集先人之长，集腋成裘，更新理念，重视细节，综合集成的组织移植技术，完全可以得心应手地修复各型尿道下裂。

5. **带血管蒂皮瓣转移是重建尿道材料的首选**　由于有血液供应的皮瓣组织形成尿道对阴茎发育影响较小，如果有条件应该作为首选。黏膜/皮片游离移植后，必然会收缩，也难以与血运活跃的阴茎同步生长，所以，采用黏膜/皮片游离移植重建尿道，虽然能够成功，但是不能列为首选和常用的方法，只是选材匮乏时，不得已而用之。尤其是未发育成熟的尿道下裂患者，选择黏膜/皮片游离移植重建尿道，应该慎之又慎。

6. **分期手术治疗原则**　患者局部畸形较重，手术难度较大，术者没有成功的把握时，可行分期手术，完成治疗。正如老子《道德经》所示："图难于易，为大于细。天下大事必作于细，天下难事必作于易。"分期手术是将高难度的手术简化。对于严重尿道下裂的手术治疗，与其一味追求一次手术成功而遭受挫折，不如通过分期手术更加安全有效。手术者应该根据自己的能力和患者的全身情况进行抉择。鉴于一期手术完成轻、中度的尿道下裂患者的治疗，确实可以统筹兼顾地使用再造尿道与创面修复材料，因此是否分期手术需要严格掌握适应证。

十二、整形外科医师治疗尿道下裂的优势

对于尿道下裂的治疗，首选科室是小儿泌尿外科和泌尿外科，整形外科医师也很早就参与了尿道下裂的手术治疗，而且不断地把整形外科的原则与技术应用于尿道下裂修复的手术治疗中。

整形外科学医师以其自身医疗技术的特殊性赢得了治疗尿道下裂的优势。

第一，尿道下裂畸形的本质之一是组织移位。组织移位的表现在于：包皮堆积于阴茎头背侧，形成包皮帽；阴茎下弯牵拉使阴茎头及冠状沟组织向近端移位，而尿道外口则向远端移位；阴茎阴囊粘连和阴茎阴囊转位，即所谓蹼状阴茎，它使阴茎更加短小。整形外科学的治疗理念是——"先复位、后重建、再移植"。例如，采用 Z 字成形技术，不但可以矫正蹼状阴茎，还可以同时矫正阴茎阴囊转位，起到了增加阴茎的柱状感，从腹侧延长阴茎的目的。

第二，尿道下裂畸形的本质之二是尿道组织缺损。尿道下裂修复手术治疗的关键就是重建尿道，重建尿道的难点是选择可利用的组织材料。整形外科医师通过选择供区，利用相近的组织移植修复缺损。复位后的阴茎包皮-浅筋膜组织足以重建阴茎段缺损尿道，可治愈80%的尿道下裂畸形患者。另外，选择单一供区的单一组织材料重建尿道，无论对哪一个供区都是沉重的负担，整形外科医师善于选择不同供区的不同材料进行组合共建，局部皮瓣带蒂转移耦合皮片（黏膜）游离移植再造尿道可以解决重建尿道材料匮乏的问题。

第三，整形外科学的研究方向，就是组织移植。整形外科医师在确定疾病的治疗方案前的习惯性诊断思维方式是首先要明确该疾病的本质是组织移位、组织缺损还是组织过多。从整形外科组织移植的角度看，尿道下裂的本质是既有组织移位，又有组织缺损，而没有组织过多。那么其治疗方案就是利用组织复位的方法，使移位的组织复位，重建尿道，修复尿道组织缺损。

第四，尿道下裂畸形表现的部位太小，需要精细准确的无创操作。整形外科医师经过严格的基本训练，具备相应的技术素质。

第五，整形外科收治患者没有年龄限制，收治从出生到成人各个年龄段的尿道下裂畸形患者，因此有机会观察尿道下裂患者治疗的全过程，掌握各个年龄段的尿道下裂患者对治疗成败反馈的信息，从而能够不断地反省、矫正自己的治疗方案，提高技术水准。从发育的角度了解尿道下裂，向内分泌科的专家请教和学习，赢得兄弟科室支持与合作，优化治疗的整体效果。

第六，整形外科的治疗内容包含从头到脚的身体各个部位，与各个科室均有交叉合作关系，整形外科前辈们极善于向各科医师学习，汲取其优点，已经成为传统。可以说，在对共同疾病的治疗上，除了整形外科的原则和技术之外，其他科医师掌握的原则和技术，整形外科医师都应该不断学习，不断借鉴。在对某一个共同疾病的治疗上，如果整形外科医师没有过得硬的治疗技能，那么整形外科就没有存在的必要。

但整形外科学医师由于其自身的局限性，对于尿道下裂畸形患者的合并症，如隐睾、疝气、重复尿道、前列腺小囊等都不能治疗，只能治疗单纯性尿道下裂。整形外科学医师治疗尿道下裂畸形的弊病在于：微观精细有余，宏观统筹不足；局部重视有余，全身观念不足。必须充分认识自身的弱点，以免因小失大。

（李森恺　李　强　周传德）

十三、手术前后心理干预与支持

尿道下裂属于会阴外生殖器区域的畸形，有很强的隐私性，患者及其家人均讳莫如深，极力避免这个话题。患儿家长对患儿情况有时不太清楚或感觉到不太体面，在治疗上也不太积极，而患儿本身为了避开他人的注意，往往离群独处，甚至必须回家才能大小便，很容易造成患儿的人格扭曲和性心理障碍。在尿道下裂治疗的过程中，应该对患者的家长和患儿本身进行适当的辅助心理引导，以便身心健康，配合治疗。

（一）正常儿童的性教育

儿童的性教育应该遵循儿童的性发展规律进行正确的引导，才能取得较好的效果。心理学专家研究表明：孩子在生长发育过程中，对于性的兴趣中心也在不断地发生着变化，对于这个特点的把握，有助于及时进行有效的性心理引导：①0～18个月，发现生殖器，喜欢用手抓握，如同玩手指、脚趾。②18个月~3岁，玩生殖器会有快感，甚至可能出现高潮，随年龄的增大，这种快感会逐渐增加。幼儿通过刺激生殖器产生快感，可以有意的达到性满足，父母应加以抑制。③3～5岁，开始意识到男女差别，对之发生忧虑，孩子最常见的是关于阴茎、阴蒂阉割的恐惧。有性游戏，大多数孩子对生命真相产生好奇，常常询问关于自身生命来源的问题，如：小孩是怎么生下来的？④5～7岁，性的游戏更加温柔，一般可以持续到7岁。公开的性好奇心可减弱，但性兴趣以一种不同的更加隐秘的方式表现出来。⑤8～11岁：8～9岁的孩子就对骂人等性的图片开始感兴趣。有时开始与小伙伴讨论性的问题。这与弗洛伊德观念基本吻合，弗洛伊德认为儿童性心理发展可以分为6个时期，即：①口阶段：从出生~1岁，吮吸、咀嚼等快感类性高潮。②肛门阶段：始于2岁，儿童对潴留及排出大便有快感。③阳具阶段：始于3岁，男孩兴趣集中在阴茎，女孩兴趣集中在阴蒂。④恋母（恋父）阶段：2~3岁，依恋父母中异性一方。⑤潜伏阶段：5岁以后性兴趣开始受限直到青春期。⑥生殖器阶段：成熟成人的性活动与异性恋爱、婚配。

儿童的性教育应该及早着手，性观念一旦形成，再予改变则非常困难。儿童的性教育应该从引导和知识性介绍入手，不宜过分抑制和恐吓。

1. 婴幼儿　婴幼儿的性引导主要是由家长完成，应该注意以下几个问题：①正确而恰当的性别同一性，如取名、打扮、玩具、游戏等，应按性别加以引导。②防止性抑制。如孩子玩弄抚摸时，不宜恐吓训斥，而应用讲故事做游戏的方式吸引开他们的注意力，对于其行为最好装作不知道。③正确回答婴幼儿的问题，如：我是怎么生出来的？不宜欺骗和恐吓，以免形成性是丑陋的、神秘的、荒诞的、淫秽的等观念。

2. 少年期　应该提前给以正确的性知识方面的教育，对于儿童的性游戏要适当引导，不宜过分关注或者严加抑制，任其自然发展不失为明智的选择。

3. 青春期　12~17岁。是性知识教育的关键阶段，应明确讲授生殖器系统的解剖性及生理功能，使他们能够正确认识青春期将会出现的一些现象，如：手淫、遗精、早恋等情况。

4. 青年期　18~35岁。此时个体的性生理已经发育成熟，应重点指导恋爱、择偶、婚姻、性生活、生育等方面的知识和应该采取的态度。

（二）自尊与性心理的完善

自尊心的确立是人格完整的必要组成部分，也是健康性心理的一个重要基石。在儿童性教育的同时，必须帮助他们树立强大的自信和自尊，才可能保证他们形成完善的性心理。自尊即自尊心及自尊需要，是指一个人希望在社会中占有一定地位，享有一定的声誉，赢得好的口碑的心理愿望，自尊可以使人具有很强的积极向上的态度。自尊感降低即自卑，容易使人妄自菲薄、自暴自弃。拥有自尊者更容易表现为外向和自信，具有较强的进取性，更能意识到自己的性要求和性感受。自卑者却对自己的一切感到失望、没有信心，他们从不愿意在伴侣面前更衣，除非关灯，否则绝不在异性面前裸体。自卑者想象力差、没信心、被动，在性活动中总是把伴侣放在首位，充满对性的畏缩，不爱主动发起性活动，抑郁日渐加重甚至可能引起阳痿，形成心理性的性功能障碍。

（三）尿道下裂患者性心理引导的特点

尿道下裂患者本身具有外生殖器的畸形，总感觉自己的阳刚之气不足，患者的家人和本人常常有意识地掩盖其病情，使患儿本能地感觉到自己的病很不体面，进而推论到自己本身也低人一等，长期压抑的环境很容易导致患儿内向、自卑、羞涩和畏惧。随着年龄的增长，如果不能得到有效地引导和治疗，会进一步发展成为性格孤僻、缺乏自尊、人格不健全和性心理扭曲，甚至会形成偏执、抑郁和精神分裂。尿道下裂的手术治疗对于患者的心理健康发育极为重要，尿道下裂患儿由于站着排尿，常常受到同学的讥笑，会引起许多儿童心理障碍，如自我评价、男性认同、身体形象等。尿道下裂的成人可能为了同样的原因而避免性活动。对于中、重度的尿道下裂，如果不进行有效的治疗，对于患者的性功能和性行为均有影响，异常的解剖缺陷的心理反应和生理的原因，例如：阴茎发育不良、阴茎弯曲、尿生殖道发育异常、或性激素分泌量不足等因素，可能影响阴茎的勃起功能。

1. 赋予患儿正确的性别　患儿出生后，一定要及早进行必要的检查，确定患儿的性别，了解其睾丸发育情况和生殖内分泌水平，进而大致判断其性征发育状态和发展方向。确定性别后，赋予患儿正确的性别概念，包括名字、打扮、玩具称呼和日常习惯的引导，使患儿具有正确的性别认同。

2. 及早手术矫治，创造一个良好的开端　患儿应该在性心理萌芽之前，即18个月~3.5岁之前完成尿道下裂的矫治手术，使得患儿性心理的形成能拥有一个良好的开端。一般而言，如果患儿的阴茎阴囊发育接近正常，出生后 10~12 个月就实行阴茎矫直和尿道成形术。这样，当患儿逐渐长大时，就可能不太注意到自己与周围人群的不同，从而保证他们性心理能够顺利发展。

3. 心理支持，开放性引导　临床上经常见到一家祖孙三代陪着一个尿道下裂的孩子来看病，仿佛这孩子肩负着几代人的希望，其实过分的重视无疑也是一种沉重的负担，对于孩子的心理发展并不合适。应从开始就向患儿灌输一种概念，即：你是一个正常的男孩，所患的尿道下裂只不过是千万种疾病中极为普通的一种，既不必要对其感到自卑和羞涩，也不必对未来过分担心，因为大多数尿道下裂患者均可以发育成接近正常的男性，过上正常的家庭生活。患儿家人一方面要积极地为孩子治疗，争取尽早摆脱该病对孩子的影响，另一方面也不必过分注意或者避讳孩子的畸形。最好是坦然对待，使孩子感觉到他是一个正常的男人，纵然有些缺陷，也不过如此而已。

4. 综合性治疗，维持正常的性征　正常的性征发育是正常性心理发展的基础，很多尿道下裂患儿由于生殖激素的作用不够充分，造成性征混淆，如阴茎、阴囊发育较小和乳房发育等。患儿在适当的年龄，应该阶段性的补充生殖激素，促进性征以接近正常的水平顺利发育。这样，患儿就不会由于总感觉到自己不像个男人而自卑、自叹、离群索居。

5. 开朗生活，慎重择医　许多尿道下裂患者由于种种原因未能在幼儿期完成治疗，一直到青少年期甚至成人阶段仍需反复地手术治疗，这对患者及家属无疑是一个沉重的负担。每天面对家人的忧郁和心底深处的自卑，很容易导致患者的心理扭曲，对其人格和心理均可造成严重的损害。家人一定要鼓励他们坦然、开朗地进行生活，在对事业的建树中重塑久违的自尊。另外，慎重选择就医单位，争取尽早结束治疗，减少患者的肉体和精神负担，给患者一个明确的希望，对患者的心态和自尊实有莫大的抚慰效果。

（四）性心理咨询

性心理是一种专业性很强的学科，患者及其家人一般难以全面地把握患者的发育状态及其如何进行适当的性心理引导和内分泌、外科等治疗。这时最好的选择就是求助于专业人员，进行详细的性生理、病理和心理的咨询。

1. 什么人需要接受心理咨询服务　所有的性征模糊的患者和家庭成员均应该慎重对待这种心理咨询。咨询可由儿科医师、内分泌医师、心理医师、精神治疗医师、遗传学顾问或者其他适当的人员提供。然而必须强调的是，提供咨询服务的人员必须非常熟悉性征发育不良的诊断和治疗结果。另外，如果被咨询者拥有性治疗和性咨询的经验则无疑对咨询效果的保证是有帮助的。一般在咨询中常会涉及这类的话题，如关于患者的状态、治疗方法、是否不育、性别取向、性功能和遗传性等。其实，换一个角度讲，这些问题往往终生烦扰这些患者及其家人，所以通过这类的咨询，常可使他们获得巨大的收益。

2. 患者和家人每隔多久需要进行一次性心理咨询　每个患者由于情况不同，对咨询的需要也有所不同。我们认为，患者的这类咨询终其一生均是有益的，但是在不同的发育阶段需要的咨询内容有所不同。例如，在孩子年幼时，其父母可能频繁地进行这类的咨询，随后则更多地关心孩子的发育状态。另外，患者可能发现：一旦他们决定进行性活动，这种咨询会显得帮助甚大。

（李　强　杨燕华　张思娅）

十四、尿道下裂学

对于尿道下裂的研究与治疗，涵盖了环境致病因素、遗传学、胚胎学、组织学、组织化学、解剖学、内分泌科学、外科学、临床流行病学、组织工程学以及大白鼠尿道下裂动物模型的建立等基础与临床研究等，因此被称为尿道下裂学。

（李森恺　李　强　周传德）

十五、尿道下裂诊治流程

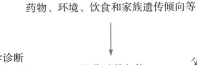

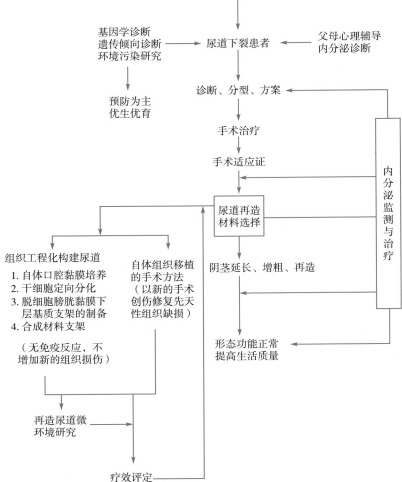

（李森恺　陈　文　赵　阳　王永前）

第二章 尿道下裂手术器械

第一节 手术准备器械

1. 卵圆钳 4 把——面部口腔与会阴部分开消毒。

2. 布巾钳 6 把。

3. 组织钳（鼠齿钳、Allis 钳）6 把（15.5 cm 爱氏 4×5 齿）——铺无菌单后的各种器械固定，均必须使用。不可以用止血钳、布巾钳替代。

4. 测量标记器械（不能应用甲紫）

（1）外径测量尺——一尺两用；

（2）装亚甲蓝注射液的不锈钢杯——无标记笔时使用；

（3）无菌消毒的牙签（木质）——无标记笔时使用；

（4）皮肤记号笔；

（5）酒精棉签——用于设计划线的修改。台下巡回护士供给，酒精容器禁忌上手术器械台；

（6）干纱布。

5. 注射器

（1）10ml 注射器；

（2）5ml 注射器+皮试注射器针头或带硅胶管头皮针——用于局麻浸润肿胀；

（3）20ml 注射器——用于冲洗创面。

6. 不锈钢容器

（1）不锈钢弯盘两个；

（2）不锈钢碗两个；

（3）不锈钢杯两个。

7. 小方纱布——手术野小、表浅，方便使用。

8. 阴茎人工勃起套装——保护阴茎体及其皮肤不受损伤。

（1）阴茎加压护板 1 枚；

（2）橡皮条（手套制成）；

（3）塑料管；

（4）止血钳两把。

第二节 一般手术器械

1. 皮肤切开器械

（1）手术刀片：11#刀片（尖刀片）；15 #刀片（碳钢，圆球刀片）；12#刀片（钩刀片，用于阴茎头内隧道成形）；

（2）手术刀柄：3#、7#刀柄（3#手术刀柄，带标尺，长12.5cm可安装10#、11#、12#、15#刀片）；

（3）纳米刀或宝石刀——锋利，用于切开柔软的内板皮肤组织。

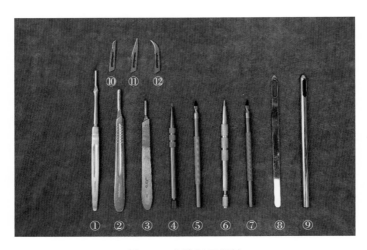

图 2-1　皮肤切开器械

①7#刀柄；②4#刀柄；③3#刀柄；④宝石刀；⑤纳米刀；⑥宝石刀；⑦纳米刀；
⑧板状带孔导引器；⑨杆状带孔导引器；⑩15#刀片；⑪11#刀片；⑫12#刀片

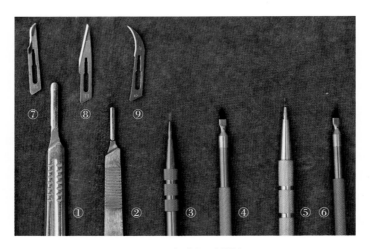

图 2-2　皮肤切开器械

①4#刀柄；②3#刀柄；③5#纳米刀；④6#宝石刀；⑦15#刀片；⑧11#刀片；⑨
12#刀片

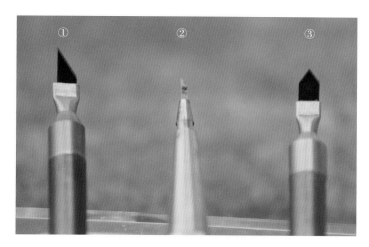

图 2-3　皮肤切开器械
①纳米刀；②宝石刀；③纳米刀

2. 手术镊

（1）整形镊有齿镊（12.0cm 有钩，头宽 1mm×钩高 1.6mm，1×2 齿）；

（2）整形镊无齿镊（12.0cm，无钩，横齿宽 1mm×镊片长 10mm）／（18cm，镊片头宽 2mm×镊片长 18mm）；

（3）眼科有齿镊（10.5cm）；

（4）眼科无齿镊（10.5cm）；

（5）无损伤血管镊（竖槽镊 16cm，头宽 3.0mm，总长 16cm，头宽 3mm，齿长 20mm）——便于牢固夹持缝合针线。

3. 剪刀

（1）眼科手术剪（眼科直剪刀 10 cm，普通型，直尖头）；

（2）弯钝圆头眼科手术剪（眼科弯剪刀 10 cm，普通型）——阴茎背侧皮肤-浅筋膜瓣脱套专用，避免误伤血管；

（3）眼科手术剪（眼科弯剪刀 10 cm，普通型，弯尖头）；

（4）小血管剪（手外科直剪刀 12.5 cm，普通型，直尖头）；

（5）小血管剪（手外科弯剪刀 12.5 cm，普通型，弯圆头，弯尖头）——阴茎背侧皮肤-浅筋膜瓣脱套专用，避免误伤血管；

（6）手术剪（线剪，12.5cm，普通型，尖直头）；

（7）综合组织剪。

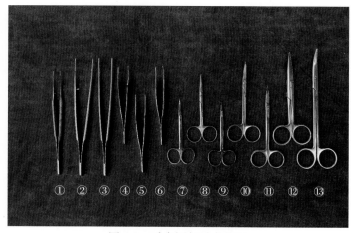

图 2-4　手术镊与手术剪刀
①精细血管镊；②③无损伤血管镊；④整形镊有齿镊；⑤整形镊无齿镊；⑥整形镊有齿镊；⑦眼科弯剪刀；⑧钝圆头眼科弯剪刀；⑨眼科直剪刀；⑩手外科弯剪刀；⑪手外科直剪刀；⑫线剪；⑬组织剪

4. 止血钳（蚊式血管钳）8 把（12.5 cm 普通 全弯齿）。

5. 持针钳

（1）细针持针钳（14/16cm，总长 14/16cm，头宽 2.2mm）——只能钳夹直径 0.6mm 及其以下缝合针；

（2）粗针持针钳（14/16cm，总长 14/16cm，头宽 2.2mm）——只能钳夹直径 0.7mm 及其以上缝合针；

（3）镶片持针钳（12.5/14cm 直型不损伤针）——钳夹带线缝合针。

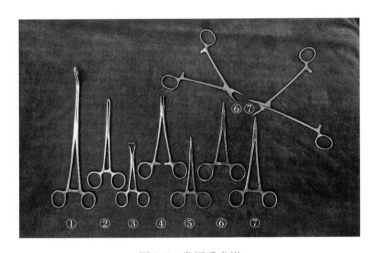

图 2-5　常用手术钳
①卵圆钳；②组织钳；③布巾钳；④镶片持针钳；⑤止血钳；⑥细针持针钳；⑦粗针持针钳

6. 普通缝合针——常用圆针。

（1）0.8mm×20mm 3/8 弧　圆针及角针（●3/8　8×20）；

（2）0.5mm×12mm 3/8 弧　圆针及角针（▲3/8　5×12）。

7. 普通缝合丝线

（1）1-0 丝线；

（2）3-0 丝线；

（3）5-0 丝线。

8. 不可吸收带针缝合线

（1）角针 5-0 聚丙烯不可吸收缝合线（普理灵/PROLENE W8006）；

（2）角针 6-0 聚丙烯不可吸收缝合线（普理灵/PROLENE W8003）。

9. 可吸收带针缝合线

（1）圆针 7-0 可吸收缝合线（MAXON ∗ CV　6139-01）；

（2）圆针 6-0 单乔可吸收缝合线（MONOCRYL　W3224）——尿道成形首选；

（3）角针 6-0 单乔可吸收缝合线（MONOCRYL　C492）——尿道成形首选；

（4）圆针 6-0 薇乔可吸收缝合线（VICRYL　W9981）；

（5）角针 5-0 快薇乔可吸收缝合线（VICRYL Rapide　W9915）；

（6）角针 5-0 可吸收胶原蛋白线（佳修　CL0192）——用于皮肤缝合。

10. 拉钩

（1）创口钩（单钩）：

1）创口钩（一爪锐，总长 22cm，头部爪宽 3mm，壁厚 0.5mm）或者 18cm 单爪拉钩（小弯）；

2）创口钩（一爪钝，总长 22cm，头部爪宽 3mm，壁厚 1.5mm）及保护套；

（2）针状拉钩——两枚　医用针头（外径 0.5mm，长 38mm）——微创拉钩；

（3）针状单钩——微创拉钩；

（4）神经外科神经拉钩（23cm 直形球头角弯×弯曲高度 4mm）或（20cm 直形圆头，N20450）——无创拉钩，牵拉尿道外口；

（5）组织拉钩：

1）甲状腺拉钩（直角拉钩）：小甲钩（12 cm）；

2）大甲钩（总长 21cm，小头高 32mm，大头高 45mm）；

3）5mm 宽板式拉钩。

（6）阴茎海绵体拉钩——用于保护海绵体；

（7）阴茎悬韧带拉钩——用于保护海绵体，暴露悬韧带。

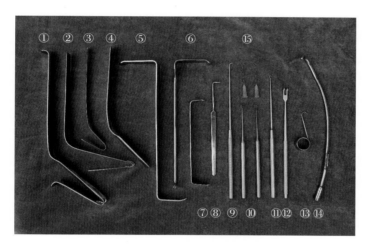

图 2-6　常用拉钩

①②③阴茎悬韧带拉钩；④阴茎海绵体拉钩；⑤大甲钩；⑥窄板拉钩；⑦甲状腺拉钩；⑧⑨神经拉钩；⑩针状单钩；⑪单钩；⑫双爪钩；⑬手指拉钩；⑭微孔吸引器拉钩；⑮针状拉钩

11. 钝性剥离器械——保护血管不受损伤。

（1）直径 1cm 纱布花生米 2 枚；

（2）花生米钳 1 把。

12. 双极电凝止血器——电凝止血。不可以与射频电刀同时使用。

（1）电凝头——双极电凝镊（14cm，直）；

（2）导线及导线套；

（3）双极电凝头保护袋——避免电凝误伤及滑落；

（4）电刀头清洁片　1701　2.5cm×5.0cm。

13. 射频电刀——精细切割，电凝止血。不可以与双极电凝止血器同时使用。

（1）主机及专用接线板；

（2）负极板——牢固有效固定，安全保证；

（3）导线及导线套；

（4）针状刀头及保护袋——避免电凝误伤及滑落；

（5）细有齿镊（眼科有齿镊或显微外科有齿镊）——准确夹持出血点，电凝止血。

14. 冲洗-吸引器械

（1）20ml 注射器+注射针头+顶端带孔的注射针头套管——避免注射针头误伤患者或自身；

（2）普通吸引器；

（3）微孔吸引器——避免误吸，丢失皮片/黏膜片；

（4）带套管吸引器——避免误吸，丢失皮片/黏膜片；

（5）吸引器头保护袋——避免误吸，丢失皮片/黏膜片；避免滑落；

（6）生理盐水及不锈钢盆；

（7）干纱布。

第三节　尿道成形器械

1. 尿道探子

（1）全尿道弯形探子（一套）——探查全尿道；

（2）前尿道直杆状探子（一套）——探查前尿道，插入支撑管导引。

2. 探针

（1）16cm 探针（Z20320）——探查前尿道；

（2）18cm 双圆头探针（J50290，长 180mm，直径 1.6mm）——探查前尿道；

（3）一端带孔尿道探针（长 160mm，直径 1.5mm）——探查前尿道；

（4）有槽探针（总长 15cm，头宽 3.5mm）——探查前尿道，切开狭窄尿道；

（5）直探针——探查前尿道，插入支撑管导引。

3. 金属导尿管

（1）尖端正中带孔、尖后侧孔的直金属导尿管 1 套——探查前尿道，导入导引丝；

（2）尖端正中带孔、尖后侧孔的弯金属导尿管 1 套——探查全尿道，导入导引丝。

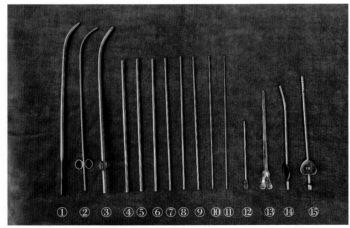

图 2-7　金属导尿管及探子

①全尿道弯形探子；②③尖端正中带孔、尖后侧孔的弯金属导尿管；④⑤⑥⑦⑧⑨⑩⑪前尿道
直杆状探子；⑫尿道外口探子；⑬有槽探针；⑭弯金属导尿管；⑮直金属导尿管

4. 困难导尿器械——只要金属导尿管能够进入膀胱，相应的软质导尿管就可以进入膀胱，留置导尿。

（1）硅胶单腔导尿管：6、8、10、12、14、16Fr/Ch，尖端斜坡孔；

（2）介入导丝（加强导丝，Amplatz Super Stiff 导丝）；

（3）尖端正中带孔、尖后侧孔的弯金属导尿管，外径 3～4mm；

（4）尖端正中带孔、尖后侧孔的直金属导尿管，外径 3～4mm。

5. 尿流改道器械

（1）膀胱穿刺造瘘器——方便，可以置入各种导尿管；

（2）半环形会阴尿道穿刺造瘘导引器——方便；

（3）半管状尿道穿刺造瘘导引器——方便，安全。

6. 外径测量尺——用于插入尿道的导尿管、支撑管的外径测量。

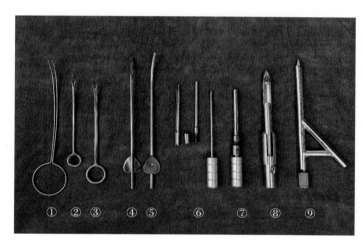

图 2-8　尿流改道器械

①半环形会阴尿道穿刺造瘘导引器；②杆状半环形会阴尿道穿刺造瘘导引器；③板状半环形会阴尿道穿刺造瘘导引器；④⑤半管状尿道穿刺造瘘导引器；⑥膀胱穿刺造瘘器分解结构；⑦膀胱穿刺造瘘器针芯；⑧膀胱穿刺造瘘器整体结构；⑨可置入蕈状导尿管膀胱穿刺造瘘器；⑩防溢尿膀胱穿刺造瘘器

7. 软质导尿管——用于导尿。

（1）硅胶球囊导尿管（双腔）：6、8、10、12、14、16、22、26 Fr/Ch；

（2）乳胶导尿管（双腔）：6、8、10、12、18 Fr/Ch；

（3）硅胶单腔导尿管：12、14、16 Fr/Ch；

（4）普通橡胶导尿管；

（5）无针头头皮针硅胶管（尖端有侧孔）——外径直径2mm，内径管径等于12Fr导尿管——可以替代导尿管，便于通过重建尿道支撑管，引流通畅。

8. 手术台上自制尿液引流系统——提前制作，方便手术。

（1）无针头头皮针硅胶管或6Fr纯硅胶球囊导尿管（双腔）；

（2）输液器管；

（3）一次性引流袋（1000ml）；

（4）组织钳——有效固定一次性引流袋于低于膀胱位；

（5）小玻璃瓶内装医用轻质液体石蜡棉球（高压消毒）或液体石蜡棉球装入 5ml 注射器内；

（6）利多卡因凝胶（单独包装）——用于器械润滑，尿道止痛。

9．软弹带侧孔再造尿道硅胶支撑管 1 套——按软质导尿管规格——用于支撑新的再造尿道，便于早期排尿，降低感染率。

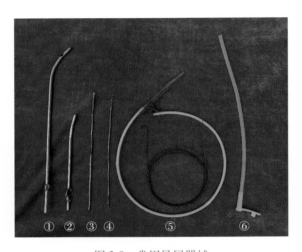

图 2-9　常用导尿器械

①②尖端正中带孔、尖后侧孔的弯金属导尿管；③双圆头探针；
④一端带孔尿道探针；⑤介入导丝；⑥硅胶单腔导尿管

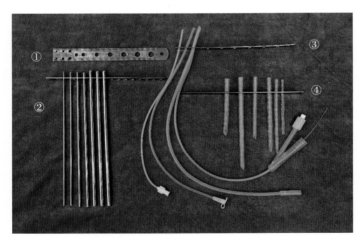

图 2-10　导尿管、尿道支撑管及系列探子

①外径测量尺；②不同型号直杆状尿道探子；③不同型号硅胶导尿管；④软弹
带侧孔再造尿道硅胶支撑管

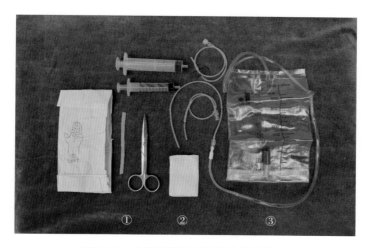

图 2-11　术野引流及尿液引流常用物品
①带包装纸手套、橡皮引流条；②小方纱布；③自制尿液引流系统

10. 埋没导引缝合器械——用于尿瘘修补，嵌入缝合防瘘层筋膜。
（1）直径 0.3mm 双股钢丝套环——导引尿道内壁缝合线，使内壁皮肤外翻；
（2）两头圆钝带孔直针——导引尿道内壁缝合线，使内壁皮肤外翻；
（3）尿道后壁植皮片缝合固定板状带孔导引器——用于尿道外口狭窄修补，皮片移植；
（4）尿道后壁植皮片缝合固定杆状带孔导引器——用于尿道外口狭窄修补，皮片移植；
（5）直圆针——用于导引嵌入筋膜的缝合线。

11. 减张缝合、嵌入缝合器械
（1）医用缝线扣：直径<1cm——用于固定支撑管，加压阴茎头翼状瓣，成形阴茎头；
（2）5-0 单丝尼龙线——用于皮肤缝合固定，可以延期拆线。

12. 再造尿道材料切取器械
（1）阴囊皮片切取器——便于切取薄而均匀的皮肤；
（2）口腔黏膜切取器——便于切取薄而均匀的黏膜；
（3）开口器钳式（总长 12cm，头部弯曲高度 32mm）。

13. 带包装纸手套——便于裁剪橡皮片引流条。

14. 包扎器械及材料——完成弹性加压包扎，压力持续均匀，不随阴茎的勃起与疲软而脱落，消灭死腔。
（1）高弹管形网状绷带（保易网 Stulpal-fix® 1 号、2 号、3 号）；
（2）高弹管形网状绷带安放器 1 套；
（3）钝性长单钩；
（4）软聚硅酮伤口接触层敷料（美皮贴，Mepitel 小号：5 cm×7.5 cm；中号：7.5 cm×10 cm；大号：10 cm×18 cm）。

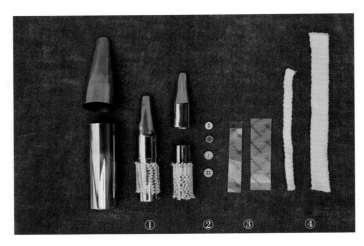

图 2-12　阴茎包扎器械及材料
①高弹管形网状绷带安放器；②医用缝线扣；③软聚硅酮伤口接触层敷料；④高弹管形网状绷带

第四节　辅　助　器　械

1. 双目手术放大镜（2.5 倍或 4 倍）——精细手术，必备。

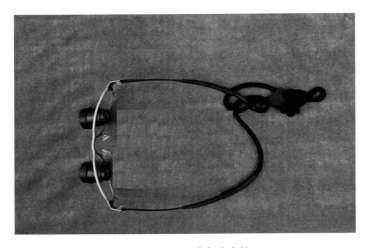

图 2-13　双目手术放大镜

2. 丝线支持线自动牵拉弹簧固定支架——用于手术野暴露。

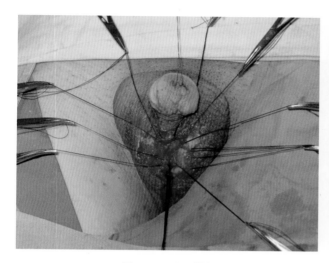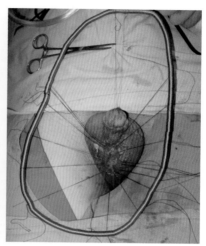

图 2-14　止血钳钳夹支持线与自动牵拉弹簧固定支架对比

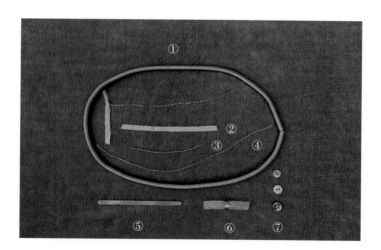

图 2-15　手术辅助器材
①丝线支持线自动牵拉弹簧固定支架；②橡皮引流条；③双股钢丝环；④阴茎头内隧道成形导引板；⑤钢丝；⑥医用缝线扣

3. 带聚光罩强光手电筒——用于观察皮瓣血管。

4. 阴茎头内隧道成形导引板。

5. 隧道内用板状带孔导引器/杆状带孔导引器。

6. 双股钢丝环（直径 0.3mm）

（1）小环：尿道缝合线外翻导线器；

（2）大环：引流条全长置入导引器。

7. 注射器针头（25G）两枚——制作针状拉钩使用。

8. 牙科技工用日月钳——把注射器针头（25G）弯成针状拉钩使用。

9. 1.5mm 咬骨钳——用于普通导尿管及脑室引流管剪侧孔，有利于手术后引流。

10. 肠钳　2 把——用于皮管转移，夹蒂试验。

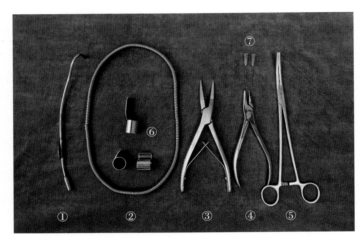

图 2-16　手术辅助器材

①微孔吸引器；②丝线支持线自动牵拉弹簧固定支架；③1.5mm 咬骨钳；④日
月钳；⑤花生米钳；⑥皮片/黏膜采取器；⑦针状拉钩

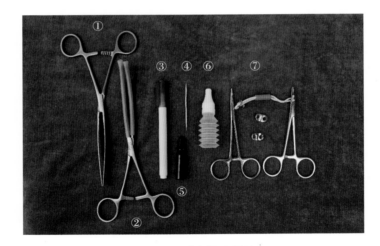

图 2-17　手术辅助器材

①肠钳、带胶管肠钳；②标记笔；③牙签；④利多卡因凝胶；⑤阴茎人工勃起
套装：阴茎加压护板、橡皮条、直硅胶管（5mm×20mm）、止血钳；⑥亚甲蓝

11. 阴囊提举固定带——应用阴囊中隔皮瓣形成尿道或应用睾丸鞘膜转移形成防瘘层时，以减少睾丸下垂重力牵拉，保证血运。必不可缺。

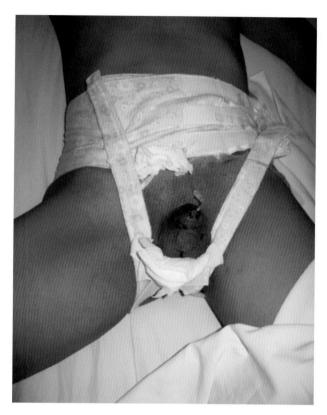

图 2-18　阴囊提举固定带

（李森恺　胡金天　赵　阳）

第三章　围术期管理

第一节　病房围术期管理

一、术前准备

1. 心理护理　心理护理贯穿于医疗护理全过程。因疾病的私密性，患者心理压力大，表现为性格孤僻，不愿与旁人交谈，怕他人看不起，心理压力随着年龄的不断增长也逐渐加重。护理上对年龄小的患者主要提供"母爱替代"，如亲昵、搂抱、抚摸等。对较大患儿及成年男性就要注意态度和蔼，主动热情地与之交谈，讲解治疗过程，在交流过程中注意尊重其个人隐私，从而建立良好的医患关系；对患者家属要耐心解答他们提出的问题，主动讲解术前的注意事项，介绍手术的经过及术后护理要点，让他们对手术有一个全面系统的了解，消除顾虑，变被动陪住为主动参与护理。并将手术后可能的并发症，向患者及家属做好充分的解释及说明，使其做好充分的心理准备。

2. 皮肤准备　术前1周每日清洗会阴，保持会阴部清洁。术日晨备皮，上至脐部，下至膝关节，两侧至腋中线，并观察会阴部皮肤的完整性，若有破溃、脓肿、痛，应先给予治疗，待痊愈后方可进行手术。

3. 肠道准备　术前1日嘱患者午餐及晚餐进半流食，2岁以上患者晚间及术日晨行清洁灌肠，2岁以下行常规灌肠。指导患者于术前禁食、水。

4. 口腔准备　需采取口腔黏膜者，成人及7岁以上儿童在术前1日，于每次进食后用0.02%醋酸氯己定溶液漱口。

二、术后护理

1. 饮食护理　手术后当日不进食牛奶、甜饮，以免引起腹胀。术后3日内应进食高蛋白、高热量、低纤维流质饮食，不可食用带油的汤及水果，可服用蛋白粉、维生素片等，以促进伤口愈合。术后4~6日可进食半流食，以后逐步过渡到普通饮食。饮食控制的目的是尽量保持术后5日内不排便，以免过早排便污染术区，初次排便困难者可用开塞露等外用肠道润滑剂，避免用力排便增加腹压，引起术区出血。

2. 口腔护理　采取口腔黏膜患者，应于术后5日内进温凉饮食，以避免术区出血，指导患者每次进食后饮清水，成人及可配合的患儿，用0.02%氯己定溶液漱口，以保持口腔清洁。口腔黏膜采取处填塞纱布止血，于术后1日去除，严密观察口腔黏膜有无出血及颊部肿胀程度，若颊部肿胀呈进行性加重，并伴有红肿热痛炎性症状，有可能术中损伤腮腺导管，应及时通知医生处理。

3. 术区护理　术后患者取仰卧位，3~5日，置支被架，防止术区受压。阴茎术区用双层弹性网状绷带包扎，以利于组织愈合及减少血肿、水肿，网套远端要越过阴茎头，根部背侧网套纵向剪开约1cm，形成自阴茎头至根部递减的压力梯度，防止敷料过紧引起远端血运障碍导致组织坏死。术后2~3日阴茎头皮肤出现轻微肿胀，以后逐渐消退，应注意观察阴茎头颜色、血运，有无渗血、肿胀、发紫或组织坏死。保持敷料清洁干燥，如有异常，及时通知医生，给予处理。

4. 留置导尿尿液引流管及再造尿道支撑管的护理　床旁接无菌一次性尿液引流袋，高度低于床面，留置导尿引流管松弛状态下固定于腹部，不可固定于大腿，以免压迫重建的尿道外口影响愈合，随时检查留置导尿尿液引流管是否通畅、无折叠，观察尿液的色泽、透明度、沉淀等。鼓励患者多饮水，保持尿液清亮淡黄色。术后4~5日开始，协助患者床旁活动，一次性尿液引流袋应低于膀胱，以免尿液反流。婴幼儿术后第5日拔除留置导尿引流管。留置导尿引流管拔出后，鼓励患者多饮水、多排尿，观察排尿状态，如有异常及时处理。成年患者术后第3日开始，夹闭留置导尿尿液引流管，每日让患者自行排尿1次，尿液自再造尿道支撑管与留置导尿引流管间隙流出，清除尿道内的渗血渗液及可能积存的分泌物等，术后第5日拔除留置导尿引流管。再造尿道支撑管起支撑尿道及充分引流尿道分泌物的作用，使之与受床贴合紧密利于成活，远期可防止黏膜挛缩致再造尿道狭窄，黏膜/皮片游离移植重建尿道的患者，再造尿道支撑管放置3周~6个月后拔除。

5. 疼痛护理　口腔及阴茎阴囊区可有一定程度疼痛，多于术后第2日开始减轻。以心理护理为主，年龄较小的患儿对手术后创伤疼痛耐受力差，对抗治疗，因此安排患儿父母床边陪护，协助安抚患儿，满足患儿的依赖心理。较大儿童及成人注重指导其自我调节，说明术后疼痛不适是正常的，暂时的，应放松情绪，学会自我暗示和自我护理。部分不能耐受疼痛的患者可予以口服镇痛药。

6. 术后早期遗精　常见于青春期后患者，在术后第2天就有遗精现象发生。告诉患者，这是健康男人的正常生理现象，无需药物治疗。及时清理创口，必要时，自膀胱，经再造尿道，自行一次性排尿，进行内冲洗疗法，清洗尿道。

7. 术后早期阴茎勃起　常见，尤其是晨勃。阴茎勃起后，伴有疼痛，甚至创口出血。无需药物抑制。能够配合治疗的患者，可以告诉其自我心理调控。勃起频繁的患者，可以适当应用安定类镇静药物。出血的创面，及时更换敷料，充分引流，弹性压力包扎。

8. 支被架的使用　术后卧床，必需用支被架，防止对手术区的压迫，便于护理。

三、出院健康指导

手术解决的是患者生理上的疾病，而患者心理上的障碍，则需要家属、朋友和社会的支持来缓解，鼓励患者积极参加社会活动，以积极的心态适应术后生活，融入社会。因病情复杂，需再次手术者，患者及家属应做好心理准备，积极配合治疗。术后应注意：

1. 保持会阴及外生殖器的清洁，每日用温水清洗会阴部，勤换内裤。
2. 3个月内避免骑跨动作，保护外生殖器避免外伤。
3. 冬季注意保持会阴部的温暖，防止皮瓣遇冷收缩增加排尿阻力。
4. 嘱患者多饮水，随时注意尿线的变化，如果尿线逐渐变细并出现排尿困难，及时返院检查。
5. 术后尿液打湿内裤较常见。因为重建的尿道是由没有蠕动能力的皮肤或黏膜做成管状，排尿后，在重建的尿道管腔内势必存有少量尿液，尿毕走动后会流出打湿内裤。告诉患者养成带卫生纸小便的习惯，排尿后，用卫生纸自阴茎腹侧根部向尿道外口挤压尿道，排出存留尿液。

（张思娅　杨艳华　张青平　董丽霞　马红彤　柳淑芳）

第二节　手术室围术期管理

一、环境、设备、配合

（一）确认患者，接入手术室

1. 病房护士携患者病历带患者到接诊室，手术室接诊护士为患者穿洁净的鞋套，安置患者在座椅上等候。

2. 接诊护士和病房护士认真核对患者的信息：科室、床号、姓名、性别、年龄、病案号、有无药物过敏史、禁食水时间、化验单是否齐全、麻醉方式、手术部位、手术医生、手术知情同意书是否签字（如是 18 周岁以下的患者应由其直系亲属或者是监护人签字）以及其他特殊情况。核对无误后，双方在患者交接单上签字。

3. 接诊护士通知麻醉医生给予患者签署麻醉知情同意书（如是 18 周岁以下的患者应由其直系亲属或者是监护人签字），并保证患者在接诊室时的安全。患者如有疑问，接诊护士应尽量帮助解答。因为前来就医的患者，成人或是儿童都很紧张，对周围的人和事都很敏感，接患者入手术间前要做好其心理护理，排除紧张情绪。

4. 患者签署麻醉知情同意书后，由手术间的巡回护士、手术医生及麻醉医生共同询问的信息：科室、床号、姓名、性别、年龄、病案号、有无药物过敏史、禁食水时间、化验单是否齐全、麻醉方式、手术部位、手术方式、手术医生、手术知情同意书、麻醉知情同意书、有无抗生素使用情况、有无活动牙齿及义齿、有无佩戴饰品及其他特殊情况。核对无误后，三方在患者安全核查表上签字，由巡回护士携带患者病历扶持患者入手术间（如是患儿，核对信息时应由其直系亲属或者监护人回答，患儿不配合的，可在三方签字后，由巡回护士安抚患者，抱至手术间）。

注：患者对于手术室的环境、各种仪器以及麻醉都很陌生、很紧张，护士在和患者沟通的时候要态度平和，言语上要小心谨慎，最大程度地让患者放松。

（二）上肢建立静脉通路

1. 巡回护士接患者入手术间，再次核对患者的信息无误后，协助患者平卧于手术床上，取棉被为患者遮挡，协助患者脱掉衣物，麻醉医生为患者连接心电监护。

2. 安置妥当后，在患者左侧肩部床旁安置一手托板，垫棉垫，嘱患者向左侧伸直手臂。

3. 轻呼患者姓名，告知要在其左手选取血管进行静脉穿刺，不要紧张。

4. 护士认真谨慎选取适宜的血管后，选取合适型号的套管针，正确消毒穿刺点周围皮肤，再次核对患者的姓名后，进行静脉穿刺，成功后妥善固定，防止手臂滑落。

注：此手术的手术部位在会阴部，选择在患者的上肢进行穿刺，方便手术医生操作、麻醉医生给药以及观察液体情况。

二、麻醉

（一）护理配合

1. 成人选择全身麻醉或者是硬膜外麻醉，术中手术医生给予局部浸润麻醉。

2. 患儿因不能合作，全部给予全身麻醉，术中手术医生给予局部浸润麻醉。

注：麻醉医生根据患者情况选择合适的麻醉方式。护士遵麻醉医生的口头医嘱严格执行查对制度，并大声重复药物的名称、剂量、浓度及用法后给予静脉麻醉药的诱导。推注麻醉诱导药物时，

应根据患者的年龄和静脉的粗细程度掌握推注速度。药物诱导成功后，护士根据麻醉方式配合麻醉医生进行麻醉。麻醉期间密切观察患者的血氧饱和度、心率、呼吸及血压的变化，保持静脉通路的通畅，如有异常及时通知医生。

（二）麻醉处理流程

1. 术前检查麻醉设备及药品。

2. 患者签署麻醉同意书，入手术室。18 岁以下患者由父母签署麻醉同意书。由其他亲属签署同意书需有患者父母的授权书及身份证明。

3. 麻醉前外科医生、麻醉医生、护士三方核查。如若小儿无法配合，则应于患者接诊时在父母陪同下进行核查。

4. 入手术室，接通麻醉监护设备，开放静脉通路。如若小儿无法配合开放静脉通路，则应接通监护设备后，进行基础麻醉或是吸入诱导后，开放静脉通路。

5. 核查无误，进行麻醉诱导。

6. 麻醉诱导成功，静脉和（或）吸入麻醉维持。

7. 尿道下裂术中如需进行人工勃起试验，可适当减浅麻醉深度，但应注意维持适当深度以防术中知晓。在脑电双频指数（bispectral index，BIS）监测下，术中 BIS 值应维持于 $40\sim60$。

8. 手术结束前 $20\sim30$ 分钟外科医生通知麻醉医生预计手术结束时间及包扎预计时间。

9. 手术结束，停止输注及吸入全麻药物，维持手术室环境安静、温度适宜，等待患者自主呼吸恢复良好，苏醒及拔除气管导管。

10. 患者送入麻醉恢复室，接通监护设备。

11. 术后第 2 天进行麻醉后访视患者。

三、体位、消毒、铺巾

（一）操作流程

1. 麻醉成功后，护士协助麻醉医生和手术医生为患者摆适宜手术操作又保证患者安全的体位。此手术患者采取仰卧位，双下肢外展，充分暴露会阴区，为手术提供良好的术野；腰臀部平铺一棉垫，防止患者臀部受压。手术医生为患者手术区域用 0.5% 碘附进行预消毒。

2. 器械护士刷手，上台。

3. 器械护士和巡回护士二人清点手术台的器械、纱布、刀片、缝针、线团等。

4. 器械护士整理手术台，手术医生进行刷手。

5. 根据手术医生要求，为患者选取适宜的消毒液，会阴部使用 0.5% 的碘附消毒两遍。如果需要取口腔黏膜，面部使用 75% 的酒精消毒 3 遍。

6. 铺单 尿道下裂根据患者年龄的不同所铺无菌单也是不相同的。年龄较小的患儿：递一块纵向 1/2 折治疗巾，由助手协助平铺于患儿臀下；若是成人：递一块治疗巾对折成三角成球形塞于两大腿之间阴囊下；然后依次递 3 块无菌巾，3 把布巾钳固定无菌巾；顺次递整形单；中单两块，使患者手术区域的无菌单层数达到 4 层。如果需要取口腔黏膜，面部常规递 3 块无菌巾，3 把布巾钳固定，然后用中单围头。口腔内用 0.05% 稀释碘附消毒。

注：如果是两个术区的手术，要准备另一个器械台给切取口腔黏膜的医生使用。两个手术区域使用的器械、纱布、刀片、缝针、线团不能混用。

（二）细节要领

尿道下裂手术一般要求有会阴区域的主术区和相关的副术区，如应用口腔黏膜时，需准备头面口腔部术区；应用其他邻近皮瓣时需准备会阴、髂前区；应用游离皮肤移植时，需准备腹股沟区等，因此各副术区体位和消毒、铺单等要根据手术计划而有所变动。

1. **体位**　尿道下裂手术需要充分暴露阴茎阴囊区域，这类患者一般采用仰卧双髋轻度外展位即可完成手术。但是对于严重的会阴型尿道下裂、需要应用会阴穿刺或要进行阴股沟皮瓣转移时，则以截石位更为方便操作。对于小儿，也可采用仰卧位，但应将双侧髋膝关节适当屈曲外展，以保证会阴区域的充分暴露。

2. **消毒**　尿道下裂手术的消毒包括主术区的消毒和副术区的消毒。

（1）会阴区域消毒（主术区）：该术区消毒分为三个步骤，即：预消毒、正规消毒和脱色消毒。一般经过三步法消毒，可使尿道下裂术后感染率明显下降。

1）预消毒：尿道下裂主要操作在阴阜及会阴区，由于该区域皮肤皱褶较多，具有较多的常驻菌群，单纯地涂抹碘附难以实现术区的无菌状态。研究提示：尿道下裂患者术后感染的来源主要是会阴区域的皮肤常驻菌。因此，术前适当减少会阴区域的细菌量，对于减少术后感染具有重要的作用。所以，我们提出了预消毒的概念，即除了常规的术前洗浴、备皮和清洁灌肠之外，摆好体位后，还要用碘附纱布反复擦拭阴茎阴囊区域，然后以干纱布擦干术区，以便去除大部分皮肤皱褶中的细菌。

2）常规消毒：由于会阴区域皮肤比较娇嫩，一般建议用碘附进行常规消毒，该区域需要用碘附纱布涂抹3遍，以实现充分的术区消毒。

3）脱色消毒：由于碘附本身具有染色效果，不利于正确辨认和利用局部组织进行尿道成形，需用干纱布擦拭。

（2）面部口腔消毒（副术区）：因为面部口腔术区需要同时暴露部分面部和口腔，因此消毒也要分成面部消毒和口腔消毒两个部分。

1）面部消毒：在保护眼睛的前提下，使用75%的酒精纱布将整个面部区域反复擦3遍，消毒时要求适当用力擦拭，以便将面部油脂除掉，第2遍消毒时要更换消毒钳。

2）口腔消毒：以0.05%稀释碘附纱球将口腔内黏膜及牙齿涂抹3遍，上开口器，然后再用稀释碘附将之前未能到达的部位消毒两遍。

（3）其他术区消毒（副术区）：如果应用到腹股沟，髂前术区，一般采用2%的碘酒消毒、酒精脱碘；而阴股沟区域则以碘附消毒为宜。

3. **铺巾**　尿道下裂手术可能涉及不止一个术区，因此，要根据手术计划进行消毒和铺巾，一般采用三类方法进行铺巾，即：会阴区三角铺法、头面部包头三角铺法和其他区域四方铺法。

（1）会阴区三角铺巾法：取平卧双髋外展位时采用该法铺巾。首先将一块治疗巾缠成团状，塞入两腿间阴囊后方肛门区，以遮盖肛门，托起阴囊。然后以三块1/4折治疗巾成三角状分别铺在两腿根部及下腹区，呈倒三角形暴露会阴术区，巾钳固定后在术区周围铺整形单和中单，使得术区周边无菌单不少于四层，铺无菌巾暴露的术区，先大后小，层层遮盖（图3-1～图3-4）。

（2）头面部包头三角铺巾法：将一块治疗巾和一个1/2折两层的中单平铺于头颈后区，以治疗巾向前包绕双侧耳部及头发，固定后，以三块治疗巾按照三角形的方位铺在上部和两侧，暴露倒三角形术区，然后铺整形单并以1/2折中单围头，最后以双层治疗巾包绕麻醉导气管（图3-5～图3-8）。

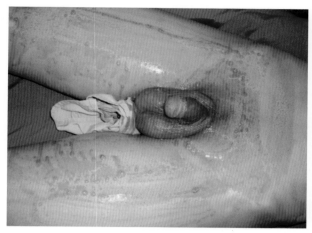

图 3-1　会阴区铺单

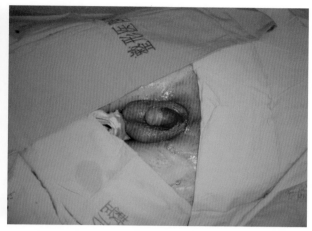

图 3-2　三角形铺治疗巾

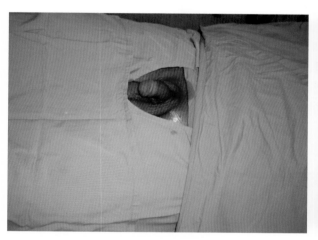

图 3-3　铺整形单及中单

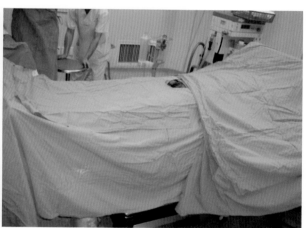

图 3-4　铺单后整体观

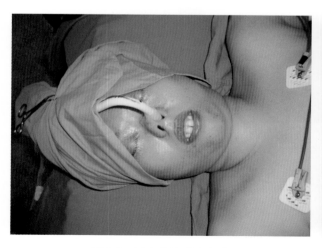

图 3-5　铺中单治疗巾包头

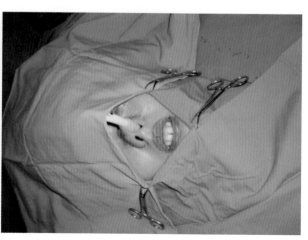

图 3-6　三角形铺治疗巾

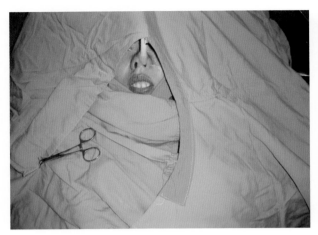

图 3-7　铺整形单

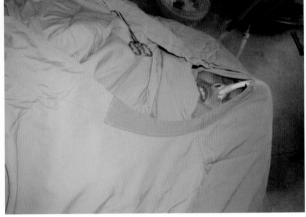

图 3-8　中单围头

（3）四方铺巾法：可分为会阴区四方铺巾法和其他区域四方铺巾法两类。

1）会阴区四方铺巾法：针对截石位患者应用，首先以 1/2 折中单和 1/4 折治疗巾平铺于臀后区，另以三块 1/4 折治疗巾分别铺在两侧股部上端及下腹区，呈四方形暴露术区，巾钳固定后，双下肢穿腿套后以 1/2 中单覆盖，腹部区域铺整形单，使术区周边无菌单不少于四层（图 3-9~图 3-12）。

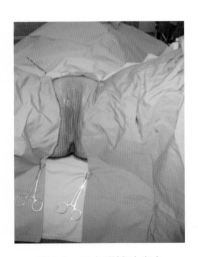

图 3-9　四方形铺治疗巾

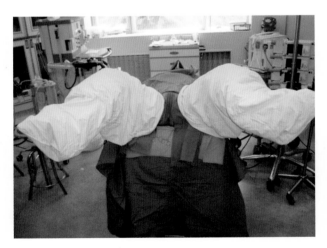

图 3-10　铺双层无菌腿套

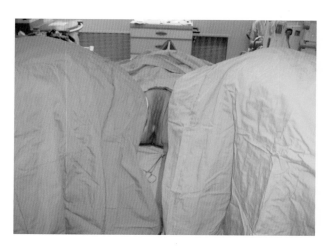

图 3-11　两腿铺中单

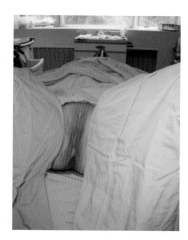

图 3-12　铺整形单

2）其他区域四方铺巾法：即以四块 1/4 折治疗巾分别铺在术区四方，呈四方形暴露术区，然后在周边覆盖整形单或中单，保证术区周边无菌单层次不少于四层。

（张思娅　廖　旭　张青平　马红彤　齐凤美　赵军霞）

第四章 阴茎皮肤-浅筋膜瓣脱套复位的依据与应用

第一节 阴茎皮肤-浅筋膜瓣脱套复位的依据

把堆积在阴茎背侧，呈头巾样改变的阴茎皮肤-浅筋膜瓣，向阴茎腹侧转移复位，进行重建尿道，覆盖阴茎腹侧创面，修复尿道下裂，已经被证明是成功的选择。

一、胚胎发育的依据

尿道下裂畸形的发生，是由于在胚胎发育过程中，受到某种因素刺激而终止，各种组织不能正常发育到位，造成畸形。出生后的尿道下裂患者，尤其是无阴茎下弯的尿道下裂患者表现更为明显：①全部尿道下裂患者的包皮均堆积于阴茎头背侧，状似头巾，而在阴茎头腹侧则无包皮。②无下弯类尿道下裂，在尿道外口近端的阴茎腹侧形成膜状尿道，原本一根的尿道海绵体在异位尿道外口近端至膜状尿道两侧，形成分叉尿道海绵体，前行至阴茎头下方。③无阴茎下弯类尿道下裂，阴茎远端正中腹侧存在尿道板。④正常男人的阴茎、阴囊腹侧正中存在中缝，那是胚胎发育期组织最后融合的迹象。可以断定，胚胎期阴茎的完善发育是组织由背侧、两侧向腹侧转移的过程，由于受到某种因素的刺激，或是雄激素水平不足，而终止了完善的发育，形成尿道下裂畸形。因而尿道下裂患者出生后的手术修复原则应该是顺势而行，顺应自然。首先是把没有发育到位的组织，通过手术助其发育到位，也就是复位——把堆积在阴茎背侧，呈头巾样改变的阴茎皮肤-浅筋膜瓣，向腹侧转移。继而，利用复位后的阴茎皮肤-浅筋膜瓣组织进行尿道与阴茎腹侧组织的修复与重建。对于组织缺损严重的有阴茎下弯类尿道下裂，在矫直阴茎下弯的同时，也把堆积在阴茎背侧，呈头巾样改变的阴茎皮肤-浅筋膜瓣，向腹侧转移复位，继而，利用复位后的阴茎皮肤-浅筋膜瓣组织进行尿道与阴茎腹侧组织的修复与重建。不足的组织，则同时运用整形外科学的原则与技术，进行组织的移植和补充。如：口腔黏膜（颊、唇、舌）、阴囊皮片、阴囊侧方皮片、包皮内板皮片等游离移植重建尿道板，形成再造尿道的背侧半，联合阴茎/阴囊局部皮瓣带蒂转移，形成再造尿道的腹侧半。通过用精细的整形外科组织移植操作技术，做到缺什么，补什么，缺多少，补多少，补了就能成活。将修复尿道下裂的众多传统手术方法分解、糅合，更新理念，重视细节"先复位，后重建，再移植"，可以更好地修复各型尿道下裂。

二、解剖学依据

阴茎皮肤脱套是尿道下裂修复手术的关键步骤。背侧切口距保留的冠状沟皮肤2~3mm宽，深达阴茎深筋膜（Buck筋膜）浅层。由于勃起功能需要，阴茎深筋膜与阴茎浅筋膜（肉膜）之间相对运动幅度较大，称之为滑动层，仅有较少的血管相沟通，易于分离、脱套。在阴茎深筋膜（Buck筋膜）浅层全层脱套分离至阴茎根部。只要采用的器械得当（钝圆头剥离剪刀），操作得当，不易伤及白膜内的阴茎背动脉、阴茎背神经以及阴茎背深静脉；也不易伤及阴茎浅筋膜（肉膜）内的神经、血管，脱套操作具有解剖学的安全性。

脱套至阴茎腹侧时，有无阴茎下弯，切口有别：①无阴茎下弯类尿道下裂，切口在尿道外口近端，阴茎皮肤-浅筋膜瓣成筒状整体脱套；②有阴茎下弯类尿道下裂，切口在尿道外口远端，与阴茎下弯矫直切口相协调。总之，阴茎皮肤-浅筋膜瓣需在尿道海绵体浅层相连通，形成完整的一体。

三、整形外科学理念的依据

1. 对尿道下裂畸形本质的认识：①由于发育不到位而造成的组织移位；②组织缺损，主要是尿道；③关于组织过多问题：成年人原发初治患者术前勃起状态的畸形表现可以明确地观察到没有组织过多；而对于青春期以前的儿童，尤其是阴茎发育欠完善患者，乍看似乎存在包皮皮肤组织过多，但是一旦矫直阴茎下弯及下曲，重建尿道，完成阴茎创面的覆盖，则不会多到非切除组织不可的程度。

至于手术中，将脱套的包皮内板皮瓣游离端的包皮内板皮肤剥离切取，是为了避免脱套的包皮内板皮瓣边缘皮肤血运不良，影响愈合，并可留作重建尿道时使用，同时最大限度的保留血运丰富的浅筋膜用于重建尿道的防瘘层。

2. 将脱套的包皮内板皮肤-浅筋膜瓣游离端的包皮内板皮片剥离切取的依据：①避免脱套的包皮内板皮肤-浅筋膜瓣边缘皮肤血运不良，影响愈合，且可留作重建尿道时使用，同时最大限度的保留血运丰富的浅筋膜瓣用于重建尿道的防瘘层；②避免阴茎皮肤-浅筋膜瓣脱套后的内外板反折处的保留，在覆盖阴茎创面后，影响形态外观。

四、哲学理念的依据

外科手术中应遵循传统的习惯性的还原论思维，还应接受整体论的思维，即综合集成方法论思维。以保证脱套后转移复位的阴茎皮肤-浅筋膜瓣的整体连续性，进而保证各个部分的血供不受损伤，避免组织分离时破坏血运。通过统筹兼顾，协调合作，追求手术成功的整体优化。因为一厢情愿过度游离蒂部的岛状包皮内板皮瓣，总有损伤蒂部血管的较大风险存在，其结果是导致皮瓣坏死，手术失败。

如：阴茎皮肤脱套后，阴茎背侧的皮肤与阴茎背侧浅筋膜确实存在各自独立的血运，也可以分离开而不影响它们的血运。带血管蒂包皮内板岛状皮肤瓣的再分离，既要保证岛状包皮内板皮肤瓣游离时在不损伤血管蒂的前提下成形尿道，又要保证阴茎皮肤瓣的血运充分，实现阴茎创面覆盖，毕竟分离阴茎背侧皮肤与其下浅筋膜的操作时会有误伤，难于保证阴茎皮肤与其下浅筋膜的血运不受影响，手术操作困难，导致手术失败。其思维基础是典型的还原论，分解、分解、再分解，结果是 $1+1<2$。

而在阴茎皮肤脱套后，把脱套的阴茎背侧皮肤-阴茎浅筋膜以及连接的包皮内板作为一个整体旋转到阴茎腹侧，平铺皮瓣做重建尿道腹侧半，浅筋膜作为提供血运的防瘘层，阴茎皮肤也作为整体覆盖，用于再造尿道的阴茎皮肤-浅筋膜瓣需保持其整体完整紧密连续性，不破坏血液供应，这就保证了整体旋转转移皮瓣的成活，提高了手术成功率，其思维基础是综合集成方法论：$1+1>2$。

五、带血管蒂皮瓣转移操作的细节理念

尿道缺损的重建，需要自体组织移植。皮瓣带蒂转移是常用、首选的办法。带血管蒂皮瓣切取后，其皮瓣面积即刻有10%的收缩；而切取皮瓣供区的创面面积即刻有10%的扩大。在皮瓣设计时，不可忽略，必须预算在内。

皮瓣带蒂转移的形式有两种：管型皮瓣（皮管）和平铺皮瓣。同一个带蒂皮瓣缝合成皮管（管型皮瓣）与只是平铺皮瓣在转移后，由于张力与血运的变化，其成活率与愈合率，会有不同。

管型皮瓣（皮管）成形后的血运风险：平铺皮瓣缝合成管型，需要皮瓣边缘剥离——不可避免地损伤血运；缝合成管，其内需有尿管支撑，张力的存在，影响血运；两个皮瓣边缘相对缝合，会减少血运，其结果是愈合能力降低，甚至皮管坏死，导致重建尿道的失败。带血管蒂平铺皮瓣转移没有管型皮瓣成形后的血运风险，因而其成活率相对比较高。

因此，凡遇到必须采用管型皮瓣重建尿道时，要考虑到剥离、相对缝合及张力因素对管型皮瓣血运减少的风险，把平铺皮瓣适当地做大一些，以便提高管型皮瓣的成活率。

综上所述，顺势而为，"先复位，后重建，再移植"，就形成了修复尿道下裂的新理念。

第二节　脱套复位的阴茎皮肤-浅筋膜瓣的应用方式

对于无阴茎下弯类尿道下裂，脱套复位的阴茎皮肤-浅筋膜瓣足以成形缺损的尿道、修复阴茎腹侧组织缺损。对于有阴茎下弯类尿道下裂，脱套复位的阴茎皮肤-浅筋膜瓣足以成形阴茎段缺损的尿道及其阴茎腹侧组织缺损的覆盖。根据浅筋膜瓣内血管分布类型，其向腹侧转移的应用方式分为四种：①等分均势血运阴茎皮肤-浅筋膜瓣的均分转移；②双分一侧优势血运阴茎皮肤-浅筋膜瓣的非均分转移；③网络状血管分布的阴茎皮肤-浅筋膜瓣的整体旋转；④不损伤阴茎皮肤-浅筋膜瓣内主干血管的纽孔状转移。

（一）等分均势血运阴茎皮肤-浅筋膜瓣的均分转移

浅筋膜瓣内的血管为两组基本对称的血管，各负责一半阴茎皮肤-浅筋膜瓣的血运。此时则自远端纵向切开，均分皮肤-浅筋膜瓣，分别向腹侧转移，一半切取内板皮片用于重建尿道背侧半，其浅筋膜瓣用于防瘘层；另一半形成岛状内板皮瓣用于重建尿道腹侧半。也可以两侧同时形成岛状内板皮瓣用于重建全部尿道。

（二）双分一侧优势血运阴茎皮肤-浅筋膜瓣非均分转移

浅筋膜瓣内的血管为两组血管，一粗一细，呈现不均等状态。此时不必强求均分皮肤-浅筋膜瓣，再分叉向腹侧转移。血管较细一侧的阴茎皮肤-浅筋膜瓣，切取其内板皮片用于重建尿道背侧半，血管较粗的优势血运侧阴茎皮肤-浅筋膜瓣形成岛状内板皮瓣用于重建尿道腹侧半。

（三）网络状血管分布的阴茎皮肤-浅筋膜瓣的整体旋转

浅筋膜瓣内没有明显的血管干，一旦双分皮瓣，则有坏死之虞。此时应使阴茎皮肤-浅筋膜瓣整体向腹侧旋转转移。切取血运不可靠的包皮内板皮片成形尿道背侧半，选择血运可靠的岛状内板皮瓣用于重建尿道腹侧半。

（四）不损伤阴茎皮肤-浅筋膜瓣内主干血管的纽孔状转移

不论是上述三种的哪一种血供方式，都可以采用不损伤阴茎皮肤-浅筋膜瓣内血管的纽孔状转移，即把脱套后的阴茎皮肤-浅筋膜瓣适当牵拉后，在原尿道外口平面，避开浅筋膜内的主干血管锐性切开皮肤，钝性撑开浅筋膜，形成贯穿阴茎皮肤-浅筋膜瓣的纽孔，穿过阴茎头，转移到阴茎腹侧，进而顺行成形尿道，覆盖阴茎创面。此法成功的关键在于阴茎皮肤-浅筋膜瓣不能有翻转折叠。

（李森恺　李　强　魏蜀一）

第五章　尿道下裂修复基本手术操作动态控制流程

　　完善的尿道下裂修复手术是一个复杂的系统工程，由各自独立、相互衔接的手术操作单元——子系统构成。手术需要一步一步完成，每一步规范、到位的操作，保证了整体手术的成功——细节决定成败。

　　完善的尿道下裂修复手术是由不同人员组成的团队协调配合完成的，手术主刀医师是"魂"，是主导医师。除了主刀医师自身对于手术全过程有深谙的了解之外，还必须让团队全体成员，尤其是初学者或对手术不是很熟悉者也了解手术全过程，并提前做好准备，这样才能达到细节流程的动态控制，实现整体优化——即木桶原理的短板效应。

　　文献记载，尿道下裂修复术的方法有350余种，各有其优缺点。取其长，弃其短，结合个人心得体会，综合集成95个"尿道下裂修复的基本手术步骤名称参与人员分工操作动态控制细节流程表"，涵盖全部各种类型的尿道下裂修复手术，独立成表，顺序排序。

　　团队的每个成员遵循此表，就可以有备而来，打有准备之仗，胜算在握。

　　流程表序列如下：

流程表1　确认患者，接入手术室

流程表2　上肢建立静脉输液通道

流程表3　麻醉

流程表4　摆体位

流程表5　预消毒

流程表6　阴茎头-包皮内板皮肤粘连剥离

流程表7　消毒，铺无菌单

流程表8　人工勃起

流程表9　阴茎手术的止血带应用

流程表10　阴茎头支持线缝合牵拉固定

流程表11　膜状尿道切开

流程表12　膜状尿道腹侧皮肤松解

流程表13　尿道外口开大

流程表14　无阴茎下弯类阴茎皮肤整体脱套

流程表15　有阴茎下弯类阴茎皮肤整体脱套

流程表16　脱套阴茎皮肤-浅筋膜瓣的血管观测

流程表17　脱套复位后等分均势血运阴茎皮肤-浅筋膜瓣成形

流程表18　脱套复位后等分均势血运阴茎皮肤-浅筋膜瓣的一侧内板皮片切取

流程表19　脱套复位后等分均势血运阴茎皮肤-浅筋膜瓣的一侧岛状皮瓣成形

流程表20　脱套复位后等分均势血运阴茎皮肤-浅筋膜瓣的皮片/皮瓣耦合法尿道成形

流程表21　脱套复位后双分一侧优势血运阴茎皮肤-浅筋膜瓣成形

流程表22　脱套复位后双分一侧优势血运阴茎皮肤-浅筋膜瓣的一侧内板皮片切取

第一节　术前准备流程

一、麻醉前流程

1. 确认患者，接入手术室（流程表 1）

流程表 1　确认患者，接入手术室

执行责任监督：台下巡回护士

时间单元	手术医师	麻醉医师	手术室接诊护士	病房送诊护士	台下巡回护士
手术操作动态控制细节流程时间差			患者穿鞋套，座椅等候	携患者、病历到接诊室	
			核对信息：科室、床号、姓名、性别、年龄、病案号、有无药物过敏史、禁食水时间、化验单是否齐全、麻醉方式、手术部位、手术医生、手术知情同意书签字完整		
			特殊情况说明，核对无误，双方在患者交接单上签字		
			通知麻醉医生给予患者签署麻醉知情同意书、保证患者在接诊室时的安全		
			解答疑问、做好患者心理护理，排除其紧张情绪		

2. 上肢建立静脉输液通道（流程表 2）

流程表 2　上肢建立静脉输液通道

执行责任监督：台下巡回护士

时间单元	手术医师	第一助手	麻醉医生	台上器械护士	台下巡回护士
手术操作动态控制细节流程时间差					巡回护士接患者入手术间，再次核对患者的信息无误
	手术安全核查表麻醉实施前核查签字		手术安全核查表麻醉实施前核查签字		手术安全核查表麻醉实施前核查签字
			为患者连接心电监护	协助患者平卧于手术床上，取盖单为患者遮挡，协助患者脱掉衣物	在患者左侧肩部床旁安置一手托板，垫棉垫，嘱患者向左侧伸直手臂
			轻呼患者姓名，告知要在其左手选取血管进行静脉穿刺，不要紧张		谨慎选取适宜的血管后，选择合适型号的套管针，正确消毒穿刺点周围皮肤，再次核对患者的姓名后，进行静脉穿刺
				备合适型号套管针，协助固定患者手臂	
			静脉穿刺成功后妥善固定，防止手臂滑落		

二、麻醉及麻醉后流程

1. 麻醉（流程表 3）

流程表 3　麻醉

时间单元	麻醉医师	手术医师	第一助手	台上器械护士	台下巡回护士
手术操作动态控制细节流程时间差	麻醉医生根据患者情况选择合适的麻醉方式（一般为全身麻醉），下口头医嘱				遵麻醉医生口头医嘱严格执行查对制度，并大声重复药物的名称、剂量浓度及用法后，给予静脉麻醉药的诱导
	麻醉期间密切观察患者的血氧饱和度、心率、呼吸及血压的变化	术中手术医生给予局部浸润麻醉			术中保持静脉通路的通畅
	术毕，麻醉医生停止静脉麻醉药物的泵入。割断固定气管导管的牙线		站于患者腿侧，防止患者躁动坠床	站于患者右侧	站于患者左侧，防止患者突然躁动而引起坠床
	患者有自主呼吸后，麻醉医生轻拍患者肩部并呼唤患者名字，待患者意识恢复、呼吸平稳后，拔出气管导管、吸出痰液及其他口腔、气道分泌物			拔管前准备好吸引器把持住导管	注意静脉通路的固定与通畅
				将连接好呼吸回路的面罩放至患者的面部，罩住口鼻，给予通气，并观察患者的生命体征	
	待患者生命体征平稳、呼吸通畅、意识恢复，转移至麻醉恢复室		遵麻醉医生医嘱，推平车至床旁		麻醉医生、手术医生、护士共同将患者平移至平车并为患者保暖，送至麻醉恢复室

2. 摆体位（流程表4）

流程表4　摆体位

执行责任监督：台下巡回护士

时间单元	手术医师	第一助手	第二助手	台上器械护士	台下巡回护士
手术操作动态控制细节流程时间差		协助患者取舒适的仰卧位，左上肢外展放于手托板上，大致与躯干垂直。右上肢紧贴躯干放置	协助患者脱去衣物	根据患者的情况将手托板固定于手术床左侧适当位置上，与手术床长轴垂直	臀下垫清洁棉垫。预消毒后若污染，更换清洁棉垫
		会阴型尿道下裂，可采取膀胱截石位。也可以在消毒后，铺无菌单时，包裹大腿中1/3至足部，手术中随意活动下肢充分暴露会阴手术区		颈下垫棉垫以使头部后仰，利于麻醉师插管。束缚带将左上肢固定在手托板上，注意充分暴露静脉输液的区域用清洁巾单将右上肢固定	会阴型尿道下裂患者，膝关节下方放置合适体位垫（小腿垫），并在其上放置清洁棉垫，注意双侧对称。束缚带置于膝关节及小腿中部
		其他类型尿道下裂，双下肢自然伸直，双髋关节外展		注意暴露捆绑血压计袖带的部位	若为非会阴型尿道下裂，束缚带置于小腿中部，注意束缚带与皮肤中间垫棉垫
	手术安全核查表手术开始前核查签字		**麻醉医师!!**手术安全核查表手术开始前核查签字		手术安全核查表手术开始前核查签字

3. 预消毒（流程表 5）

流程表 5　预消毒

时间单元	手术医师	第一助手	第二助手	台上器械护士	台下巡回护士
手术操作动态控制细节流程时间差	戴清洁手套，持两块清洁消毒纱布，将一块消毒纱布置于阴茎上，另两块卷成漏斗形，待巡回护士	洗手 准备消毒		预备消毒器械	预备清洁手套，两块清洁消毒纱布。帮器械护士穿手术衣，准备无菌手套
	倒入适量碘附消毒液。将浸满碘附的纱布依次在阴阜、阴茎、阴囊及大腿内侧，用力涂擦，最后涂擦肛门后，将纱布丢弃至黄色垃圾桶内。尤其注意应徒手剥开包皮，彻底消毒冠状沟内和包皮内板内以及阴囊皱褶部位等正式消毒难以消毒到的部位。同时进一步了解畸形，参考修订手术方案				向术者卷成漏斗形的消毒纱布内倒入适量碘附。当碘附量不够时，及时补充若预消毒浸湿臀下清洁棉垫，及时更换清洁棉垫

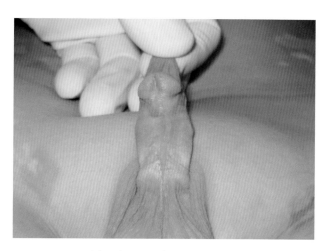

图 5-流 5-1　检查龟头-内板

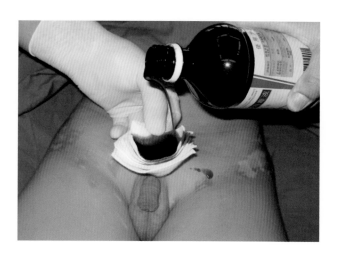

图 5-流 5-2　预消毒

注意事项：注意清洗会阴区皱褶处，以达到预消毒目的

4. 阴茎头-包皮内板皮肤粘连剥离（流程表6）

流程表6　阴茎头-包皮内板皮肤粘连剥离

时间单元	手术医师	第一助手	第二助手	台上器械护士	台下巡回护士
		戴清洁手套，持两块清洁纱布蘸满碘附后对会阴区进行消毒。换清洁手套		阴茎头-包皮内板粘连剥离器械	备两块清洁纱布，向纱布上倒适量碘附
手术操作动态控制细节流程时间差	戴清洁手套，双手徒手剥离法将包皮内板剥离至冠状沟	协助固定双腿在外展位			
	剥离后应用生理盐水冲洗，以棉签及纱布清除包皮垢	将剥离至冠状沟的包皮组织消毒然后复位	协助固定双腿在外展位		备生理盐水、棉签、纱布及红霉素眼膏或利多卡因软膏
	如果即刻手术，则进行预消毒，按手术程序进行如果不即刻手术，则涂以红霉素眼药膏或利多卡因凝胶，10天以后安排手术				

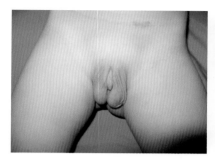

图 5-流 6-1 剥离前

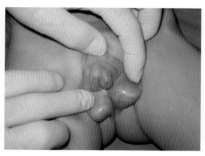

图 5-流 6-2 龟头隐藏

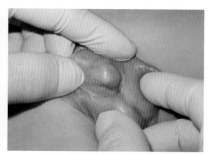

图 5-流 6-3 包皮-内板粘连

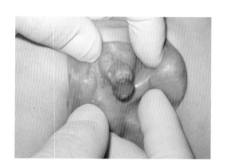

图 5-流 6-4 徒手剥离至冠状沟

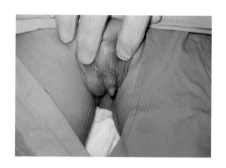

图 5-流 6-5 剥离后

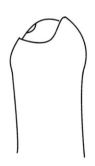

a 剥离前

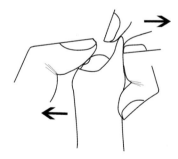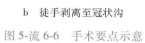

b 徒手剥离至冠状沟

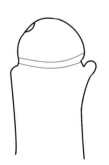

c 清洗并涂药膏

图 5-流 6-6 手术要点示意

注意事项： 动作轻柔，切忌粗暴撕开内板组织

5. 消毒，铺无菌单（流程表7）

流程表7　消毒，铺无菌单

执行责任监督：台下巡回护士

时间单元	手术医师	第一助手	第二助手	台上器械护士	台下巡回护士
手术操作动态控制细节流程时间差		取弯盘，内有 0.5% 碘附消毒液纱布，对会阴术区消毒 2～3 遍。用75%酒精纱布挤干后，消毒面部及气管插管露出口外部分。铺治疗巾，呈三角形，充分暴露术区		穿手术衣 常规消毒器械 铺无菌巾器械	向弯盘内倒入碘附
		洗手、穿手术衣 铺整形单及中单		与助手一同铺整形单及中单。器械台与手术台接触边缘覆盖治疗巾	
		会阴型尿道下裂，可采取膀胱截石位。也可以在消毒后，铺无菌单时，包裹大腿中 1/3 至足部，手术中随意活动下肢，充分暴露会阴手术区			
		其他类型尿道下裂，双下肢自然伸直，双髋关节外展，覆盖治疗巾即可			

第二节　术中常规处理流程

一、术中检查流程

1. 人工勃起（流程表 8）

流程表 8　人工勃起

执行责任监督：台下巡回护士

时间单元	手术医师	第一助手	第二助手	台上器械护士	台下巡回护士
手术操作动态控制细节流程时间差				人工勃起试验器械	消毒手套、带针头头皮针管、10ml 注射器、干净生理盐水交器械护士
	手套边橡皮筋断端穿过阴茎护板-注射针套管-两把止血钳夹住橡皮筋两断端，将穿过护板与套管的环形橡皮筋，作为止血带套入阴茎根部，两把止血钳加压	协助阴茎根部放置止血带			
	装有生理盐水的 10ml 注射器，接头皮针头，头皮针头经阴茎头刺入阴茎海绵体，注入生理盐水，观察阴茎下弯、下曲是否存在。使用亚甲蓝标记弯曲处	扶稳阴茎，推压注射器，注入生理盐水，观察阴茎下弯或阴茎头下曲是否存在。松开阴茎止血带，拔出针头	调整装生理盐水的 10ml 注射器接头皮针管		

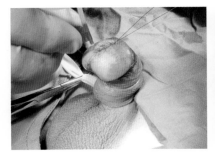
图 5-流 8-1　止血带

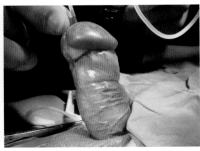
图 5-流 8-2　注入生理盐水

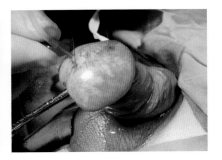
图 5-流 8-3　人工勃起

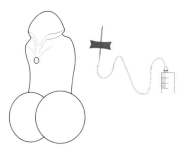
a　准备

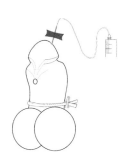
b　经阴茎头刺入阴茎海绵体

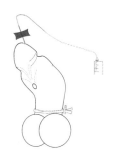
c　注入生理盐水标记弯曲处

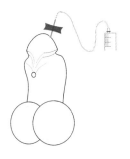
d　松止血带

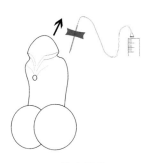
e　拔出针头

图 5-流 8-4　手术要点示意

注意事项： 1. 注射生理盐水前注意排空气体

2. 注射盐水时要匀速、力量不要过大

3. 勃起实验完毕后，先松开止血带，再拔出针头

2. 阴茎手术的止血带应用（流程表9）

流程表9 阴茎手术的止血带应用

执行责任监督：台下巡回护士

时间单元	手术医师	第一助手	第二助手	台上器械护士	台下巡回护士
手术操作动态控制细节流程时间差				阴茎手术的止血带器械	消毒手套
	手套边橡皮筋断端穿过阴茎护板-注射针套管-两把止血钳夹住橡皮筋两断端，将穿过护板与套管的环形橡皮筋，作为止血带，套入阴茎根部，两把止血钳加压。将止血带放置于阴茎根部，将尿道保护板紧贴阴茎皮肤	扶稳阴茎			
		将止血钳紧贴尿道保护板夹紧			记录上止血带时间15分钟时，大声告诉术者
	进行尿道下裂修复术时，不建议使用阴茎手术止血带				

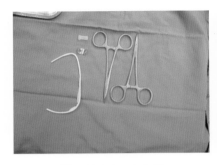

图 5-流 9-1　止血带

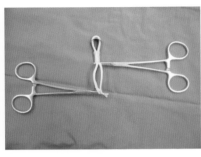

图 5-流 9-2　器械组装

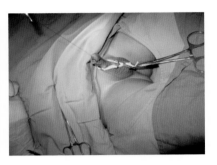

图 5-流 9-3　置于阴茎根部

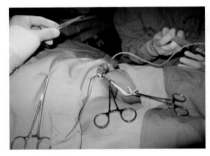

图 5-流 9-4　收紧止血带

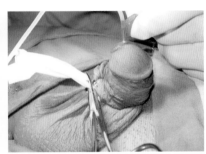

图 5-流 9-5　扎止血带（成人）

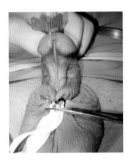

图 5-流 9-6　阴茎头注水

注意事项：1. 止血带松紧度要足够，以阻断阴茎的静脉回流，否则实验失败
　　　　　　2. 夹紧止血带的时候注意避免夹住阴茎皮肤而造成不必要的损伤

3. 阴茎头支持线缝合牵拉固定（流程表 10）

流程表 10　阴茎头支持线缝合牵拉固定

执行责任监督：台下巡回护士

时间单元	手术医师	第一助手	第二助手	台上器械护士	台下巡回护士
手术操作动态控制细节流程时间差				缝合阴茎头支持线器械（成年人与婴幼儿童有别）	
	横行或纵向缝合阴茎头支持线，止血钳牵拉，组织钳固定。纱布压迫阴茎头止血	调整支持线等长，干平纱布压迫阴茎头止血，止血钳牵拉，组织钳固定	干平纱布垫于阴茎头与阴阜之间		

二、尿道外口处理流程

1．膜状尿道切开（流程表11）

流程表11　膜状尿道切开

执行责任监督：台下巡回护士

时间单元	手术医师	第一助手	第二助手	台上器械护士	台下巡回护士
手术操作动态控制细节流程时间差	以探针探查确定菲薄的膜状尿道的范围并判断是否存在明显的狭窄	扶稳阴茎		膜状尿道探查切开器械	皮肤记号笔
	如有明显狭窄，以记号笔纵向标记准备切开的膜状尿道的范围	帮助固定阴茎，显露术野			
	沿正中纵向剪开尿道外口近端的膜状尿道，直达尿道厚度正常处，而后将膜状的尿道组织剪除	及时擦血、止血	湿纱布接剪下的组织		
	以6-0可吸收线缝合遗留创口		剪线		

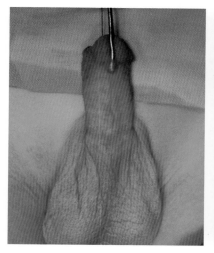
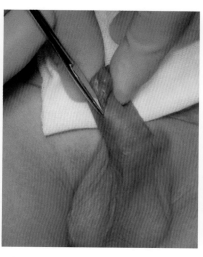
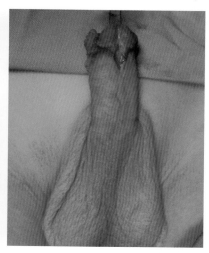

图 5-流 11-1　膜状尿道　　　　　图 5-流 12-2　剪开　　　　　图 5-流 12-3　完成

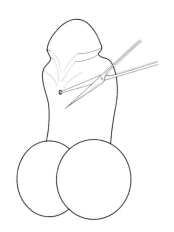
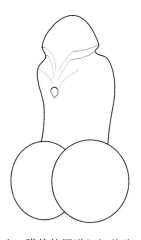
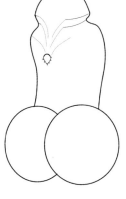

a　剪开尿道外口近端的膜状尿道　　　b　膜状的尿道组织剪除　　　c　缝合

图 5-流 12-4　手术要点示意

注意事项： 注意解剖层次及器械的使用，避免损伤尿道背侧

2. 膜状尿道腹侧皮肤松解（流程表 12）

流程表 12　膜状尿道腹侧皮肤松解

执行责任监督：台下巡回护士

时间单元	手术医师	第一助手	第二助手	台上器械护士	台下巡回护士
				软组织锐性剥离器械	
手术操作动态控制细节流程时间差	尿道口下缘处记号笔画线标记切口，局麻药液肿胀麻醉后，尿道探针置于尿道内进行引导	牵拉阴茎头支持线，固定尿道探针			
	11#尖刀切开皮肤，以眼科弯剪刀锐性分离阴茎腹侧皮肤，至尿道浅层，然后向两侧分离	一手以针状拉钩牵拉阴茎腹侧皮肤	湿纱布蘸血、按压止血，电凝止血		
	一边松解，一边探查膜状尿道的厚度，避免出现尿道、阴茎皮肤的破损				

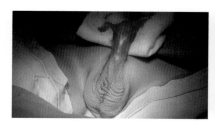
图 5-流 12-1　膜状尿道

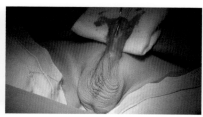
图 5-流 12-2　探针探查

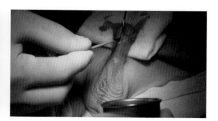
图 5-流 12-3　亚甲蓝标记

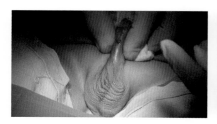
图 5-流 12-4　切开皮肤

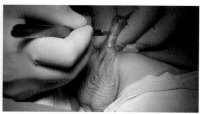
图 12-5　分离至尿道黏膜的浅层

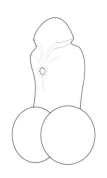
a　尿道口下缘处亚甲蓝画线标记

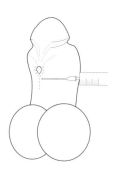
b　局麻药液肿胀麻醉

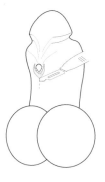
c　切开皮肤

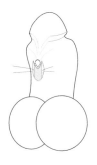
d　分离至尿道黏膜的浅层

图 5-流 12-4　手术要点示意

注意事项：注意解剖层次及器械的使用，避免损伤尿道背侧

3. 尿道外口开大（流程表 13）

流程表 13　尿道外口开大

执行责任监督：台下巡回护士

时间单元	手术医师	第一助手	第二助手	台上器械护士	台下巡回护士
				尿道外口开大器械	备圆针 6-0 单乔可吸收缝合线
手术操作动态控制细节流程时间差	采用尿道探针探查尿道，估计尿道外口狭窄程度，膜状尿道长度	固定阴茎			
	在探针指引下，以 11# 尖刀切开膜状尿道	两侧缝合 3-0 丝线，牵引显露创面	打结，以血管钳固定牵引线		
	取出尿道探针。剪开、修剪多余的膜状尿道的边缘使之光滑		收取剪下的皮肤组织移交器械护士		
	以圆针 6-0 单乔缝合线间断缝合尿道黏膜和周围皮肤	血管钳夹持单乔线尾端，术者打结时松开，打结毕后，再次将血管钳夹持在单乔线尾端，在血管钳下方剪线	固定阴茎	持针钳夹圆针 6-0 单乔可吸收缝合线。血管钳。眼用手术剪（10cm 直尖头）	
			以眼用手术剪（10cm 直尖头）剪除剩余牵引线		

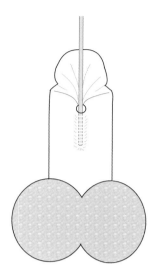

a　探针探查尿道

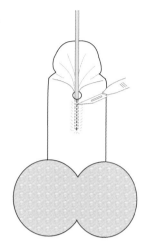

b　11#尖刀切开膜状尿道

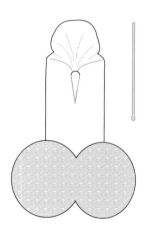

c　剪开、修剪多余的膜状尿道

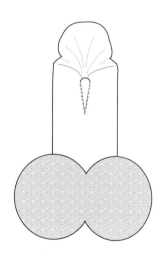

d　圆针6-0单乔线间断缝合

图5-流13　手术要点示意

注意事项：注意解剖层次及器械的使用，避免损伤尿道背侧

第三节　阴茎皮肤脱套与应用流程

一、阴茎皮肤脱套流程

1. 无阴茎下弯类阴茎皮肤整体脱套（流程表 14）

流程表 14　无阴茎下弯类阴茎皮肤整体脱套

执行责任监督：台下巡回护士

时间单元	手术医师	第一助手	第二助手	台上器械护士	台下巡回护士
手术操作动态控制细节流程 时间差	切口设计：阴茎背侧距冠状沟 3mm，环形至阴茎两侧，沿皱褶斜向腹侧尿道外口近端 5mm	右手持皮肤记号笔，左手牵拉阴茎头支持线	传递皮肤记号笔	阴茎背侧包皮皮肤－浅筋膜瓣脱套器械	
	局麻肿胀，环形切开内板皮肤，直达阴茎深筋膜浅层，钝圆头眼科弯剪刀剥离，直达阴茎根部			局麻药液配制——与台下巡回护士大声核对	局麻药液配制——与器械护士大声核对
	向两侧及阴茎腹侧延伸，至尿道外口两侧下方，腹侧自尿道海绵体浅层剥离，整体脱套	湿纱布蘸血、按压止血，电凝止血。使用针状拉钩，牵拉皮瓣	湿纱布蘸血、按压止血		
	保护深浅筋膜内各自的血管。保持浅筋膜的整体连续性；保护成形尿道腹侧半阴茎皮肤－浅筋膜血管蒂的完整。自冠状沟切口端松解，整体松解纤维条索，配合矫直阴茎头下曲		湿纱布蘸血、按压止血，针状拉钩牵拉皮瓣		
	缝合脱套复位的阴茎皮肤－浅筋膜瓣支持线，止血钳牵拉，不使之撕脱分离				

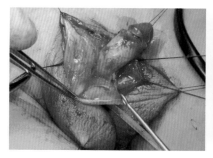

图 5-流 14-1　背侧

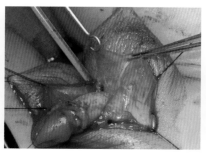

图 5-流 14-2　腹侧

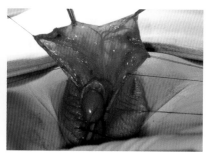

图 5-流 14-3　脱套完成

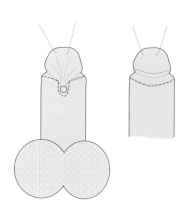

a　切口设计：阴茎腹背侧

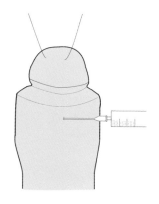

b　局麻肿胀

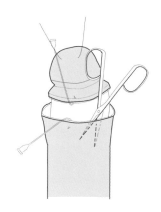

c　环形切开内板皮肤，钝圆
头眼科弯剪刀剥离

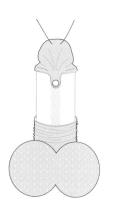

d　剥离至阴茎根部

图 5-流 14-4　手术要点示意

注意事项： 1. 注意解剖层次，避免损伤重要神经血管

2. 以针状拉钩牵拉包皮，避免损伤皮瓣

2. 有阴茎下弯类阴茎皮肤整体脱套（流程表15）

流程表 15　有阴茎下弯类阴茎皮肤整体脱套

执行责任监督：台下巡回护士

时间单元	手术医师	第一助手	第二助手	台上器械护士	台下巡回护士
手术操作动态控制细节流程时间差	切口设计：阴茎背侧距冠状沟 3mm，环形至阴茎两侧，沿皱褶斜向腹侧尿道外口黏膜	右手持皮肤记号笔，左手牵拉阴茎头支持线	传递皮肤记号笔	阴茎背侧包皮皮肤-浅筋膜瓣脱套器械	
	局麻肿胀，环形切开内板皮肤，直达阴茎深筋膜浅层，钝圆头眼科弯剪刀剥离，直达阴茎根部			局麻药液配制，与台下巡回护士大声核对	
	向两侧及阴茎腹侧延伸，至尿道外口两侧下方，腹侧自尿道海绵体浅层剥离，整体脱套	湿纱布蘸血、按压止血，电凝止血。使用针状拉钩，牵拉皮瓣	湿纱布蘸血、按压止血		
	保护深、浅筋膜内各自的血管		湿纱布蘸血、按压止血，针状拉钩牵拉皮瓣		
	保持浅筋膜的整体连续性；保护成形尿道腹侧半阴茎皮肤的筋膜血管蒂的完整	缝合脱套复位的阴茎皮肤-浅筋膜瓣支持线，止血钳牵拉，不使其撕脱分离			
	联合、兼顾阴茎下弯矫直及成形尿道的切口				

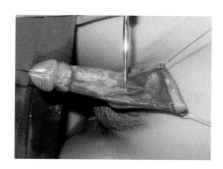

图 5-流 15-1　脱套——不应损伤神经血管

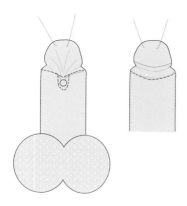

a　切口设计：阴茎腹背侧

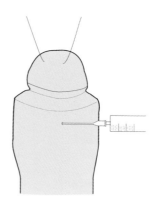

b　局麻肿胀

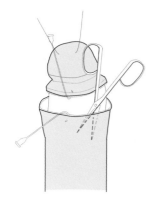

c　环形切开内板皮肤，钝圆头眼科弯剪刀剥离

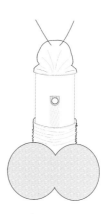

d　直达阴茎根部

图 5-流 15-2　手术要点示意

注意事项： 1. 注意解剖层次，避免损伤重要神经血管

2. 以针状拉钩牵拉包皮，避免损伤皮瓣

3. 脱套阴茎皮瓣的血管观测（流程表16）

流程表16　脱套阴茎皮肤-浅筋膜瓣的血管观测

执行责任监督：台下巡回护士

时间单元	手术医师	第一助手	第二助手	台上器械护士	台下巡回护士
手术操作动态控制细节流程时间差				阴茎背侧包皮皮肤-浅筋膜瓣血管分布逆光观察器械	
		利用针状拉钩牵拉脱套的阴茎皮肤两侧顶端	牵拉阴茎头支持线使阴茎向腹侧弯曲，避免干扰视线		调节光源的位置，利于血管显影
	观察阴茎背浅筋膜内血管的分布情况并用标记笔画线标记。眼科镊轻夹皮肤，滑动，便于观察血管				
	缝合脱套复位的阴茎皮肤-浅筋膜瓣支持线，止血钳牵拉，不使其撕脱分离				

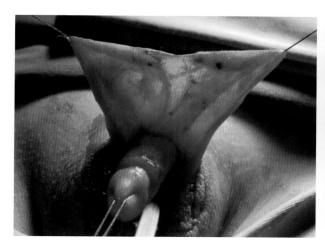

图 5-流 16-1 透光

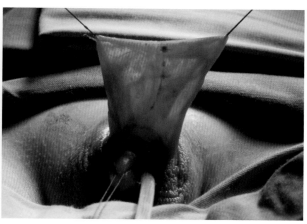

图 5-流 16-2 标线

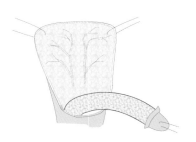

a 皮瓣牵拉平整

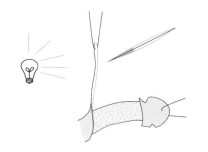
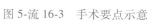

b 光源置于皮瓣后部

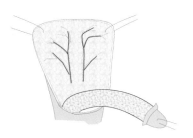

c 观察并标记

图 5-流 16-3 手术要点示意

注意事项：保证术区周围的暗视野，以显露血管走行

二、脱套后阴茎皮肤–浅筋膜瓣应用流程

1. 脱套复位后等分均势血运阴茎皮肤–浅筋膜瓣成形与应用（流程表 17~20）

流程表 17　脱套复位后等分均势血运阴茎皮肤–浅筋膜瓣成形

执行责任监督：台下巡回护士

时间单元	手术医师	第一助手	第二助手	台上器械护士	台下巡回护士
手术操作动态控制细节流程时间差	记号笔画线标记两侧血管主干之间的中线至血管分叉处。测量阴茎海绵体背侧根部至脱套处皮肤切缘的距离，在阴茎皮肤上测量同等长度，留作覆盖阴茎海绵体背侧用（不超过血管分叉处）		牵拉阴茎头支持线使阴茎向腹侧弯曲，避免干扰视线，协助术者定位皮瓣剪开的距离	切口设计测量器械	
	缝合脱套复位的防止阴茎内板皮肤–浅筋膜瓣分离的支持线，止血钳牵拉，不使其撕脱分离			防止阴茎内板皮肤–浅筋膜分离的支持线缝合器械	
	以眼科剪刀沿标记线剪开阴茎皮肤及其下浅筋膜，至交点处（剪开的过程中不断比较剩余的阴茎皮肤是否足够覆盖用，注意避开血管主干）	利用针状拉钩牵拉脱套的阴茎皮肤两侧顶端，辅助术者剪开阴茎皮肤	纱布蘸血、按压止血，电凝止血	针状拉钩、眼科手术剪（10 cm，普通型，弯尖头）、无损伤镊	

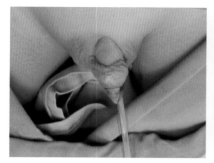

图 5-流 17-1　设计

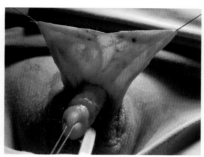

图 5-流 17-2　脱套、观测

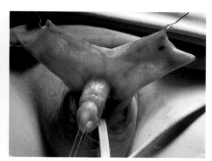

图 5-流 17-3　等分

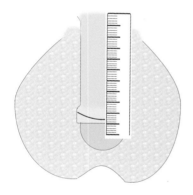

a　测量

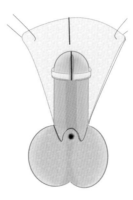

b　脱套

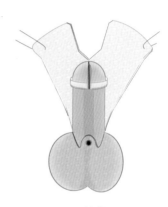

c　等分

图 5-流 17-4　手术要点示意

注意事项： 1. 处理筋膜瓣小心谨慎，避免损伤血管主干

2. 操作轻柔，避免包皮内板皮肤与浅筋膜组织撕脱

流程表 18　脱套复位后等分均势血运阴茎皮肤-浅筋膜瓣的一侧内板皮片切取

执行责任监督：台下巡回护士

时间单元	手术医师	第一助手	第二助手	台上器械护士	台下巡回护士
	记号笔标记多余包皮内板大小，局麻肿胀，切开标记的切口，仅切开皮肤全层			切口设计测量器械	
手术操作动态控制细节流程时间差	缝合防止脱套复位的阴茎内板皮肤-浅筋膜瓣分离的支持线，止血钳牵拉，不使之撕脱分离	牵引防止分离的支持线，协助术者切开包皮内板皮肤	牵拉阴茎头支持线使阴茎向腹侧弯曲，避免干扰视线	防止阴茎内板皮肤-浅筋膜瓣分离的支持线缝合器械，针状拉钩，局部浸润麻醉器械，包皮内板皮肤切开器械，包皮内板皮片切取器械，眼科手术剪（10 cm，普通型，弯尖头），湿纱布接皮片	
	切口一端缝合阴茎包皮内板皮肤的支持线，以锋利的手术刀片划开全层内板皮肤，并切取内板全层皮肤，注意保护浅筋膜组织。修剪切下的皮肤，制成全厚内板皮片备用		湿纱布蘸血、按压止血		

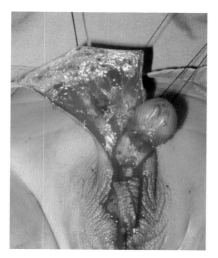

图 5-流 18-1　脱套

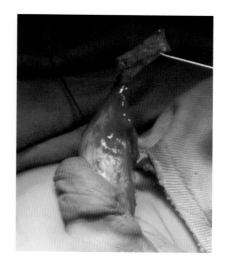

图 5-流 18-2　皮片切取

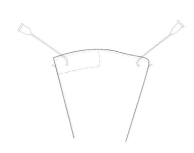

a　记号笔标记

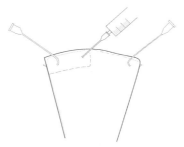

b　局部肿胀麻醉

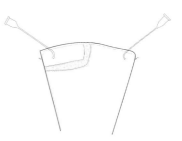

c　切开皮肤全层

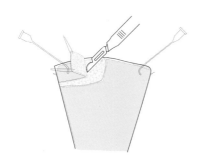

d　切口一端缝合牵引线，切取全层
内板皮肤

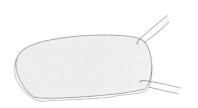

e　制成全厚内板皮片

图 5-流 18-3　手术要点示意

注意事项：尽量保留内板下筋膜组织，仅切取全层内板皮肤

流程表 19　脱套复位后等分均势血运阴茎皮肤-浅筋膜瓣的一侧岛状皮瓣成形

执行责任监督：台下巡回护士

时间单元	手术医师	第一助手	第二助手	台上器械护士	台下巡回护士
手术操作动态控制细节流程时间差	逆光观察包皮皮瓣，记号笔画线标记两侧血管主干及需要的皮瓣，直尺测量皮瓣大小	右手帮助遮挡无影灯光线，便于观察血管走形	牵拉阴茎头支持线使阴茎向腹侧弯曲，避免干扰视线	切口设计测量器械	阴茎背侧包皮皮肤-浅筋膜瓣血管分布逆光观察器械
	缝合防止脱套复位的阴茎内板皮肤-浅筋膜瓣分离的支持线，止血钳牵拉，不使其撕脱分离			防止阴茎内板皮肤-浅筋膜分离的支持线缝合器械，针状拉钩	
	局部肿胀麻醉，切开标记的切口，仅切开皮肤全层	牵引防止分离的支持线，协助术者切开包皮内板皮肤-浅筋膜蒂岛状皮瓣	湿纱布蘸血、按压止血	局部浸润麻醉器械，包皮内外板皮肤切开器械	
	以眼科弯剪刀松解切口近端皮下筋膜组织，注意保护阴茎浅筋膜内的主干血管，形成浅筋膜蒂的岛状皮肤瓣			眼科手术剪（10 cm，普通型，弯尖头）	

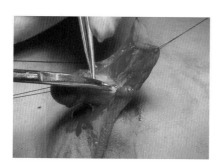

图 5-流 19-1　脱套

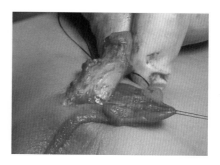

图 5-流 19-2　一侧岛状皮瓣成形

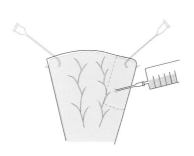

a　亚甲蓝标记，局麻肿胀

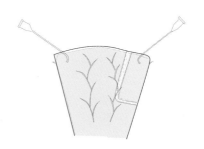

b　切开标记皮肤

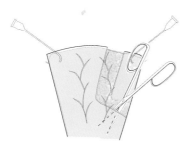

c　松解切口近端皮肤

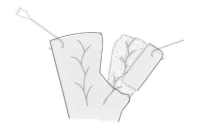

d　形成岛状皮瓣

图 5-流 19-3　手术要点示意

注意事项： 1. 操作轻柔，避免包皮内板皮肤与浅筋膜组织撕脱
2. 携带包含主干血管的阴茎浅筋膜组织，以保证皮瓣血运

流程表 20　脱套复位后等分均势血运阴茎皮肤-浅筋膜瓣的皮片/皮瓣耦合法尿道成形

执行责任监督：台下巡回护士

时间单元	手术医师	第一助手	第二助手	台上器械护士	台下巡回护士
手术操作动态控制细节流程时间差	逆光观察包皮皮瓣，记号笔画线标记优势血管走形及切口线，局麻肿胀，切取包皮内板皮片	右手帮助遮挡无影灯光，便于观察血管走行。辅助术者切取包皮内板皮片	牵拉阴茎头支持线使阴茎向腹侧弯曲，避免干扰视线	切口设计测量器械，阴茎内板皮肤的支持线缝合器械，防止阴茎内板皮肤-浅筋膜分离的支持线器械，针状拉钩，局部浸润麻醉器械，包皮内板皮肤切开器械，包皮内板皮肤片切取器械，黏膜/皮片游离移植重建尿道阴茎白膜背侧半器械，耦合成形尿道（再造尿道岛状皮瓣/黏膜皮片缝接）器械	阴茎背侧包皮皮肤-浅筋膜瓣血管分布逆光观察器械
	将内板皮片以生理盐水清洗 3 遍后，植于阴茎海绵体腹侧，近端与尿道口背侧端-端吻合，远端缝合于阴茎头背侧，皮片表面纵向缝合 3 排"门钉"，以固定皮片，形成尿道背侧半。根据再造尿道宽度切取岛状筋膜皮瓣，并将其转移至阴茎腹侧，一侧皮缘与再造尿道背侧半内板皮片缝合	注意保护皮片，剪线			倒无菌生理盐水（清洗内板皮片）
			修剪软弹带侧孔硅胶支撑管	软弹带侧孔硅胶支撑管/留置导尿管尿液引流系统置入器械	
			制作尿液引流系统：头皮针管-输液器连接管-尿袋		
	放入软弹硅胶带侧孔尿道支撑管，并将其固定于阴茎头	牵拉阴茎头支持线，扶稳阴茎，测量支撑管插入近端尿道的深度			
	再缝合另一侧皮瓣缘，与内板皮片耦合形成完整尿道。剩余包皮瓣关闭创面	置入尿液引流系统			

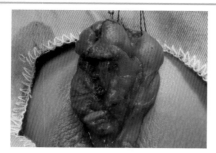

图 5-流 20-1　内板皮片置入腹侧

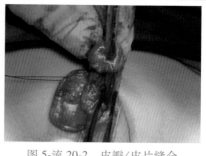

图 5-流 20-2　皮瓣/皮片缝合

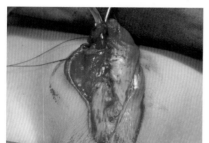

图 5-流 20-3　尿道成形

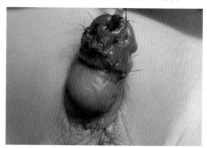

图 5-流 20-4　术毕

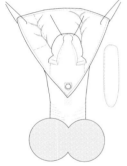

a　内板皮片置于阴茎海绵体腹侧

b　门钉缝合，固定皮片

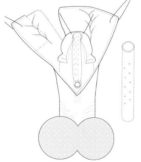

c　将岛状筋膜瓣近端与尿道口腹侧半缝合

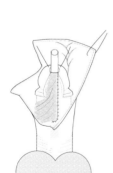

d　放入软弹硅胶带侧孔尿道支撑管

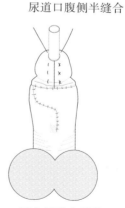

e　固定尿道支撑管

图 5-流 20-5　手术要点示意

注意事项： 1. 尿道成行时注意外翻缝合（翻向尿道黏膜侧），并应用筋膜组织覆盖尿道切口，以避免尿瘘

2. 缝合岛状筋膜瓣组织时，行针不可过深，避免损伤血供

2. 脱套复位后双分一侧优势血运阴茎皮肤-浅筋膜瓣成形与应用（流程表21~25）

流程表21 脱套复位后双分一侧优势血运阴茎皮肤-浅筋膜瓣成形

执行责任监督：台下巡回护士

时间单元	手术医师	第一助手	第二助手	台上器械护士	台下巡回护士
手术操作动态控制细节流程时间差	逆光观察包皮皮瓣，记号笔画线标记优势血管走形及切口线。测量阴茎海绵体背侧根部至脱套处皮肤切缘的距离，在阴茎皮肤上测量同等长度，留作覆盖阴茎海绵体背侧用	右手帮助遮挡无影灯光线，便于观察血管走行	牵拉阴茎头支持线使阴茎向腹侧弯曲，避免干扰视线，协助术者定位皮瓣剪开的距离	切口设计测量器械，针状拉钩	阴茎背侧包皮皮肤-浅筋膜瓣血管分布逆光观察器械
	缝合脱套复位的阴茎皮肤-浅筋膜瓣支持线，止血钳牵拉，不使其撕脱分离			防止阴茎内板皮肤-浅筋膜分离的支持线缝合器械	
	以尖头眼科弯剪刀沿切口线分别剪开包皮及浅筋膜瓣，使阴茎背侧皮肤与阴茎长度相等，形成双分一侧优势血运带蒂筋膜皮瓣	利用针状拉钩牵拉脱套的阴茎皮肤两侧顶端，辅助术者剪开阴茎皮肤	纱布蘸血、按压止血、电凝止血	针状拉钩、眼科手术剪（10 cm，普通型，弯尖头）、无损伤镊	

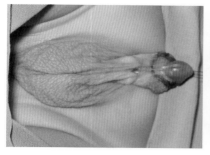

图 5-流 21-1　设计

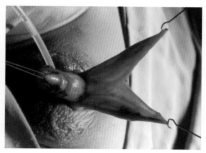

图 5-流 21-2　脱套、切分

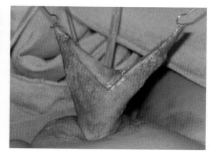

图 5-流 21-3　侧优势阴茎瓣

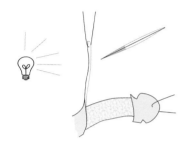

a　逆光观察包皮皮瓣

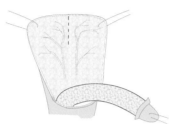

b　亚甲蓝画线标记优势血管

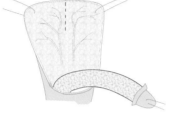

c　沿切口线分别剪开包皮皮肤及浅筋膜瓣

图 5-流 21-4　手术要点示意

注意事项： 1. 处理筋膜瓣小心谨慎，避免损伤血管主干

2. 操作轻柔，避免包皮内板皮肤与浅筋膜组织撕脱

流程表 22　脱套复位后双分一侧优势血运阴茎皮肤–浅筋膜瓣的一侧内板皮片切取

时间单元	手术医师	第一助手	第二助手	台上器械护士	台下巡回护士
手术操作动态控制细节流程时间差	逆光观察包皮皮瓣，记号笔画线标记优势血管走行，选择血运较差的一侧作为皮片供区	右手帮助遮挡无影灯光线，便于观察血管走行		切口设计测量器械	阴茎背侧包皮皮肤–浅筋膜瓣血管分布逆光观察器械
	缝合防止脱套复位的阴茎皮肤–浅筋膜瓣支持线，止血钳牵拉，不使其撕脱分离		牵拉阴茎头支持线使阴茎向腹侧弯曲，避免干扰视线	防止阴茎内板皮肤–浅筋膜分离的支持线缝合器械	
	局部肿胀麻醉，将阴茎浅筋膜皮瓣绷紧平铺于左手示指上，右手持锋利的手术刀片沿线划开全层内板皮肤，将浅筋膜从包皮内板上分离推切，在不损伤浅筋膜组织的情况下，根据再造尿道的尺寸适当裁取内板皮片，清洗后备用	牵引防分离支持线，辅助术者切开包皮内板皮肤	湿纱布蘸血、按压止血	局部浸润麻醉器械。包皮内板皮肤切开器械。包皮内板皮肤片切取器械。眼科手术剪（10 cm，普通型，弯尖头）	
				湿纱布接皮片	

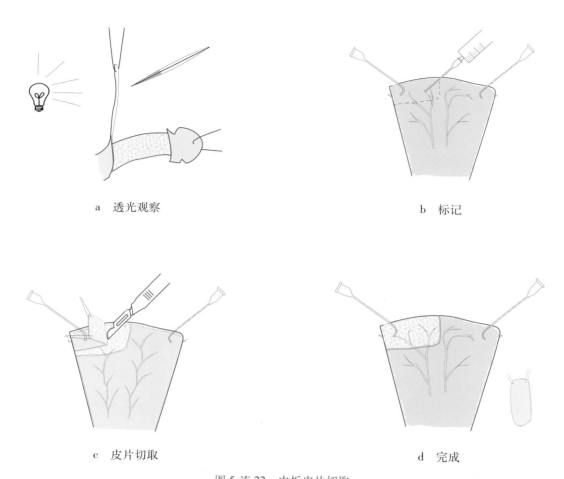

a　透光观察　　　　　　　　　　　　b　标记

c　皮片切取　　　　　　　　　　　　d　完成

图 5-流 22　内板皮片切取

注意事项：尽量保留内板下筋膜组织，仅切取全层内板皮肤

流程表 23　脱套复位后双分一侧优势血运阴茎皮肤-浅筋膜瓣的一侧岛状皮瓣成形

执行责任监督：台下巡回护士

时间单元	手术医师	第一助手	第二助手	台上器械护士	台下巡回护士
手术操作动态控制细节流程时间差	逆光观察包皮皮瓣，记号笔画线标记优势血管走行及切口线，选择优势血运一侧作为皮瓣供区	右手帮助遮挡无影灯光线，便于观察血管走行	牵拉阴茎头支持线使阴茎向腹侧弯曲，避免干扰视线	切口设计测量器械	阴茎背侧包皮皮肤-浅筋膜瓣血管分布逆光观察器械
	缝合防止脱套复位的阴茎皮肤-浅筋膜瓣支持线，止血钳牵拉，不使之撕脱分离			防止阴茎内板皮肤-浅筋膜分离的支持线缝合器械	
	局部肿胀麻醉，切开标记的切口，仅切开皮肤全层	缝合防止阴茎内板皮肤-浅筋膜分离的支持线	湿纱布蘸血、按压止血	局部浸润麻醉器械。包皮内外板皮肤切开器械	
	以眼科弯剪刀松解切口近端皮下筋膜组织，注意保护阴茎浅筋膜内的主干血管，形成岛状皮瓣			眼科手术剪（10 cm，普通型，弯尖头）	

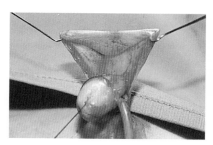

图 5-流 23-1　脱套

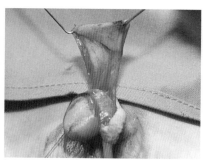

图 5-流 23-2　一侧优势瓣

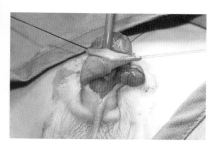

图 5-流 23-3　转移

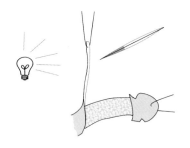

a　透光观察

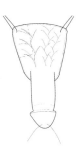

b　脱套

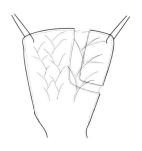

c　皮肤-浅筋膜瓣切分

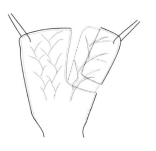

d　皮肤-浅筋膜瓣成形

图 5-流 23-4　手术要点示意

注意事项： 1. 操作轻柔，避免包皮内板皮肤与浅筋膜组织撕脱

2. 携带包含主干血管的阴茎浅筋膜组织，以保证皮瓣血运

流程表 24　脱套复位后双分一侧优势血运阴茎皮肤-浅筋膜瓣的皮片/皮瓣耦合法尿道成形

执行责任监督：台下巡回护士

时间单元	手术医师	第一助手	第二助手	台上器械护士	台下巡回护士
手术操作动态控制细节流程时间差	逆光观察包皮皮瓣，记号笔画线标记优势血管走行及切口线，局部肿胀麻醉，切取包皮内板皮片	右手帮助遮挡无影灯光，便于观察血管走行。辅助术者切取包皮内板皮片	牵拉阴茎头支持线使阴茎向腹侧弯曲，避免干扰视线	切口设计测量器械，阴茎内板皮肤的支持线缝合器械，防止阴茎内板皮肤-浅筋膜分离的支持线器械。针状拉钩。局部浸润麻醉器械。包皮内板皮肤切开器械。包皮内板皮肤片切取器械。黏膜/皮片游离移植重建尿道阴茎白膜背侧半器械。耦合成形尿道（再造尿道岛状皮瓣/黏膜皮片缝接）器械	阴茎背侧包皮皮肤-浅筋膜瓣血管分布逆光观察器械
	将内板皮片以生理盐水清洗3遍后，置于阴茎海绵体腹侧，近端与尿道口背侧端-端吻合，远端缝合于阴茎头背侧，皮片表面纵向缝合3排"门钉"，以固定皮片，形成尿道背侧半。根据再造尿道宽度切取岛状筋膜皮瓣，并将其转移至阴茎腹侧，一侧皮缘与再造尿道背侧半内板皮片缝合	注意保护皮片，剪线			倒无菌生理盐水（清洗内板皮片）
			修剪软弹带侧孔硅胶支撑管	软弹带侧孔硅胶支撑管/留置导尿管尿液引流系统置入器械	
			制作尿液引流系统：头皮针管-输液器连接管-尿袋		
	放入软弹硅胶带侧孔尿道支撑管，并将其固定于阴茎头	牵拉阴茎头支持线，扶稳阴茎，测量支撑管插入近端尿道的深度			
	再缝合另一侧皮缘，与内板皮片耦合形成完整尿道。剩余包皮瓣关闭创面	置入尿液引流系统			

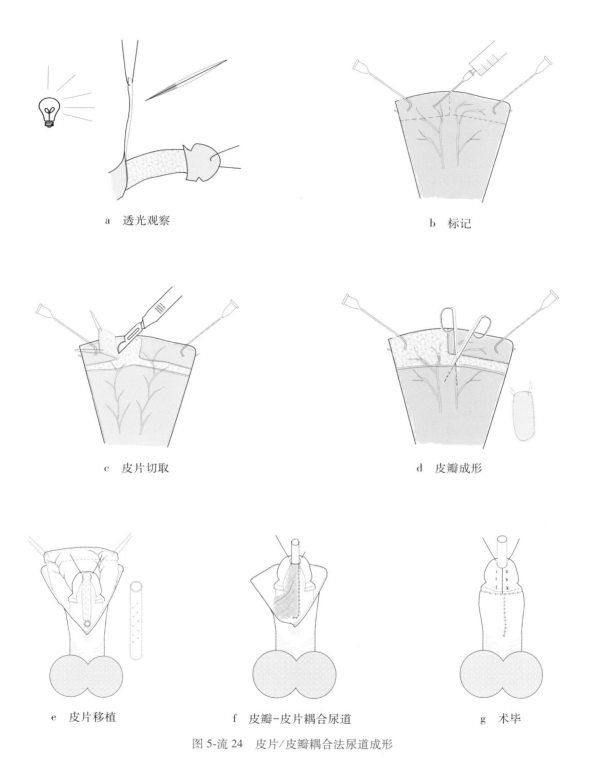

a　透光观察

b　标记

c　皮片切取

d　皮瓣成形

e　皮片移植

f　皮瓣-皮片耦合尿道

g　术毕

图 5-流 24　皮片/皮瓣耦合法尿道成形

注意事项： 1. 操作轻柔，避免包皮内板皮肤与浅筋膜组织撕脱

2. 携带包含主干血管的阴茎浅筋膜组织，以保证皮瓣血运

3. 处理筋膜蒂时注意缝合深度，以免误伤血管

流程表 25　一侧优势血运包皮内板皮瓣（纵行、横行、斜行）带蒂转移尿道成形

执行责任监督：台下巡回护士

时间单元	手术医师	第一助手	第二助手	台上器械护士	台下巡回护士
	切口设计：围绕冠状沟下 0.3~0.5cm 处做环形切口，腹侧横跨尿道板			切口设计测量器械	
手术操作动态控制细节流程时间差	局麻肿胀麻醉，切开内板皮肤，直达阴茎深筋膜浅层，阴茎皮肤脱套达阴茎根部。切断尿道板及纤维条索，充分矫直阴茎。修剪尿道外口呈斜面	利用针状拉钩牵拉切口两侧阴茎皮肤，辅助术者进行脱套操作	湿纱布蘸血、按压止血	局部浸润麻醉器械。包皮内板皮肤切开器械。阴茎背侧包皮皮肤-浅筋膜瓣脱套器械。防止阴茎内板皮肤-浅筋膜分离的支持线器械	
		缝合防止脱套复位的阴茎皮肤-浅筋膜瓣支持线，止血钳牵拉，不使其撕脱分离	修剪软弹带侧孔硅胶支撑管		
	逆光观察包皮内板皮瓣，记号笔画线标记优势血管走行，根据再造尿道宽度切取皮瓣，并将皮瓣围绕适当规格的软弹带侧孔再造尿道硅胶支撑管缝合，形成新尿道。将带蒂皮管绕过阴茎一侧，转至腹侧，近端与原尿道口吻合，远端从阴茎头下隧道穿出形成新尿道口	帮助遮挡无影灯光线，便于观察血管走行	牵拉阴茎头支持线使阴茎头向腹侧弯曲，避免干扰视线		阴茎背侧包皮皮肤-浅筋膜瓣血管分布逆光观察器械
			制作尿液引流系统：头皮针管-输液器连接管-尿袋	阴茎头内隧道成形扩大器械。软弹带侧孔硅胶支撑管/留置导尿管尿液引流系统置入器械，脱套的阴茎皮瓣旋转覆盖阴茎创面器械	
		将支撑管插入近端及远端尿道，并固定于阴茎头，置入尿液引流系统			
	背侧皮瓣转移至腹侧覆盖创面。留置引流条，双层弹力包扎			阴茎/阴囊创口均匀缝合及其引流条导引放置器械，阴茎术后弹力包扎器械	

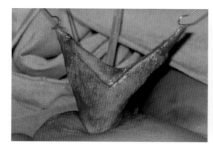
图 5-流 25-1　一侧优势内板瓣

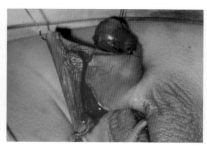
图 5-流 25-2　转移

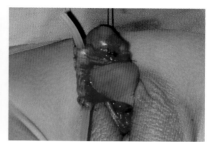
图 5-流 25-3　尿道成形

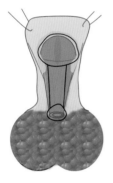
a　设计

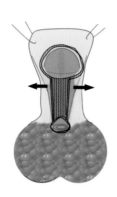
b　切开

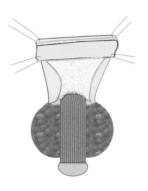
c　脱套、内板瓣

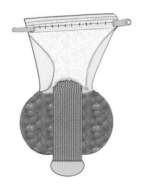
d　尿道成形

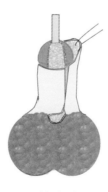
e　转移覆盖

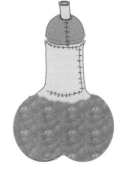
f　术毕

图 5-流 25-4　手术要点示意

注意事项： 1. 操作轻柔，避免包皮内板皮肤与浅筋膜组织撕脱
2. 携带包含主干血管的阴茎浅筋膜组织，以保证皮瓣血运
3. 处理筋膜蒂时注意缝合深度，以免误伤血管

3. 脱套复位后整体旋转阴茎皮肤-浅筋膜瓣成形与应用（流程表 26~29）

流程表 26　脱套复位后整体旋转阴茎皮肤-浅筋膜瓣成形

执行责任监督：台下巡回护士

时间单元	手术医师	第一助手	第二助手	台上器械护士	台下巡回护士
手术操作动态控制细节流程时间差	缝合防止脱套复位的阴茎皮肤-浅筋膜瓣支持线，止血钳牵拉，不使其撕脱分离	打结、牵拉支持线	牵拉阴茎头支持线使阴茎向腹侧弯曲，避免干扰视线	切口设计测量器械。防止阴茎内板皮肤-浅筋膜分离的支持线器械	
	牵拉牵引线并使用针状拉钩确定皮瓣整体旋转覆盖阴茎的方式				
	松解纤维条索，将皮肤-浅筋膜瓣展平，保持浅筋膜的整体连续性及阴茎皮肤的筋膜血管蒂的完整	湿纱布蘸血、按压止血，电凝止血。使用针状拉钩，牵拉皮瓣	湿纱布蘸血、按压止血，针状拉钩牵拉皮瓣	脱套的阴茎皮瓣旋转覆盖阴茎创面器械	
	将筋膜皮瓣从阴茎一侧旋转转移至腹侧				

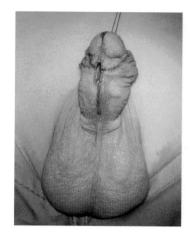

图 5-流 26-1　术前

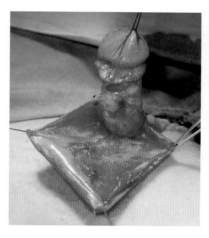

图 5-流 26-2　脱套

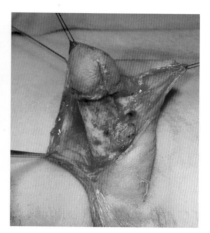

图 5-流 26-3　整体旋转

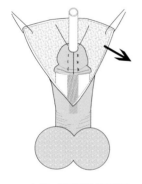

a　皮肤-浅筋膜瓣展平

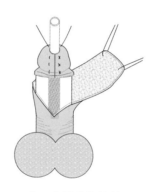

b　皮瓣整体旋转

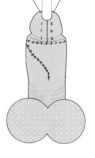

c　缝合

图 5-流 26-4　手术要点示意

注意事项： 操作轻柔，避免包皮内板皮肤与浅筋膜组织撕脱

流程表 27　脱套复位后整体旋转阴茎皮肤-浅筋膜瓣的内板皮片切取

执行责任监督：台下巡回护士

时间单元	手术医师	第一助手	第二助手	台上器械护士	台下巡回护士
手术操作动态控制细节流程时间差	测量缺损尿道长度，记号笔画线标记皮片切取范围，局部浸润肿胀麻醉	牵拉阴茎头支持线		切口设计测量器械。局部浸润麻醉器械	
	将阴茎皮肤-浅筋膜瓣绷紧平铺于左手示指上，右手持锋利的手术刀片，将浅筋膜从包皮内板皮肤上分离切下，在不损伤浅筋膜组织的情况下，根据重建尿道的尺寸大小，适当裁取皮瓣边缘血运不良或有怀疑的内板皮片清洗后备用	缝合阴茎内板皮肤的支持线，辅助术者剪取包皮内板皮片	牵拉阴茎头支持线使阴茎向腹侧弯曲，避免干扰视线	阴茎内板皮肤的支持线缝合器械。针状拉钩。包皮内板皮肤切开器械 包皮内板皮肤片切取器械，眼科手术剪（10 cm，普通型，弯尖头）	
		持针状拉钩及牵引线，保持皮肤张力	湿纱布蘸血、按压止血		
				湿纱布接皮片	
	与其利用边缘血运不良部分皮瓣冒险重建尿道，不如裁取皮瓣边缘血运不良或有怀疑的内板皮片，进行游离移植，更容易成活				

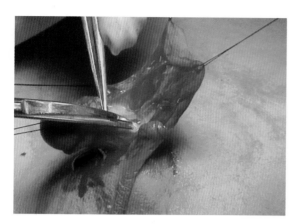

图 5-流 27-1　脱套

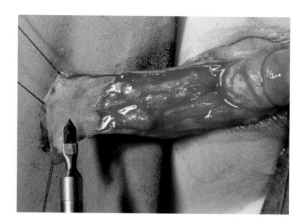

图 5-流 27-2　宝石刀切取的内板皮肤片

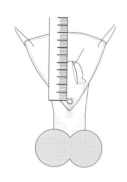

a　测量缺损尿道长度，亚甲
蓝标记

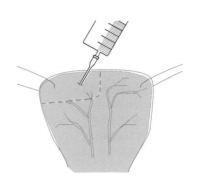

b　肿胀麻醉

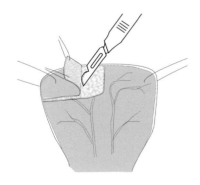

c　切取全层内板皮肤

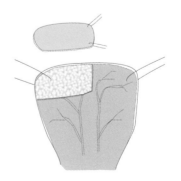

d　去下并制备全厚皮片

图 5-流 27-3　手术要点示意

注意事项：尽量保留内板下筋膜组织，仅切取全层内板皮肤

流程表 28　脱套复位后整体旋转阴茎皮肤-浅筋膜瓣的岛状皮瓣成形

执行责任监督：台下巡回护士

时间单元	手术医师	第一助手	第二助手	台上器械护士	台下巡回护士
手术操作动态控制细节流程时间差	测量缺损尿道长度。在切取了皮瓣边缘不良血运皮片后的阴茎皮肤-浅筋膜瓣上，进行切口设计			切口设计测量器械。缝合阴茎头支持线器械	
	记号笔画线标记皮瓣切取范围，局部浸润肿胀麻醉			局部浸润麻醉器械	
	缝合脱套复位的阴茎皮肤-浅筋膜瓣支持线，止血钳牵拉，不使其撕脱分离			防止阴茎内板皮肤-浅筋膜分离的支持线缝合器械	
	沿设计切口线切开皮瓣的皮肤。锐性剥离充分松解岛状皮瓣近端筋膜组织，使岛状皮瓣无张力转移至尿道缺损处，保护浅筋膜蒂，保证岛状皮瓣血运不受损伤	牵引防分离支持线，辅助术者切开包皮内板皮肤	牵拉阴茎头支持线使阴茎向腹侧弯曲，避免干扰视线，牵拉皮瓣，协助术者分离皮瓣	包皮内外板皮肤切开器械，眼科手术剪（10 cm，普通型，弯尖头）	

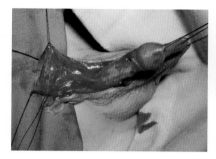

图 5-流 28-1 脱套

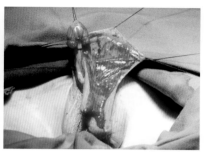

图 5-流 28-2 整体旋转

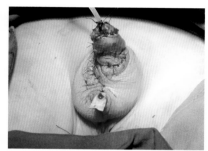

图 5-流 28-3 术毕

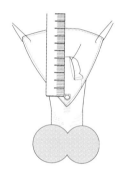

a 测量、标记

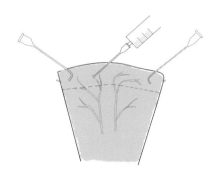

b 局部浸润肿胀麻醉

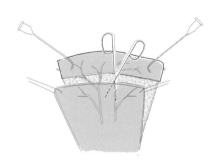

c 皮瓣切开及蒂区松解

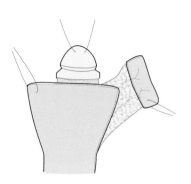

d 无张力转移

图 5-流 28-4 手术要点示意

注意事项：1. 操作轻柔，避免包皮内板皮肤与浅筋膜组织撕脱
　　　　　　2. 携带包含主干血管的阴茎浅筋膜组织，以保证皮瓣血运

流程表 29　脱套复位后整体旋转阴茎皮肤-浅筋膜瓣的皮片/皮瓣耦合法尿道成形

执行责任监督：台下巡回护士

时间单元	手术医师	第一助手	第二助手	台上器械护士	台下巡回护士
手术操作动态控制细节流程时间差	将内板皮片以生理盐水清洗 3 遍后，置于阴茎海绵体腹侧，近端与尿道口背侧端-端吻合，远端缝合于阴茎头背侧	注意保护皮片		传递已修剪好的内板皮片，针状拉钩两枚	
		湿纱布蘸血、按压止血，剪线	湿纱布蘸血、按压止血	黏膜/皮片游离移植重建尿道阴茎白膜背侧半器械	
	以圆针 6-0 单乔可吸收缝线纵向做 3 排"门钉"缝合，固定内板皮片。将岛状皮肤-浅筋膜瓣带蒂翻转 180°，圆针 6-0 单乔可吸收缝合线，保证皮片/皮瓣的皮肤边缘的三点外翻缝合	缝合脱套复位的阴茎皮肤-浅筋膜瓣支持线，止血钳牵拉，不使其撕脱分离	使用针状拉钩，牵拉皮瓣	防止阴茎内板皮肤-浅筋膜分离的支持线器械	
			制作尿液引流系统：头皮针管-输液器连接管-尿袋	耦合成形尿道（再造尿道岛状皮瓣/黏膜皮片缝接）器械	
	缝合一侧后置入支撑管，角针 5-0 聚丙烯不可吸收缝合线固定于阴茎头，以双孔纽扣减张，再缝合另一侧。缝合完毕后留置导尿。3-0 细线缝合固定尿管于支撑管上	牵拉线尾，固定双孔纽扣、剪线。测量支撑管插入尿道的深度，测量尿管留置长度，病历中需记载，置入尿液引流系统		手术中再造尿道软弹带侧孔硅胶支撑管置入器械	
			抻拉尿袋形成负压见尿液流出后报告导尿成功	软弹带侧孔硅胶支撑管/留置导尿管尿液引流系统置入器械	

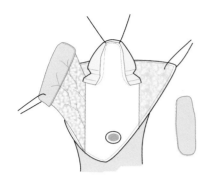

a　内板皮片及岛状瓣

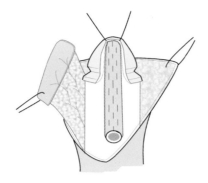

b　固定皮片

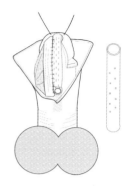

c　缝合一侧后置入支撑管

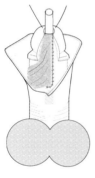

d　缝合另一侧

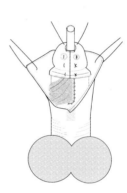

e　龟头腹侧覆盖

图 5-流 29　皮片/皮瓣耦合法尿道成形

注意事项： 1. 操作轻柔，避免包皮皮肤与浅筋膜组织撕脱
2. 携带包含主干血管的阴茎浅筋膜组织，以保证皮瓣血运
3. 处理浅筋膜蒂时注意缝合深度，以免误伤血管

4. 脱套阴茎皮肤-浅筋膜瓣纽孔法应用（流程表30、31）

流程表30　脱套阴茎皮肤-浅筋膜瓣纽孔转移法覆盖尿道

时间单元	手术医师	第一助手	第二助手	台上器械护士	台下巡回护士
手术操作动态控制细节流程时间差	切口设计：逆光观察脱套阴茎皮肤-浅筋膜瓣中段的乏血管区，在该区皮肤处标记纵行切口	牵引防分离支持线，辅助术者切开包皮内板皮肤	牵拉阴茎头支持线使阴茎向腹侧弯曲，避免干扰视线	切口设计测量器械，针状拉钩	阴茎背侧包皮皮肤-浅筋膜瓣血管分布逆光观察器械
	以15#刀沿线切开，切透皮瓣全层，注意勿损伤浅筋膜内血管，形成纽孔，将阴茎头自该孔穿出，调整孔径大小合适，将阴茎皮肤-浅筋膜瓣转移至阴茎腹侧	使用针状拉钩牵引皮瓣	湿纱布蘸血、按压止血，电凝止血	防止阴茎内板皮肤-浅筋膜分离的支持线缝合器械，局部浸润麻醉器械	
				纽孔成形腹侧转移后成形尿道的阴茎背侧包皮皮肤-浅筋膜岛状皮肤瓣成形器械	
	根据创面大小决定是去除内板皮肤保留浅筋膜，还是将内板与外板分离				

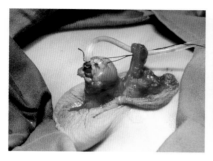

图 5-流 30-1　形成纽孔

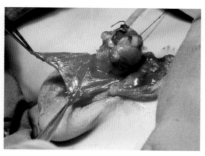

图 5-流 30-2　转移

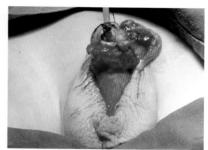

图 5-流 30-3　缝合

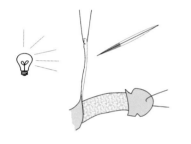

a　逆光观察

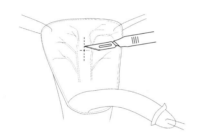

b　乏血管区切开

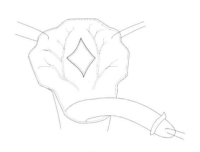

c　形成纽孔

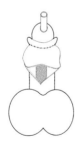

d　阴茎头穿出

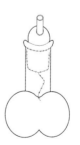

e　缝合

图 5-流 30-4　手术要点示意

注意事项： 1. 操作轻柔，避免包皮内板皮肤与浅筋膜组织撕脱
　　　　　　 2. 处理筋膜蒂时注意缝合深度，以免误伤血管

流程表31　脱套阴茎皮肤−浅筋膜−包皮内外板双面皮瓣纽孔转移成形尿道同时覆盖阴茎腹侧创面

执行责任监督：台下巡回护士

时间单元	手术医师	第一助手	第二助手	台上器械护士	台下巡回护士
手术操作动态控制细节流程时间差	切口设计：逆光观察脱套阴茎皮肤−浅筋膜瓣中段的乏血管区，在该区皮肤处标记纵行切口。在皮瓣远端横行切口线，设计横行岛状包皮瓣，皮瓣宽度为重建尿道宽度	牵引防分离支持线，辅助术者切开包皮内板皮肤	牵拉阴茎头支持线使阴茎向腹侧弯曲，避免干扰视线	切口设计测量器械，针状拉钩	阴茎背侧包皮皮肤−浅筋膜瓣血管分布逆光观察器械
	以15#刀沿纵行切口线切开全层皮肤−浅筋膜瓣，保护浅筋膜内血管，形成纽孔，将阴茎头自该孔穿出，调整孔径大小，将阴茎皮肤−浅筋膜瓣转移至阴茎腹侧	使用针状拉钩牵引皮瓣	湿纱布蘸血、按压止血，电凝止血	纽孔成形腹侧转移后成形尿道的阴茎背侧包皮皮肤−浅筋膜岛状皮肤瓣成形器械	
	沿横线切开并向皮瓣近端剥离，形成以浅筋膜为蒂的横行岛状包皮瓣，以其皮面向里包裹支撑管，缝合皮缘完成卷管成形尿道，将浅筋膜蒂边缘缝合一层以覆盖皮管缝合切口线。皮管两端分别与原尿道口、阴茎头新尿道口缝合。5-0角针尼龙线缝合固定支撑管	针状拉钩牵引皮缘及固定皮瓣协助固定支撑管及皮管（再造尿道）	湿纱布蘸血、按压止血，直手术剪剪线。修剪软弹带侧孔硅胶支撑管		
		牵拉阴茎头支持线，扶稳阴茎，测量支撑管插入近端尿道的深度	制作尿液引流系统：头皮针管−输液器连接管−尿袋	手术中再造尿道软弹带侧孔硅胶支撑管置入器械软弹带侧孔硅胶支撑管/留置导尿管尿液引流系统置入器械	
	外层皮肤用于腹侧创面覆盖	置入尿液引流系统			

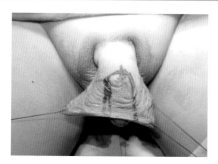

图 5-流 31-1 设计

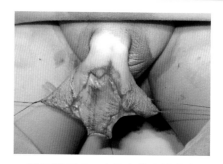

图 5-流 31-2 内板岛状皮瓣形成

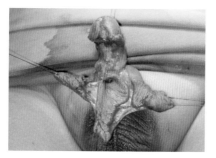

图 5-流 31-3 纽孔转移至腹侧

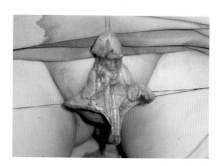

图 5-流 31-4 尿道及覆盖组织

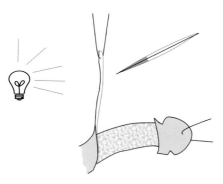

a 透光检查

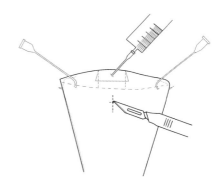

b 乏血管区切开

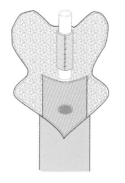

c 尿道成形

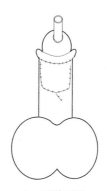

d 尿道覆盖

图 5-流 31-5 手术要点示意

注意事项： 1. 避免损伤包含主干血管的阴茎浅筋膜组织，以保证皮瓣血运

2. 处理筋膜蒂时注意缝合深度，以免误伤血管

第四节　阴茎矫直及阴茎、阴囊整形流程

1. 阴茎下弯、阴茎头下曲矫直（流程表 32~37）

流程表 32　阴茎下弯矫直

执行责任监督：台下巡回护士

时间单元	手术医师	第一助手	第二助手	台上器械护士	台下巡回护士
	切口设计：统筹阴茎腹侧矫直 记号笔标记	牵拉固定阴茎头支持线		缝合阴茎头支持线器械，切口设计测量器械。针状拉钩。局部浸润麻醉器械	
手术操作动态控制细节流程时间差	局部浸润肿胀麻醉阴茎矫直：与阴茎背侧皮肤-浅筋膜脱套联合在白膜浅层松解、切除阴茎腹侧条索，使下曲的阴茎头抬起，前移的下裂尿道原外口后推	电凝止血	湿纱布蘸血、按压止血	15#刀片，眼科手术剪（10 cm，普通型，弯尖头）	
		针状拉钩牵拉阴茎皮肤			
	白膜完整，直视下充分矫直阴茎				

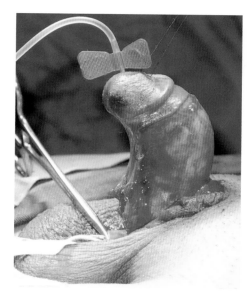

图 5-流 32-1　术前侧位

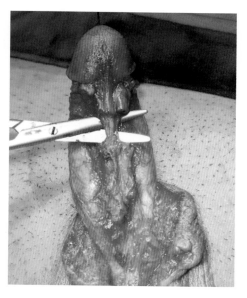

图 5-流 32-2　松解挛缩

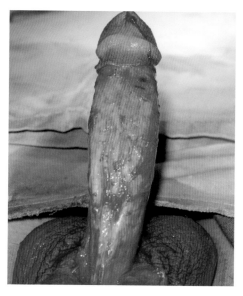

图 5-流 32-3　矫直后背侧

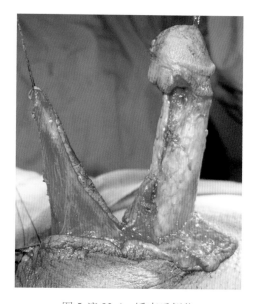

图 5-流 32-4　矫直后侧位

注意事项： 1. 尽量保持白膜完整，切勿切断阴茎海绵体
　　　　　　 2. 止血时避免损伤重要组织

流程表 33　阴茎头下曲矫直及阴茎头翼状瓣掀起阴茎头成形及尿道外口成形

执行责任监督：台下巡回护士

时间单元	手术医师	第一助手	第二助手	台上器械护士	台下巡回护士
手术操作动态控制细节流程时间差	记号笔设计切口 行人工勃起试验 标记阴茎头下曲处	牵拉固定阴茎头支持线 将针头刺入阴茎头，扶稳阴茎	注入盐水	切口设计器械 人工勃起试验器械	局麻药液配制 准备生理盐水
	局部浸润肿胀麻醉 阴茎腹侧白膜浅层松解、切除牵拉阴茎头条索，充分矫直阴茎头下曲，形成阴茎头两侧翼状瓣	松开止血钳	待止血钳松开后，拔出头皮针	局部浸润麻醉器械 皮肤切开器械	
	缝合阴茎头翼状瓣支持线，将阴茎头翼状瓣掀起	电凝止血 轻柔牵拉支持线	纱布压迫止血	阴茎头下曲矫直器械 阴茎头翼状瓣成形器械	
	尿道外口成形准备：两侧翼状瓣包裹皮瓣重建的尿道，周长不够。在两侧翼状瓣中上 1/3 交界，横行切开阴茎头皮肤 3mm，等于延长 1.2cm 翼状瓣周长，可以包裹皮瓣重建的尿道，成形尿道外口及阴茎头	扶稳阴茎		新尿道外口成形器械	

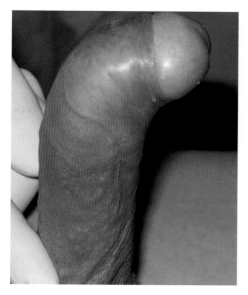

图 5-流 33-1　阴茎头下曲侧位

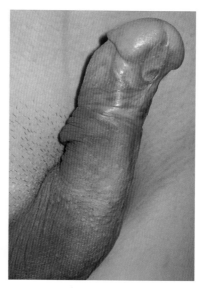

图 5-流 33-2　阴茎头下曲斜位

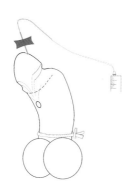

a　勃起试验标记弯曲

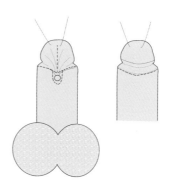

b　设计切口

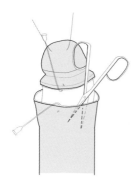

c　阴茎包皮脱套矫直

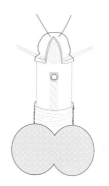

d　形成阴茎头翼瓣

图 5-流 33-3　手术要点示意

流程表 34　阴茎头内隧道成形

执行责任监督：台下巡回护士

时间单元	手术医师	第一助手	第二助手	台上器械护士	台下巡回护士
手术操作动态控制细节流程时间差	阴茎头内局部浸润肿胀麻醉 在阴茎头顶端做纵行切口		将一块干的平纱布垫于阴茎头下	局部浸润麻醉器械	局麻药液配制
	缝合阴茎头纵行切口两侧支持线	扶稳阴茎		支持线缝合器械 体表皮肤切开器械	
	以眼科剪（14cm 弯尖）于阴茎头下开始，沿阴茎海绵体白膜浅层向远端分离至阴茎头顶端切口。以板式隧道导引器指示，12#钩刀片锐性分离，在阴茎头隧道内（两侧的隧道出口、入口及背侧正中）充分松解。保护隧道腹侧阴茎头瓣的血运，避免撕裂	牵拉阴茎头纵行切口两侧支持线 纱布擦血后握紧阴茎头压迫止血	吸引器吸血		
				阴茎头内隧道成形扩大器械	

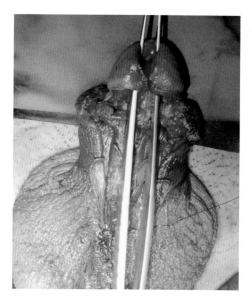

图 5-流 34-1　隧道成形

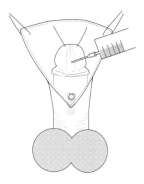

a　肿胀麻醉

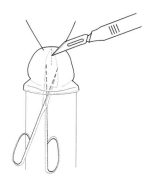

b　切开、剥离

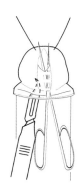

c　隧道拓宽

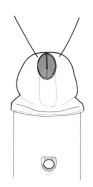

d　隧道成形

图 5-流 34-2　手术要点示意

流程表 35　阴茎侧弯矫直

执行责任监督：台下巡回护士

时间单元	手术医师	第一助手	第二助手	台上器械护士	台下巡回护士
手术操作动态控制细节流程时间差	切口设计：阴茎皮肤-浅筋膜整体脱套行人工勃起试验	牵拉固定阴茎头支持线，将针头刺入阴茎头，扶稳阴茎	注入盐水	切口设计器械人工勃起试验器械	局麻药液配制
	标记阴茎弯曲最明显处局部浸润肿胀麻醉			局部浸润麻醉器械	准备生理盐水
	阴茎皮肤-浅筋膜整体脱套：在白膜浅层松解、切除阴茎侧方条索，充分矫直阴茎	松开止血钳电凝止血	待止血钳松开后，拔出头皮针	体表皮肤切开器械阴茎侧弯矫直器械	
	如因两侧阴茎海绵体不对称，可以松解挛缩的白膜，添加自体补片（睾丸鞘膜或真皮）				
	再次行人工勃起试验，确认阴茎侧弯矫直程度				

流程表 36　阴茎白膜折叠缝合固定

执行责任监督：台下巡回护士

时间单元	手术医师	第一助手	第二助手	台上器械护士	台下巡回护士
手术操作动态控制细节流程时间差	切口设计：阴茎背侧脱套切口 行人工勃起试验 局部浸润肿胀麻醉	将针头刺入阴茎头，扶稳阴茎	注入盐水	切口设计器械 局部浸润麻醉器械 人工勃起试验器械	局麻药液配制
	暴露 Buck 筋膜：在白膜浅层分离、脱套，避开阴茎深动静脉及神经，纵行切开 Buck 筋膜。钝性拉钩牵拉			阴茎白膜折叠缝合固定器械	准备生理盐水
	暴露白膜：在该处白膜层远近两端，圆针缝合 4 针不可吸收线	松开止血钳 电凝止血	待止血钳松开后，拔出头皮针		
	使阴茎下弯矫直 再次行人工勃起试验，确认阴茎下弯矫直程度		剪线		
	缝合皮肤切口			缝合皮肤切口器械	
	不把阴茎白膜缝合折叠作为矫正阴茎下弯与阴茎头下曲的首选方式				

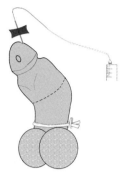

a 标记弯曲部位

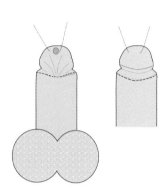

b 设计皮肤切口

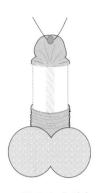

c 阴茎皮肤脱套

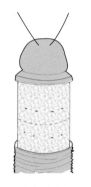

d 设计缝合位置

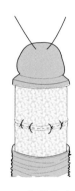

e 白膜缝合

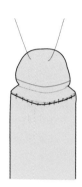

f 缝合包皮

图 5-流 36 阴茎白膜折叠缝合固定

流程表 37　阴茎腹侧挛缩筋膜松解

执行责任监督：台下巡回护士

时间单元	手术医师	第一助手	第二助手	台上器械护士	台下巡回护士
手术操作动态控制细节流程时间差	切口设计：阴茎背侧皮肤－浅筋膜脱套联合阴茎腹侧阴茎矫直切口	皮肤记号笔		切口设计测量器械	
	局部浸润肿胀麻醉阴茎腹侧如无尿道，则与阴茎矫直相同			局部浸润麻醉器械	局麻药液配制
	如有尿道，需要保护经尿道外口插入导尿管 阴茎背侧脱套，延伸至两侧深筋膜，到达尿道外层组织。锋利眼科尖剪刀松解、剪断挛缩的筋膜，兼顾尿道及皮肤不受损伤。直达阴茎根部、阴茎阴囊交界处	扶稳阴茎 蘸血，双极电凝止血配合剪线 针状拉钩牵拉皮肤	蘸血	留置导尿器械 阴茎背侧包皮皮肤－浅筋膜瓣脱套器械 阴茎腹侧挛缩筋膜松解器械	

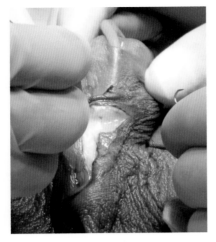

图 5-流 37-1   切开、单钩

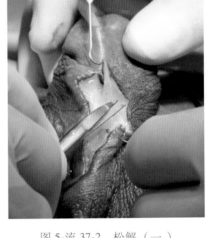

图 5-流 37-2   松解（一）

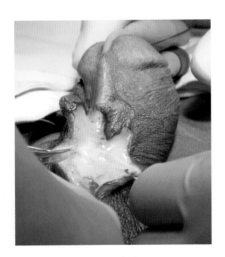

图 5-流 37-3   松解（二）

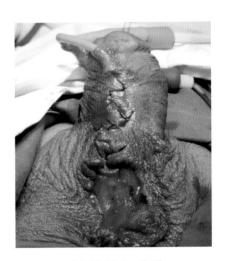

图 5-流 37-4   改形

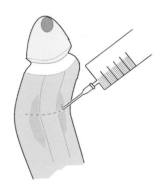

a   肿胀麻醉

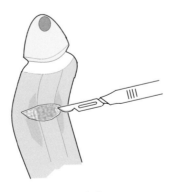

b   松解

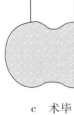

c   术毕

图 5-流 37-5   手术要点示意

注意事项： 1. 注意松解的层次和范围

2. 注意保护尿道

2. 阴茎、阴囊整形（流程表 38~40）

流程表 38　阴茎阴囊转位矫治

执行责任监督：台下巡回护士

时间单元	手术医师	第一助手	第二助手	台上器械护士	台下巡回护士
手术操作动态控制细节流程时间差	阴茎阴囊转位与蹼状阴茎、阴茎阴囊粘连及阴茎腹侧筋膜挛缩，同时存在。在矫治蹼状阴茎、阴茎阴囊粘连及阴茎腹侧筋膜挛缩后，阴茎阴囊转位已经大部得到纠正				局麻药液配制
				切口设计测量器械。局部浸润麻醉器械。阴囊皮肤切开器械	双极电凝镊，电刀清洁片，双极电凝镊保护袋
	继续矫治阴茎阴囊转位切口设计及切开：在阴茎根部，阴茎阴囊交界处，直线横行切开皮肤及其深部肉膜组织，形成两个对偶三角瓣	扶稳阴茎		双极电凝器-电凝止血器械	圆针 5-0 快薇乔可吸收缝合线
		双极电凝止血			
	缝合阴囊皮肤与肉膜支持线 试行交叉缝合。以阴茎根部不形成环形沟状狭窄为度；阴茎根部背侧皮肤也不可以过多切开，以防止阴茎皮肤回流不畅	缝合支持线		防止皮肤-皮下筋膜瓣分离的支持线缝合器械	
	阴茎/阴囊创口缝合			阴茎/阴囊创口缝合器械	

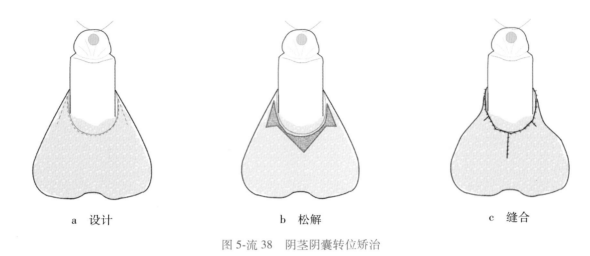

a 设计   b 松解   c 缝合

图 5-流 38   阴茎阴囊转位矫治

注意事项： 切开不可过浅，要切开至肉膜下层

流程表 39 阴囊分裂矫治

执行责任监督：台下巡回护士

时间单元	手术医师	第一助手	第二助手	台上器械护士	台下巡回护士
手术操作动态控制细节流程时间差	切口设计：Z形切口线位于分裂阴囊中缝轴线两侧，切口与轴线夹角45°~60°，臂长相等	向近心端牵拉阴茎头支持线		切口设计测量器械局部浸润麻醉器械	局麻药液配制
	皮肤切开：15#刀片切开阴囊皮肤、肉膜，直达肉膜下精索外筋膜，形成对偶三角瓣	干纱布按压皮肤以形成张力利于切开。湿纱布按压擦血，双极电凝止血		阴囊皮肤切开器械，双极电凝器-电凝止血器械	双极电凝镊，电刀清洁片，双极电凝镊保护袋
	缝合阴囊皮肤-肉膜支持线 钝性剥离阴囊中隔，松解挛缩纤维			防止皮肤-皮下筋膜瓣分离的支持线缝合器械	
	分离由蒂部远端到近端，由浅至深，至两个皮肤-肉膜瓣。眼科弯尖剪刀分离、剪断筋膜组织	右手持双极电凝将被挑起筋膜组织凝固，凝固点为远离皮瓣端	右手持15#刀片，切断被凝固部分	软组织钝性剥离器械	
	放置双股钢丝环引流条导入器，Z字成形，交叉缝合	剪线 牵拉防止皮肤-皮下筋膜瓣分离的支持线		阴茎/阴囊创口缝合及其内部引流条放置器械	
	5-0单丝尼龙线垂直褥式缝合皮瓣全层，确保皮肤外翻		剪线	手术剪（线剪，12.5cm，普通型，尖直头）	
		放置橡皮引流条	修剪引流条至合适长度		

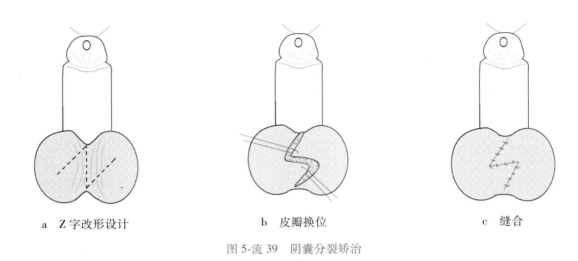

a　Z字改形设计　　　　　　b　皮瓣换位　　　　　　c　缝合

图 5-流 39　阴囊分裂矫治

注意事项：缝合支持线防止阴囊皮肤-皮下筋膜瓣分离，且缝合切口时务必缝合皮瓣全层

流程表 40　阴茎-阴囊粘连矫正

执行责任监督：台下巡回护士

时间单元	手术医师	第一助手	第二助手	台上器械护士	台下巡回护士
手术操作动态控制细节流程时间差	切口设计：双手牵拉阴茎阴囊蹼状粘连的部分，在其中点部以标记笔标记一V形切口线，至阴茎根部	传标记笔	以血管钳及Allis钳固定龟头牵引线	切口设计测量器械	局麻药液配制
	局部浸润肿胀麻醉切开皮肤：以15#圆刀沿线切开阴茎-阴囊皮肤-肉膜组织。阴囊中隔钝性剥离，松解、切断中隔纤维	双极电凝止血		局部浸润麻醉器械体表皮肤切开器械	
		双极电凝止血	纱布擦血	软组织钝性剥离器械	
	缝合皮肤-肉膜支持线。双手牵拉阴茎阴囊蹼状粘连，矫治不到位，即刻调整			皮肤-肉膜支持线缝合器械	
	Y形纵向缝合：纵向牵拉创口，应用皮肤创口均匀对位缝合法，标记笔标记，修整创口皮缘。5-0单丝尼龙线间断垂直褥式纵行缝合创口	血管钳夹持单丝线尾端，术者打结时松开，打结完毕后，再次将血管钳夹持在单丝线尾端，在血管钳下剪线	扶稳阴茎	缝合皮肤切口器械	

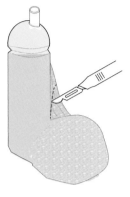
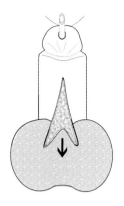
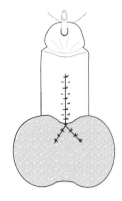

a　设计、切开　　　　　　b　V-Y 松解　　　　　　c　术毕

图 5-流 40　阴茎-阴囊粘连矫正

注意事项： 1. 注意保护尿道

　　　　　　2. 缝合切口要对合良好，必要时可放置引流条

第五节　尿道成形流程

一、皮肤黏膜切取及尿道成形流程

1. 皮肤、黏膜切取（流程表 41~47）

流程表 41　包皮内板皮片切取

执行责任监督：台下巡回护士

时间单元	手术医师	第一助手	第二助手	台上器械护士	台下巡回护士
手术操作动态控制细节流程时间差	设计切取范围 局部浸润肿胀麻醉		干纱布拭干阴茎上消毒用碘附，防止滑脱	切口设计测量器械 局部浸润麻醉器械	局麻药液配制
	缝合内板皮肤支持线。左手示指指腹支撑脱垫内板皮肤面，右手执 15# 圆刀推切内板全层皮肤	手指扶住阴茎，使其固定	手指扶住阴茎，使其固定，可用纱布等防滑	缝合阴茎头支持线器械 包皮内板皮肤切开器械 缝合牵拉支持线器械	
	眼科剪刀剪下切取的内板皮肤片 浅筋膜保留在供区备用	牵拉支持线			
	切取的内板皮肤片，以生理盐水漂洗 3 次，即刻交予器械护士 大声说：请接内板皮肤片，保管好	电凝止血			
				大声说：知道。即刻将切取的内板皮肤片，以湿纱布包裹，止血钳无损伤夹持，置于专用弯盘内	

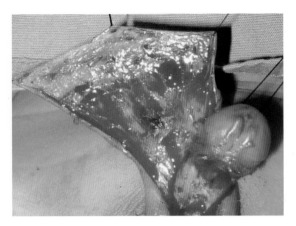

图 5-流 41-1　内板修剪

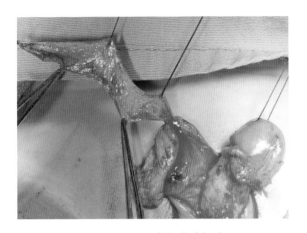

图 5-流 41-2　内板皮片切取

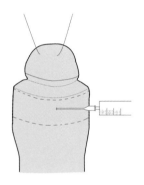

a　内板肿胀

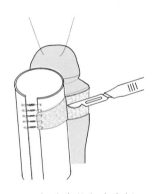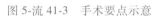

b　切取完整包皮内板

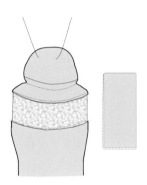

c　创面止血

图 5-流 41-3　手术要点示意

流程表 42 舌底黏膜切取

执行责任监督：台下巡回护士

时间单元	手术医师	第一助手	第二助手	台上器械护士	台下巡回护士
手术操作动态控制细节流程时间差	张口暴露舌底：口腔安放单侧开口器张开，舌尖、口角缝合牵引支持线，暴露舌底黏膜	口腔先以稀释碘附预消毒1次，面部常规消毒铺无菌巾单，稀释碘附再次消毒3次		口腔预消毒器械常规消毒器械	稀释碘附、局麻药液配制
	切口设计：根据缺损尿道长和宽于舌系带两侧，舌底黏膜设计切取范围。局部浸润肿胀麻醉	牵引暴露舌下黏膜皮肤记号笔		切口设计测量器械局部浸润麻醉器械	一卷3-0丝线
	沿设计切口线切开黏膜全层缝合黏膜支持线。左手示指指腹，支撑脱垫舌底黏膜面，右手执15#圆刀推切舌底全层黏膜。电凝			舌黏膜切取器械	
	肾上腺素（副肾）纱布舌底填塞压迫止血。供区创面不必缝合			准备肾上腺素（副肾）盐水纱布	配制肾上腺素（副肾）盐水
	切取的舌底黏膜片，以生理盐水漂洗3次，即刻交予器械护士。大声说：请接内板皮肤片，保管好	湿纱布蘸血、按压止血、双极电凝止血		大声说：知道。即刻将切取的舌底黏膜片，以湿纱布包裹，止血钳无损伤夹持，置于专用弯盘内	

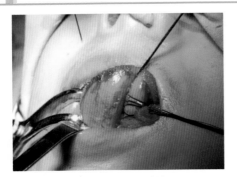

图 5-流 42-1　设计

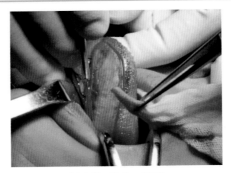

图 5-流 42-2　切开

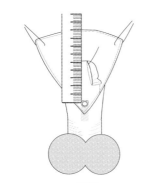

图 5-流 42-3　切取

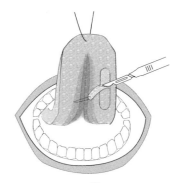

图 5-流 42-4　供区

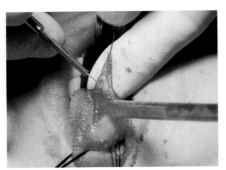

a　测量

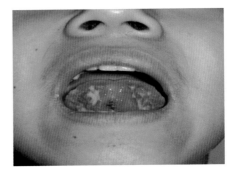

b　局麻肿胀

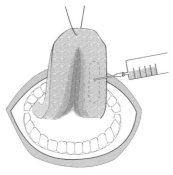

c　切取

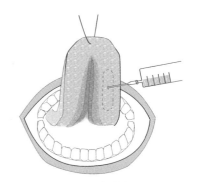

d　供区

图 5-流 42-5　手术要点示意

注意事项： 1. 切取黏膜避开舌系带，防止损伤

　　　　　　 2. 注意彻底止血

流程表 43　唇黏膜切取

执行责任监督：台下巡回护士

时间单元	手术医师	第一助手	第二助手	台上器械护士	台下巡回护士
手术操作动态控制细节流程时间差	暴露上唇黏膜：上唇游离缘缝合牵引支持线，牵拉暴露上唇黏膜	口腔先以稀释碘附预消毒 1 次，面部常规消毒铺无菌巾单，稀释碘附再次消毒 3 次		口腔预消毒器械常规消毒器械	稀释碘附、局麻药液配制
	切口设计：根据缺损尿道长度，标记笔标记上唇黏膜切取范围。局部浸润肿胀麻醉。沿设计切口线切开黏膜全层。保护唇系带	皮肤记号笔		切口设计测量器械局部浸润麻醉器械	一卷 3-0 丝线
	缝合黏膜支持线。左手示指指腹支撑脱垫上唇黏膜面，右手执 15# 圆刀推切或剪刀剪取上唇全层黏膜	牵引暴露上唇黏膜		唇黏膜切取器械	
	电凝止血。肾上腺素纱布压迫止血。供区创面不必缝合			准备肾上腺素（副肾）盐水纱布	配制肾上腺素（副肾）盐水
	切取的上唇黏膜片，以生理盐水漂洗 3 次，即刻交予器械护士。大声说：请接切取的上唇黏膜片，保管好	湿纱布蘸血、按压止血，双极电凝止血		大声说：知道。即刻将切取的上唇黏膜片，以湿纱布包裹，止血钳无损伤夹持，置于专用弯盘内	
	下唇黏膜切取同上唇黏膜				

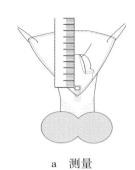

a 测量

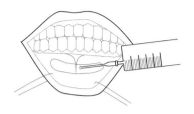

b 局麻肿胀

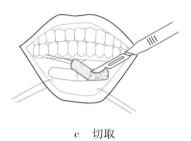

c 切取

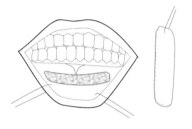

d 止血

图 5-流 43 唇黏膜切取

注意事项： 1. 切取黏膜避开唇系带，防止损伤
2. 注意彻底止血

流程表 44 颊黏膜切取

执行责任监督：台下巡回护士

时间单元	手术医师	第一助手	第二助手	台上器械护士	台下巡回护士
手术操作动态控制细节流程时间差	张口暴露颊部：口腔安放单侧开口器张开，唇缘、口角缝合牵引支持线，暴露颊部黏膜	口腔先以稀释碘附预消毒1次，面部常规消毒铺无菌巾单，稀释碘附再次消毒3次		口腔预消毒器械 常规消毒器械	稀释碘附、局麻药液配制
	标记腮腺导管开口 切口设计：根据缺损尿道长和宽记号笔画线标记颊黏膜切取范围			切口设计测量器械	一卷3-0丝线
	局部浸润肿胀麻醉 切开黏膜：沿设计线切开黏膜全层。近唇侧黏膜缝合牵引支持线	牵引暴露口腔 皮肤记号笔		局部浸润麻醉器械 口腔颊黏膜切取器械	
	左手示指指腹，支撑脱垫颊黏膜面，右手执15#圆刀推切或剪刀剪取颊全层黏膜。电凝止血	湿纱布蘸血、按压止血 双极电凝止血			
	肾上腺素纱布压迫止血。供区创面可以不必缝合			准备副肾盐水纱布	配制肾上腺素（副肾）盐水
	切取的颊黏膜片，以生理盐水漂洗3次后，即刻交予器械护士。大声说：请接切取的颊黏膜片，保管好			大声说：知道。即刻将切取的颊黏膜片，以湿纱布包裹，止血钳无损伤夹持，置于专用弯盘内	

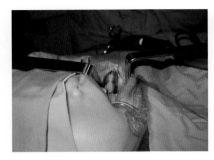
图 5-流 44-1　设计

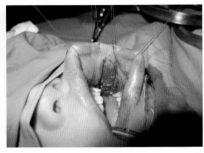
图 5-流 44-2　供区创面

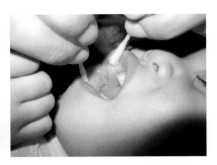
图 5-流 44-3　供区愈合

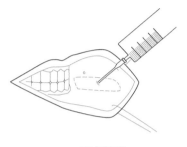
a　局麻肿胀

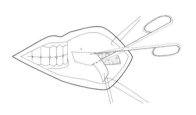
b　切取

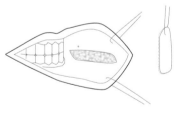
c　止血

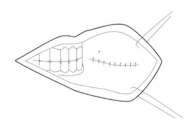
d　缝合

图 5-流 44-4　手术要点示意

注意事项： 1. 术前注意标记腮腺导管开口，切取黏膜时避开此处，防止损伤

2. 注意彻底止血

流程表 45　阴囊皮片切取

执行责任监督：台下巡回护士

时间单元	手术医师	第一助手	第二助手	台上器械护士	台下巡回护士
手术操作动态控制细节流程时间差	切口设计：记号笔画线标记切取范围 局部浸润肿胀麻醉 切开皮肤全层		干纱布拭干阴囊后用碘附消毒。防止滑脱	切口设计测量器械 局部麻醉器械	局麻药液配制
	缝合阴囊皮片支持线 切取阴囊皮片：左手示指指腹，支撑脱垫阴囊皮肤面，右手执15#圆刀推切阴囊全层皮片	纱布固定术区，辅助切开		阴囊皮肤切开器械 阴囊皮肤缝合牵拉支持线器械 阴囊皮片切取器械	
	电凝止血。供区创面缝合	电凝止血，用手扶住术区，使术者方便切取皮片	湿纱布蘸血、按压止血，电凝止血		
	切取的阴囊皮片，生理盐水漂洗3次后，即刻交予器械护士 大声说：请接切取的阴囊皮片，保管好 缝合供区创面	剪线		大声说：知道。即刻将切取的阴囊皮片，以湿纱布包裹，止血钳无损伤夹持，置于专用弯盘内 缝合皮肤切口器械	准备缝线

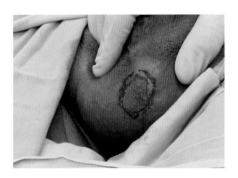

图 5-流 45-1　切开

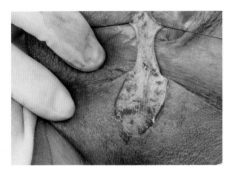

图 5-流 45-2　掀起全厚阴囊皮片

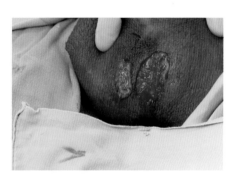

图 5-流 45-3　切取皮片

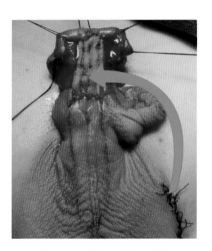

图 5-流 45-4　皮片应用

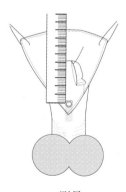

a　测量

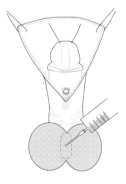

b　阴囊皮片肿胀

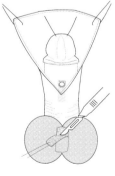

c　切取

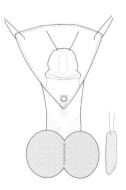

d　缝合

图 5-流 45-5　手术要点示意

注意事项：皮肤须修剪成全厚备用

流程表 46　阴囊侧方皮片切取

执行责任监督：台下巡回护士

时间单元	手术医师	第一助手	第二助手	台上器械护士	台下巡回护士
手术操作动态控制细节流程时间差	切口设计：记号笔标画线记切取范围局部浸润肿胀麻醉切开阴囊侧方皮肤全层。缝合阴囊侧方皮肤支持线		干纱布拭干阴囊后用碘附消毒，防止滑脱	切口设计测量器械局部麻醉器械阴囊皮肤切开器械	局麻药液配制
	切取阴囊皮片：左手示指指腹，支撑脱垫阴囊侧方皮肤面，右手执 15# 圆刀推切阴囊侧方全层皮片	纱布固定术区，辅助切开		阴囊皮片切取器械	
	电凝止血供区创面直接缝合	纱布压迫止血电凝止血	湿纱布蘸血、按压止血，电凝止血		
	切取的阴囊侧方皮片，以生理盐水漂洗3 次，即刻交予器械护士大声说：请接切取的阴囊侧方皮片，保管好	剪线		大声说：知道。即刻将切取的阴囊皮片，以湿纱布包裹，止血钳无损伤夹持，置于专用弯盘内	准备缝线
	缝合供区创面			缝合皮肤切口器械	

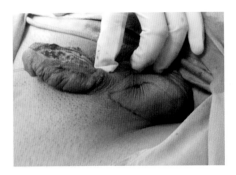

图 5-流 46-1　设计

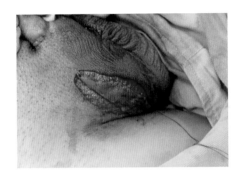

图 5-流 46-2　切开

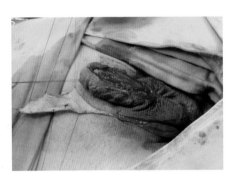

图 5-流 46-3　切取

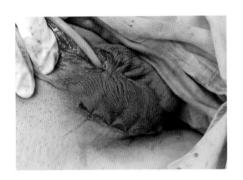

图 5-流 46-4　缝合供区

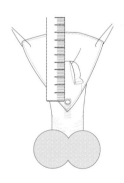

a　测量

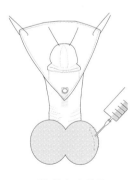

b　阴囊皮片肿胀

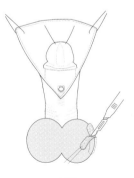

c　切取

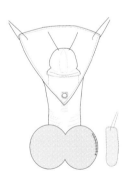

d　缝合

图 5-流 46-5　手术要点示意

流程表 47 腹股沟皮片切取

执行责任监督：台下巡回护士

时间单元	手术医师	第一助手	第二助手	台上器械护士	台下巡回护士
手术操作动态控制细节流程时间差	切口设计：记号笔画线标记切取范围 局部浸润肿胀麻醉切开腹股沟皮肤全层。 缝合腹股沟皮肤支持线		干纱布准备	切口设计测量器械 局部麻醉器械 皮肤切开器械	局麻药液配制
	切取腹股沟皮片：左手示指指腹，支撑脱垫腹股沟皮肤面，右手执 15# 圆刀推切腹股沟全层皮片	纱布固定术区，辅助切开 纱布压迫止血 电凝止血		腹股沟皮片切取器械	
	电凝止血 腹股沟供区创面直接缝合	供区周围适当分离，利于缝合			准备缝线
	切取的腹股沟皮片，即刻交予器械护士。大声说：请接切取的腹股沟皮片，保管好缝合供区创面	剪线	拉钩拉直切口两端并用亚甲蓝标记缝合点	大声说：知道。即刻将切取的腹股沟皮片，以湿纱布包裹，止血钳无损伤夹持，置于专用弯盘内 缝合皮肤切口器械	

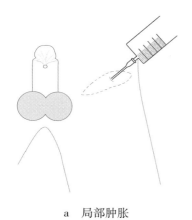

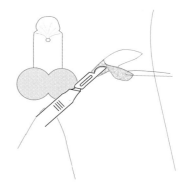

a　局部肿胀　　　　　　　　　　　　　b　皮片切取

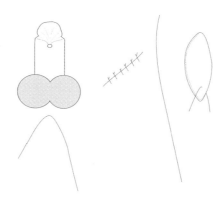

c　缝合

图 5-流 47　腹股沟皮片切取

2. 皮片、黏膜游离移植尿道成形（流程表 48）

流程表 48　单纯黏膜、皮片游离移植尿道成形

执行责任监督：台下巡回护士

时间单元	手术医师	第一助手	第二助手	台上器械护士	台下巡回护士
手术操作动态控制细节流程时间差	修剪准备：修剪已采取的口腔黏膜片或皮片			锋利眼科剪刀	
	缝合成管：将黏膜片或皮片皮肤面包裹软弹带侧孔硅胶支撑管，使用圆针 6-0 单乔可吸收线连续缝合成管	主刀每缝合 1 针，提拉线尾至合适张力		皮片/黏膜片游离移植全尿道成形手术器械	
	置入尿道床：将缝合成管的黏膜片或皮片连同支撑管一同置入预制尿道床腔隙中，缝合固定	调整位置，确保皮片能与尿道外口缝合			
			剪线		

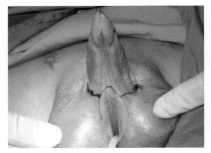

图 5-流 48-1　设计

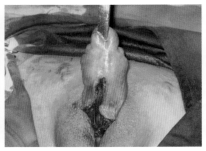

图 5-流 48-2　隧道

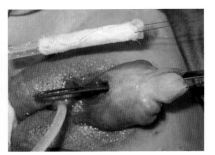

图 5-流 48-3　口腔黏膜尿道

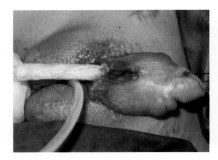

图 5-流 48-4　口腔黏膜尿道置入

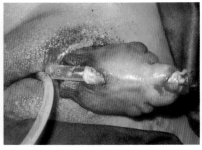

图 5-流 48-5　口腔黏膜尿道置入完成

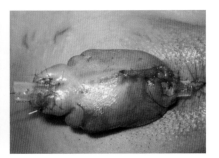

图 5-流 48-6　缝合

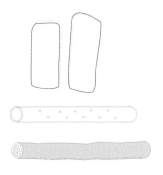

a　皮片及支撑管

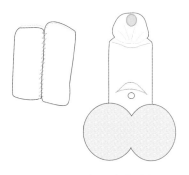

b　皮片缝合及隧道形成

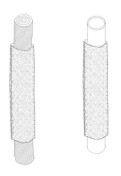

c　皮片卷管

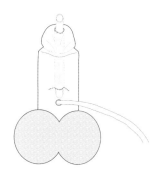

d　置入隧道缝合

图 5-流 48-7　手术要点示意

二、皮瓣成形及皮瓣法尿道成形流程

1. 皮瓣成形（流程表 49~60）

流程表 49　阴股沟皮管成形

执行责任监督：台下巡回护士

时间单元	手术医师	第一助手	第二助手	台上器械护士	台下巡回护士
手术操作动态控制细节流程时间差	仰卧位逆行设计：无弹力绳一端按压在皮管转移端要达到的部位，如阴茎根部。另一端置于皮管蒂部，确定阴股沟皮管近心端，按压、固定，标记。测量无弹力绳的长度	配合皮管逆行设计		测量器械 皮管设计、无弹力绳 阴股沟皮管成形器械	局麻药液配制，不加肾上腺素
	沿阴股沟皮管中轴线，确定皮管远心端位置，标记。根据皮下脂肪厚薄，用手提起阴股沟皮肤及皮下脂肪组织，预测以能够缝合成管为度。沿阴股沟中轴线设计两条平行线，宽度约7~9cm				
	切开成皮瓣：切开皮肤、皮下组织，直达深筋膜浅层，形成桥形皮瓣。置入引流条导引钢丝环	纱布压迫止血 电凝止血	制备引流条	局部麻醉器械 皮肤切开器械 软组织钝性剥离器械 引流条制备器械 缝合皮肤切口器械 引流条放置器械	
	缝合成皮管：单丝尼龙线垂直褥式缝合，封闭创面，导入引流条 供区创面缝合，导入引流条	提拉皮管缝合线，翻转皮管，便于缝合	剪线，留长	皮管包扎器械	

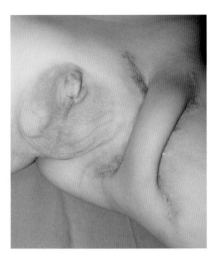

图 5-流 49-1　皮管成形

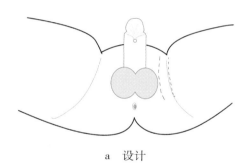

a　设计

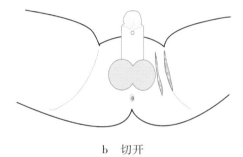

b　切开

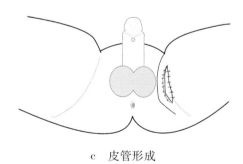

c　皮管形成

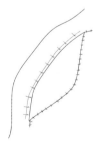

d　术毕

图 5-流 49-2　手术要点示意

流程表 50　阴股沟皮管延迟

执行责任监督：台下巡回护士

时间单元	手术医师	第一助手	第二助手	台上器械护士	台下巡回护士
手术操作动态控制细节流程时间差	切口设计：供区皮管远心端船桨形，按皮瓣长：宽比例1：1	配合设计		测量器械 皮管设计、成形器械 无弹力绳	
	局部浸润麻醉 切开：切开一侧皮肤、皮下组织直达深筋膜浅层，掀起皮瓣	配合皮肤切开 纱布压迫止血		0.5%利多卡因药液40ml 局部麻醉器械	局麻药液配制，不加肾上腺素
	边切开，边观察皮管断端出血情况。敞开放置观察10分钟。皮管断端出血不活跃	电凝止血	制备引流条	皮肤切开器械 软组织钝性剥离器械	
	回植缝合：将皮管断端放回供区，全长创面放置引流条导引钢丝环。5-0单丝尼龙线无死腔缝合 导入橡皮片引流条 缝线包压法包扎：创口以5-0丝线缝合，保留长线，4根一组，止血钳钳夹。皮瓣表面覆盖凡士林纱布，堆积干碎纱布，面积大于创口缘，凡士林纱布包堆，分组丝线打结，压力适中。边缘围绕凡士林纱布条	打结	剪线	引流条制备器械 皮肤缝合器械 引流条放置器械 缝线包压法包扎器械	

流程表51　阴股沟皮管血运训练及夹蒂试验

执行责任监督：台下巡回护士

时间单元	手术医师	第一助手指导家属进行	第一助手或第二助手		病房换药室护士
手术操作动态控制细节流程时间差	通过间歇性阻断皮管的血液循环，使皮管的血流方向和动力学发生改变。保证皮管转移后血供。本操作在病房内进行	血运训练方法：皮管成形后15天，用手指捏压皮管的游离转移端，每天4次每次1分钟，逐天增加，至皮管成形后20天时，每次5分钟皮管血运无变化。可以进行皮管夹蒂试验	皮管夹蒂试验方法：用套有橡胶管的肠钳，钳夹皮管的游离转移端		准备外科用肠钳，两个钳臂外套胶管
			术后第21天开始第1天：肠钳一扣，10分钟，两次，连续两天第3天：肠钳一扣，30分钟，两次，连续两天第5天：肠钳一扣，60分钟，两次，连续两天第7天：肠钳一扣，120分钟，两次，连续两天如果皮管血运没有变化，可以手术转移皮管		绝对禁止应用橡胶管、橡皮筋之类替代，因为它们可能损伤皮管的表皮，形成创面，招致感染
	皮管血运训练及夹蒂试验重要性：必不可少的步骤。根据临床经验，可以调整方法的采用时间，使用方法。但是所有改变，都需要遵循对于皮管血运重建概念的理解				

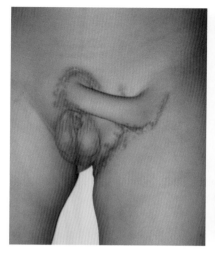

图 5-流 51-1　皮管成形术后 2 周

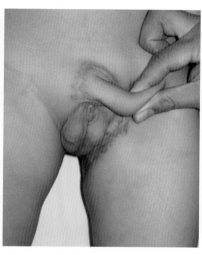

图 5-流 51-2　手指夹持训练

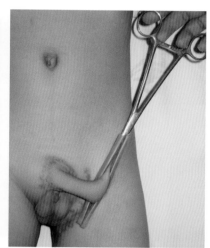

图 5-流 51-3　钳夹训练

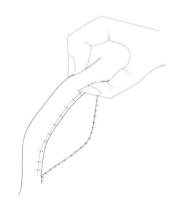

a　手指夹持训练（术后 2 周始）

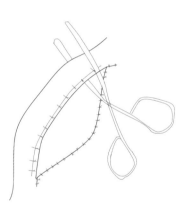

b　钳夹训练（指夹后）

图 5-流 51-4　术后训练

流程表 52　阴股沟皮管断蒂转移

时间单元	手术医师	第一助手	第二助手	台上器械护士	台下巡回护士
	皮管供区切口设计：供区皮管远心端船桨形，按皮瓣长：宽比例1:1。或按原延迟切口	配合设计		切口设计测量器械阴股沟皮管成形器械阴股沟皮管断蒂转移器械	
手术操作动态控制细节流程时间差	局麻。不加肾上腺素切开一侧皮肤、皮下组织直达深筋膜浅层，掀起皮瓣。边切开，边观察血运。用手指间歇按压皮管5分钟，每分钟60次。皮管断端至受区，按压断端血印断端出血活跃	配合皮肤切开纱布压迫止血		无弹力绳局部麻醉器械体表皮肤切开器械软组织钝性剥离器械	局麻药液配制，不使用肾上腺素
		电凝止血			
	受区切口设计：断端血印内T字形。标记笔标记受区切开：皮肤、皮下组织直达深筋膜浅层，分离创面缝合：皮管断端与受区缝合封闭创面，置引流条	配合皮肤切开纱布压迫止血	包扎干碎纱布制备剪线	引流条制备器械缝合皮肤切口器械：单丝尼龙线引流条放置器械	
	供区创面缝合，置引流条转移的皮瓣与受区缝线包压法包扎（方法同流程表50）	配合打包包扎		缝线包压法包扎器械	

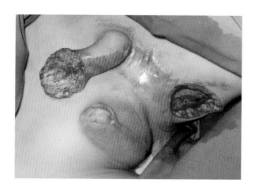

图 5-流 52-1　蒂部断开

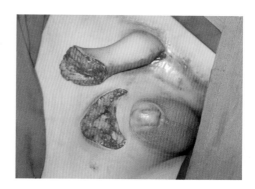

图 5-流 52-2　受区创面形成

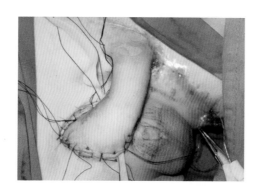

图 5-流 52-3　皮管转移

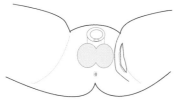

a　术前

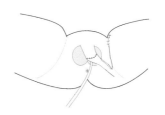

b　蒂部断开

图 5-流 52-4　手术要点示意

流程表 53　阴茎腹侧皮下隧道成形

执行责任监督：台下巡回护士

时间单元	手术医师	第一助手	第二助手	台上器械护士	台下巡回护士
手术操作动态控制细节流程时间差	切口设计：阴茎根部横切口 2cm，阴茎头纵切口 1cm	皮肤记号笔	接双极电凝、负压吸引器	切口设计测量器械；负压吸引管；双极电凝器-电凝止血器械	配制麻药
	切口及隧道区浸润肿胀麻醉		压迫止血	局麻药液配制——与台下巡回护士唱答核对　局部浸润麻醉器械	
	剥离隧道：沿阴茎根部设计线切开皮肤至白膜浅层，于该层向阴茎头端剥离隧道，并与阴茎头尿道外口切口连通，开大尿道外口，同时形成宽松的皮下隧道，无纤维条索阻挡，可通过 6 号尿道探子	扶阴茎头内隧道成形导引板		阴茎头内隧道成形扩大器械　6 号尿道探子	

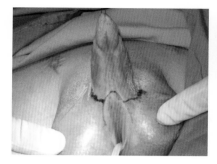

图 5-流 53-1　设计

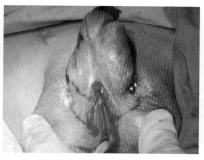

图 5-流 53-2　切开

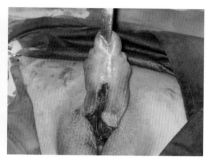

图 5-流 53-3　隧道形成

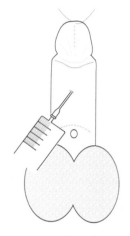

a　肿胀麻醉

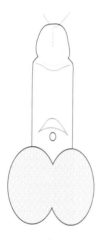

b　切开

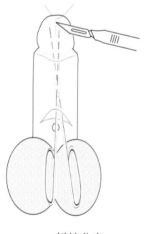

c　锐性分离

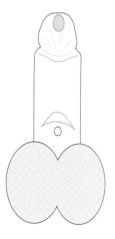

d　隧道形成

图 5-流 53-4　手术要点示意

注意事项： 1. 隧道成形所需局麻药不添加肾上腺素

2. 阴茎头部的尿道左右两侧可使用 12 号柳叶刀分离，阴茎头内隧道成形导引板左右各偏斜 45°，刀片紧贴导引板走行

3. 隧道内径及再造尿道直径大小，应预估再造尿道术后挛缩量，以及再造尿道材料本身厚度

流程表 54　包皮内板岛状皮瓣成形

执行责任监督：台下巡回护士

时间单元	手术医师	第一助手	第二助手	台上器械护士	台下巡回护士
	切口设计：阴茎背侧内板皮肤，距离冠状沟 3mm 处横向切口	皮肤记号笔。牵拉阴茎头支持线	接双极电凝、负压吸引器	切口设计测量器械 局麻药液配制——与台下巡回护士唱答核对	配制麻药，接双极电凝、负压吸引器
手术操作动态控制细节流程时间差	局部浸润肿胀麻醉脱套：横向切开内板皮肤，直达阴茎 Buck 筋膜浅层，向阴茎根部剥离脱套	持针状拉钩垂直勾起切口近端皮肤；湿纱布蘸血、按压止血	持针状拉钩垂直勾起切口远端皮肤	局部浸润麻醉器械 阴茎背侧包皮皮肤-浅筋膜瓣脱套器械	
	缝合阴茎包皮皮肤-浅筋膜瓣支持线	支持线提拉阴茎皮肤-浅筋膜	支持线提拉阴茎皮肤-浅筋膜		
	设计内板岛状轴型皮瓣：掀起脱套皮瓣后逆光观察，记号笔标记血管走行，根据血管走行设计轴型皮瓣	配合标记血管走行	配合标记血管走行	阴茎背侧包皮皮肤-浅筋膜瓣血管分布逆光观察器械	带聚光罩的强光手电筒
	设计线外缝合内板皮肤支持线。切开游离岛状轴型皮瓣：沿设计线切开包皮内板皮肤全层，完整保留浅筋膜，充分松解浅筋膜血管蒂	支持线提拉内板皮肤；湿纱布蘸血、按压止血	支持线提拉内板皮肤双极电凝止血	包皮内板岛状皮瓣成形器械	

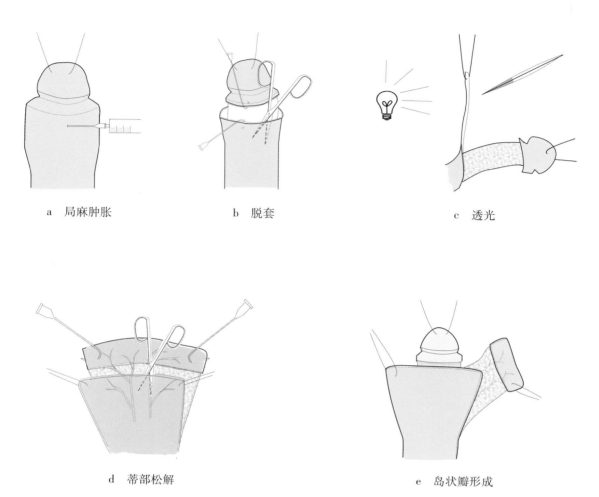

图 5-流 54 包皮内板岛状皮瓣成形

注意事项： 1. 脱套时应注意保护皮瓣血运，使用精细器械操作，如钝圆头小弯剪刀

2. 透光试验若显示两支主干血管，则在二者中间剪开形成两个包皮瓣，分别从阴茎两侧转向腹侧，若显示一支主干血管，则使用单侧旋转推进皮瓣转向腹侧，若显示 H 形血管分布，则使用纽孔式切口，将皮瓣向腹侧转移

流程表 55　一侧血运优势分叉尿道海绵体联合岛状阴茎皮瓣成形

执行责任监督：台下巡回护士

时间单元	手术医师	第一助手	第二助手	台上器械护士	台下巡回护士
	切口设计：阴茎腹侧 Y 形切口，Y 两支分别在阴茎外侧缘和尿道板对侧缘，在尿道口近端汇合，联合阴茎背侧皮肤-浅筋膜脱套切口	皮肤记号笔牵拉阴茎头支持线		切口设计测量器械	
手术操作动态控制细节流程时间差	局部浸润肿胀麻醉			局麻药液配制——与台下巡回护士唱答核对 局部浸润麻醉器械	配制麻药
	切开皮肤整体剥离：沿设计线切开皮肤全层及浅筋膜向阴茎外侧及近端剥离使血运优势的分叉海绵体连同阴茎侧方皮瓣，向内侧翻转，保留浅筋膜作为皮瓣蒂部的完整性。于深筋膜层浅面自阴茎头下向近端略剥离，并形成分叉尿道海绵体-侧方皮瓣-尿道板的整体组织瓣，并准备用其卷管形成尿道	针状拉钩牵开切口外侧皮肤 针状拉钩牵引整体组织瓣，剪线		阴茎背侧包皮皮肤-浅筋膜瓣脱套器械	
			湿纱布压迫止血	分叉尿道海绵体联合阴茎皮肤瓣掀起及成形尿道器械	

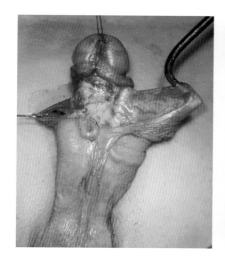

图 5-流 55-1　优势皮瓣蒂

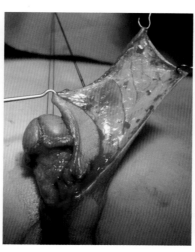

图 5-流 55-2　优势皮瓣成形

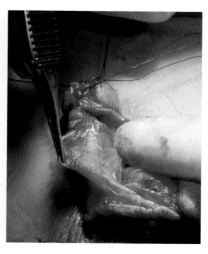

图 5-流 55-3　尿道成形

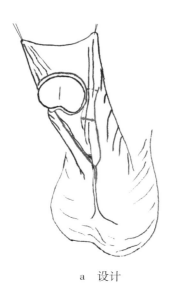

a　设计

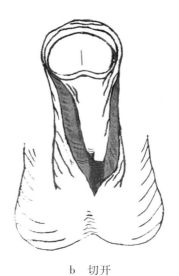

b　切开

图 5-流 55-4　手术要点示意

注意事项：1. 分离皮瓣时注意保护皮瓣血运，术者配备手术放大镜及精细器械操作

2. 不影响血运的前提下，充分游离蒂部确保蒂部血运不受外力压迫

3. 卷管缝合尿道时确保外翻缝合

流程表 56　两侧分叉尿道海绵体联合牛角形岛状阴茎皮瓣成形

执行责任监督：台下巡回护士

时间单元	手术医师	第一助手	第二助手	台上器械护士	台下巡回护士
手术操作动态控制细节流程时间差	切口设计：沿两侧分叉尿道海绵体外侧缘及尿道口近端设计 Y 形切口，其与阴茎头下曲矫直切口所联合阴茎背侧皮肤-浅筋膜脱套切口	皮肤记号笔牵拉阴茎头支持线	测量皮瓣长、宽	切口设计测量器械缝合阴茎头支持线器械局麻药液配制——与台下巡回护士唱答核对局部浸润麻醉器械	局麻药液配制
	局部浸润肿胀麻醉				
	切开皮肤整体剥离：沿脱套切口设计线切开皮肤全层及浅筋膜，向阴茎两侧及近端剥离，至分叉海绵体连同阴茎侧方皮瓣，切开阴茎侧方皮瓣皮肤，形成双侧岛状，保留浅筋膜作为皮瓣蒂部的完整性。形成两侧分叉尿道海绵体-阴茎侧方岛状皮瓣的整体组织瓣	针状拉钩牵开切口外侧皮肤针状拉钩提拉组织瓣	湿纱布压迫止血	阴茎背侧包皮皮肤-浅筋膜瓣脱套器械分叉尿道海绵体联合阴茎皮肤瓣掀起及成形尿道器械	
	准备用其卷管形成尿道				

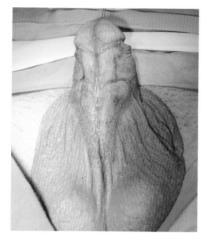

图 5-流 56-1　设计

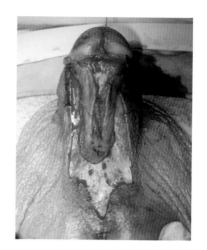

图 5-流 56-2　切开

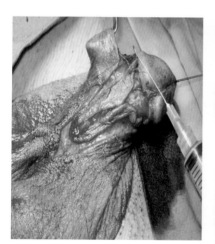

图 5-流 56-3　右侧松解

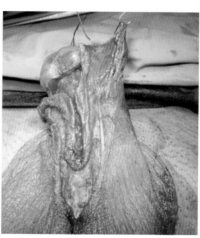

图 5-流 56-4　左侧松解

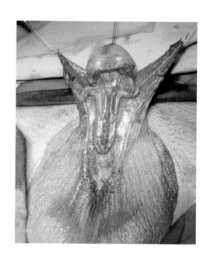

图 5-流 56-5　皮瓣成形

注意事项： 1. 分离皮瓣时注意保护皮瓣血运，术者配备手术放大镜及精细器械操作

2. 皮瓣由皮肤、筋膜、尿道板连同分叉阴茎海绵体共同组成，分离时确保整体性，保证血运

流程表 57　尿道口蒂中央纵行阴茎皮瓣成形

执行责任监督：台下巡回护士

时间单元	手术医师	第一助手	第二助手	台上器械护士	台下巡回护士
手术操作动态控制细节流程时间差	切口设计：联合阴茎背侧皮肤－浅筋膜脱套切口。沿尿道口两侧及近端做 U 形切口，形成位于尿道口近端呈舌形的皮瓣。根据重建尿道的要求，U 形皮瓣宽度可以达到重建尿道周长的一半，或是全尿道周长	皮肤记号笔	测量尿道板宽、尿道板（皮）瓣长	切口设计测量器械局麻药液配制——与台下巡回护士唱答核对	局麻药液配制
	局部浸润肿胀麻醉	针状拉钩牵开切口外侧皮肤		局部浸润麻醉器械体皮皮肤切开器械	
	切开皮肤整体剥离：U 形切开皮肤全层，并向两侧松解。阴茎背侧皮肤－浅筋膜脱套，在 Buck 筋膜浅层，向阴茎两侧及阴茎腹侧剥离，保护浅筋膜的整体连续性	针状拉钩牵拉皮肤筋膜瓣	针状拉钩牵拉皮肤筋膜瓣湿纱布压迫止血	尿道口蒂岛状皮瓣成形器械	
	U 形皮瓣正中近心端松解，可以向阴茎头翻转 180°，浅筋膜随之平移				

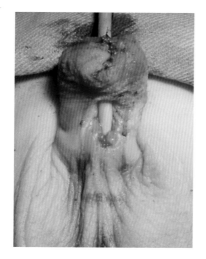
图 5-流 57-1　术前

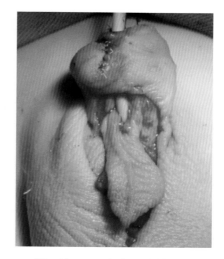
图 5-流 57-2　松解，皮瓣成形

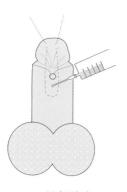
a　局部肿胀

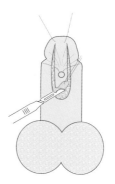
b　切开

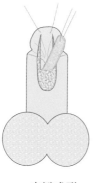
c　皮瓣成形

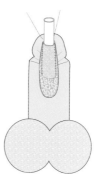
d　皮瓣成形

图 5-流 57-3　手术要点示意

注意事项： 1. 分离皮瓣时，边分离边电凝止血并离断该处皮下筋膜组织，筋膜组织应尽量保留在皮瓣下方以保证血运充分
　　　　　　 2. 形成皮瓣时需同时考虑皮瓣血运及其活动度

流程表 58　阴囊中隔岛状皮瓣成形

执行责任监督：台下巡回护士

时间单元	手术医师	第一助手	第二助手	台上器械护士	台下巡回护士
	切口设计：根据缺损尿道或创面大小于阴囊中缝皮肤标记包含原下裂尿道外口在内的岛状皮瓣	皮肤记号笔	测量皮瓣长、宽	切口设计测量器械	
手术操作动态控制细节流程时间差	切开岛状皮瓣：沿设计线切开皮肤-肉膜，切口周围纤维松解，形成岛状皮瓣	电凝止血	创口钩牵拉皮瓣	阴囊中隔岛状皮肤瓣掀起与成形器械	
	缝合阴囊皮肤-肉膜支持线 自原尿道外口插入导尿管		提拉支持线牵引皮瓣剪线		
	掀起岛状皮瓣：提拉支持线，由远端向近心端，用纱布花生米钝性剥离中隔，推开血管及其精索外筋膜，切断纵行纤维隔至原尿道外口腹侧				
	翻转岛状皮瓣：提拉支持线，向头端翻转180°，含有血管的精索外筋膜随之翻转、平移	提拉支持线牵引皮瓣	止血		
	要求松动度良好，没有向阴囊的牵拉				

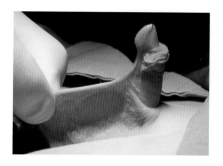

图 5-流 58-1　术前

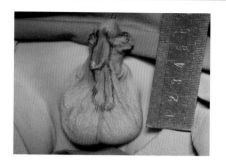

图 5-流 58-2　设计

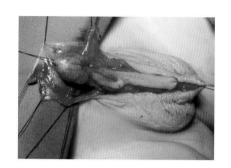

图 5-流 58-3　切开、松解

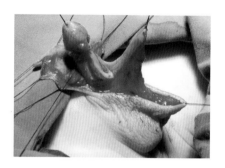

图 5-流 58-4　皮瓣成形

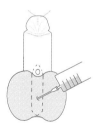

a　局部肿胀

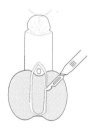

b　切开

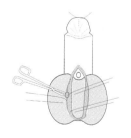

c　松解蒂部

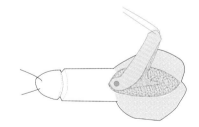

d　皮瓣成形

图 5-流 58-5　手术要点示意

注意事项： 1. 分离皮瓣时，为了减少皮瓣血运损伤，可使用纱布花生米将浅筋膜内网状走行的血管推开，边推边电凝止血并离断该处阴囊中隔下筋膜组织

2. 形成皮瓣时需同时考虑皮瓣血运及其活动度

流程表 59　阴囊中隔岛状飞蝉状皮瓣/皮片成形

执行责任监督：台下巡回护士

时间单元	手术医师	第一助手	第二助手	台上器械护士	台下巡回护士
	切口设计：根据缺损尿道长和宽，于阴囊设计与尿道长度相等，宽度约为2cm的手术切口。设计分为三部分，中央为皮瓣区，宽10mm，两侧为皮片区，各宽5mm。记号笔画线标记	皮肤记号笔	测量皮瓣长、宽	切口设计测量器械	
手术操作动态控制细节流程时间差				阴囊中隔岛状飞蝉状皮瓣/皮片掀起与成形器械	
	沿设计线剥离阴囊皮片：切开皮肤，缝合皮肤支持线。提拉支持线，掀起中厚皮片，肉膜保留在阴囊侧	电凝止血	提拉支持线剪线牵引皮瓣 剪线		
	左右两侧操作相同。切开岛状皮瓣、掀起岛状皮瓣、翻转岛状皮瓣与流程表58相同				
	将皮瓣掀起，形成中央为带血管蒂皮瓣，两侧延伸为皮片的岛状皮瓣–皮片				
	其横断面，中央皮瓣丰满如蝉体；两侧皮片薄如蝉翼，故称为阴囊中隔岛状飞蝉状皮瓣/皮片				
	优点是：不臃肿，无阴毛。操作不复杂。适合于阴囊发育良好的患者重建尿道，手术成功率高				

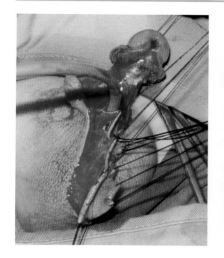

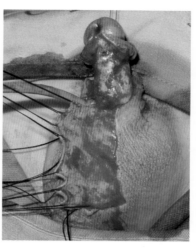

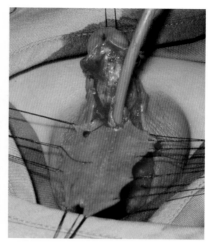

图 5-流 59-1　阴囊中隔右侧　　　　图 5-流 59-2　阴囊中隔左侧　　　　图 5-流 59-3　皮瓣/皮片成形

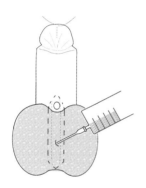

a　设计、局部麻醉

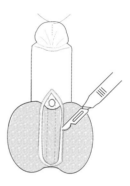

b　切开两侧翼部皮片

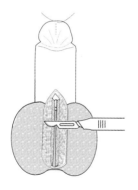

c　向筋膜瓣两侧蒂部松解

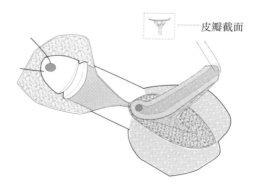

皮瓣截面

d　皮瓣皮片成形

图 5-流 59-4　手术要点示意

注意事项： 1. 设计阴囊中隔飞蝉状皮瓣/皮片成形时，皮片宽度和略大于皮瓣宽度

　　　　　　 2. 注意保护血运，使用纱布花生米将浅筋膜血管网推离

流程表 60　阴囊中隔岛状近位皮瓣翻转–中位筋膜瓣折叠–远位皮瓣推进

执行责任监督：台下巡回护士

时间单元	手术医师	第一助手	第二助手	台上器械护士	台下巡回护士
手术操作动态控制细节流程时间差	为修复阴茎阴囊交界部尿瘘伴有瘢痕和较大的组织缺损。掀起阴囊中隔皮瓣 阴囊中隔皮瓣使用设计：分为近、中、远三部分	协助固定阴茎，便于术者设计	修剪软弹带侧孔硅胶支撑管至合适的长度	皮肤记号笔，放置再造尿道软弹带侧孔硅胶支撑管器械	软弹带侧孔硅胶支撑管，角针 5-0 聚丙烯不可吸收缝合线 1 根
	近位皮瓣为翻转皮瓣：翻转 180°，加盖成形尿道，以圆针 6-0 单乔可吸收线缝合	湿纱布蘸血、按压止血，双极电凝止血		圆针 6-0 单乔可吸收缝合线 4 根，圆针 6-0 微乔可吸收缝合线 2 根，尖头	6-0 圆针单乔可吸收缝合线 4 根，圆针 6-0 薇乔可吸收缝合线 2 根
	中位筋膜瓣成形：去除表皮，用于防瘘层，缓缓弯曲，避免硬性折叠，影响血运	测量支撑管插入尿道的深度，通过尿道口 2cm，不宜过深		直手术剪 1 把 留置导尿管及尿液引流系统器械	
	远位皮瓣，缓缓推进，用于覆盖创面	缝合牵引线便于皮瓣整体转移 固定皮瓣	湿纱布压迫止血，剪线		
	三部分大小比例，依临床实际需要而灵活确定			不锈钢直尺	
	本操作是基于整形外科学组织移植——皮瓣转移理念的概念性应用，可以完善解决临床实际问题，临床效果良好				

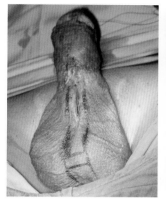
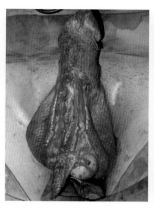
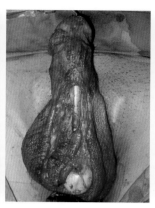
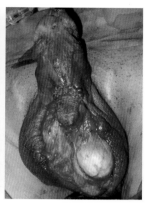

图 5-流 60-1　设计　　　　图 5-流 60-2　皮瓣成形　　图 5-流 60-3　支撑管置入　　图 5-流 60-4　完成

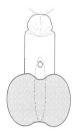

a　术前

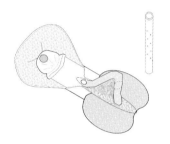

b　皮瓣成形

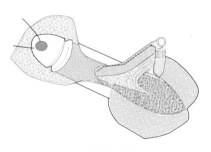

c　尿道成形

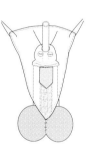

d　远端翻转

图 5-流 60-5　手术要点示意

注意事项： 1. 将一侧皮瓣的皮缘与尿道板一侧缝合时外翻缝合（翻向尿道黏膜侧）是愈合的前提

2. 翻转阴囊中隔岛状皮瓣时必须确保无张力、蒂部不受压迫

2. 皮瓣法尿道成形（流程表 61~64）

流程表 61　两侧分叉尿道海绵体联合牛角形岛状阴茎皮瓣的尿道成形

执行责任监督：台下巡回护士

时间单元	手术医师	第一助手	第二助手	台上器械护士	台下巡回护士
手术操作动态控制细节流程时间差	双侧牛角形皮瓣穿过阴茎头内隧道，成形尿道背侧：牛角形皮瓣尖端缝合支持线，远端穿过阴茎头隧道。皮瓣内侧缘与镶嵌移植的黏膜/皮片以圆针 6-0 单乔线缝合	牵拉支持线，协助主刀将牛角形皮瓣穿过阴茎头隧道，并钳夹支持线固定		双侧牛角形阴茎皮肤瓣带蒂转移重建尿道腹侧半器械	
	置入软弹带侧孔硅胶支撑管：外露端以 5-0 单丝尼龙线缝合固定于阴茎头，以纽扣衬垫。经支撑管腔置入头皮针管留置导尿	协助固定支撑管、导尿管，剪线	制作导尿管及尿液引流系统	留置导尿管及尿液引流系统器械	
		湿纱布压迫止血		放置再造尿道软弹带侧孔硅胶支撑管器械	
	成形完整尿道：将皮瓣两侧翻转包裹支撑管，缝合皮瓣-皮瓣边缘，完成卷管成形尿道，并将两侧浅筋膜缝合以覆盖重建尿道缝合切口线	协助对合皮瓣边缘	止血，剪线	皮瓣-皮瓣缝合成形尿道器械	
	阴茎头尿道外口成形：双侧牛角形皮瓣远端与阴茎头腹侧半切口缝合		剪线	阴茎头再造尿道外口成形器械	

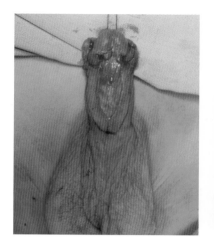

图 5-流 61-1　设计

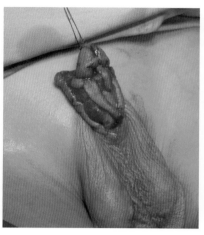

图 5-流 61-2　皮瓣成形

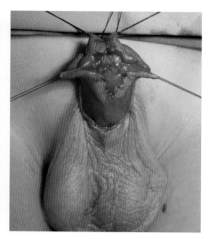

图 5-流 61-3　皮瓣、皮片

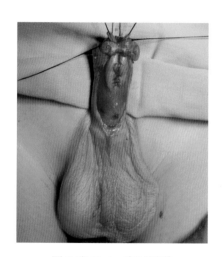

图 5-流 61-4　穿过隧道

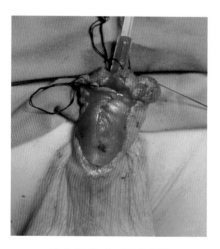

图 5-流 61-5　尿道成形

注意事项： 1. 卷管缝合尿道时确保外翻缝合
　　　　　　 2. 支撑管需剪侧孔以便引流

流程表 62　双侧包皮内板岛状皮瓣联合的尿道成形

执行责任监督：台下巡回护士

时间单元	手术医师	第一助手	第二助手	台上器械护士	台下巡回护士
手术操作动态控制细节流程时间差	切口设计：向阴茎腹侧转移复位的阴茎背侧皮肤-浅筋膜瓣，支持线全层整体牵拉，根据尿道缺损大小，记号笔画线标记双侧岛状皮瓣切口线	皮肤记号笔	测量尿道缺损大小	切口设计测量器械 局麻药液配制——与台下巡回护士唱答核对	配制局麻药
	局部浸润肿胀麻醉 切口线外侧缝合皮肤支持线	垂直提拉支持线	湿纱布按压止血	局部浸润麻醉器械	
	切开皮肤，形成岛状浅筋膜蒂皮瓣：牵拉支持线，切开皮肤，松解皮下纤维组织。形成双侧包皮内板皮肤-浅筋膜蒂岛状皮瓣			包皮内板岛状皮瓣成形器械	
	将双侧包皮内板皮肤-浅筋膜岛状瓣内缘在阴茎腹侧靠拢缝合	协助缝合	止血，剪线	皮瓣-皮瓣缝合成形尿道器械	
	置入软弹带侧孔硅胶支撑管：外露端以5-0单丝尼龙线缝合固定于阴茎头，以缝线扣衬垫。经支撑管腔置入头皮针管留置导尿	协助置入软弹带侧孔硅胶支撑管		放置再造尿道软弹带侧孔硅胶支撑管器械	
	成形完整尿道：将皮瓣两侧翻转包裹支撑管，缝合皮瓣-皮瓣边缘，完成卷管成形尿道，并将两侧浅筋膜缝合以覆盖重建尿道缝合切口线	协助缝合	止血，剪线	皮瓣-皮瓣缝合成形尿道器械	

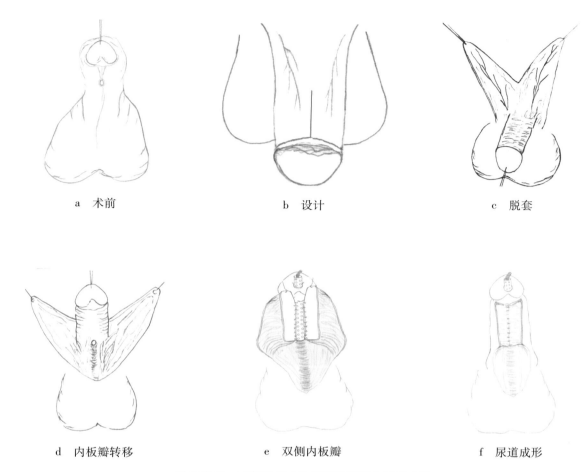

a　术前　　　　　　　　b　设计　　　　　　　　c　脱套

d　内板瓣转移　　　　e　双侧内板瓣　　　　f　尿道成形

图 5-流 61　双侧包皮内板岛状皮瓣联合尿道成形

注意事项：无张力转移

流程表 63　阴囊中隔血管蒂岛状皮瓣成形尿道

时间单元	手术医师	第一助手	第二助手	台上器械护士	台下巡回护士
手术操作动态控制细节流程时间差	阴囊中隔岛状皮瓣游离端缝合支持线。将皮瓣近心端与原尿道外口腹侧半缝合	压迫止血	剪线	阴囊皮瓣支持线缝合器械。皮瓣-皮瓣缝合成形尿道器械	
	置入软弹带侧孔尿道硅胶支撑管	协助放置软弹带侧孔尿道硅胶支撑管	止血，剪线	放置再造尿道软弹带侧孔硅胶支撑管器械	
	成形尿道：以圆针 6-0 单乔可吸收缝合线缝合中隔皮瓣真皮-阴茎腹侧白膜-对侧中隔皮瓣真皮，三点间断缝合打结。至阴茎头新建尿道外口。尿道外口成形			皮瓣-皮瓣缝合成形尿道器械	
	角针 5-0 单丝尼龙线缝合支撑管固定于阴茎头，以纽扣衬垫	协助固定支撑管、导尿管，剪线，线头留5mm 长		固定再造尿道软弹带侧孔硅胶支撑管器械	
	经支撑管腔置入头皮针管留置导尿		制作留置导尿管及尿液引流系统	留置导尿管及尿液引流系统器械	

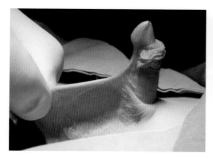

图 5-流 63-1　阴囊皮肤

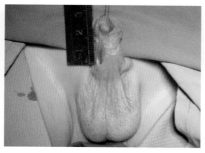

图 5-流 63-2　缺损尿道测量

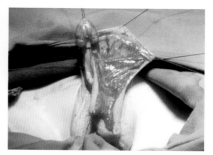

图 5-流 63-3　阴囊中隔皮瓣成形

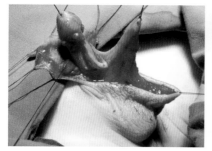

图 5-流 63-4　皮瓣掀起

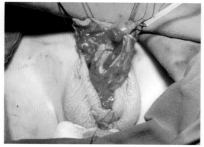

图 5-流 63-5　皮瓣翻转

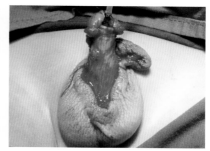

图 5-流 63-6　尿道形成

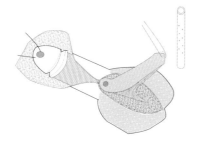

a　准备支撑管

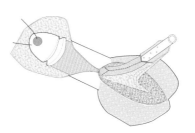

b　支撑管置入

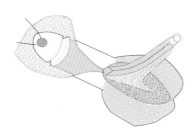

c　尿道成形

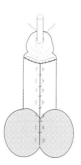

d　术毕

图 5-流 63-7　手术要点示意

流程表 64　阴囊中隔岛状飞蝉状皮瓣/皮片的尿道成形

执行责任监督：台下巡回护士

时间单元	手术医师	第一助手	第二助手	台上器械护士	台下巡回护士
手术操作动态控制细节流程时间差	阴囊中隔岛状皮瓣游离端缝合支持线。将皮片近心端与原尿道外口腹侧半缝合	以血管钳将支持线分开夹持。湿纱布蘸血、按压止血剪线		4×10 角针穿 5-0 丝线	圆针 6-0 单乔可吸收缝线 4 根，角针 5-0 聚丙烯不可吸收缝合线 1 根
	置入软弹带侧孔尿道硅胶支撑管	测量支撑管插入尿道的深度，越过尿道口 2cm，不宜过深	修剪软弹带侧孔硅胶支撑管至合适的长度	放置固定再造尿道软弹带侧孔硅胶支撑管器械	头皮针管 1 根，静脉输液器 1 套、一次性尿液引流袋 1 个、5-0 丝线 1 卷
	成形尿道：以支撑管支撑，圆针 6-0 单乔可吸收缝合线缝合两侧阴囊皮片，形成完整尿道　重建尿道向背侧翻转，与阴茎海绵体合为一体	协助固定支撑管，剪线			
	尿道外口成形：两侧皮片与阴茎头新尿道外口背侧缝合，中隔皮瓣与腹侧缝合	左手牵拉阴茎头支持线，右手剪线			
	角针 5-0 单丝尼龙线缝合支撑管固定于阴茎头，以纽扣衬垫	剪线			
	经支撑管腔置入头皮针管留置导尿		制作"头皮针管-输液管-引流袋"尿液引流系统	留置导尿管及尿液引流系统器械	

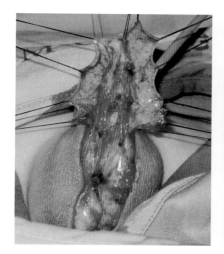

图 5-流 64-1　皮瓣/皮片形成

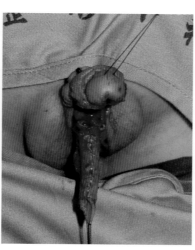

图 5-流 64-2　尿道形成正位

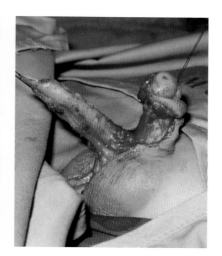

图 5-流 64-3　尿道形成侧位

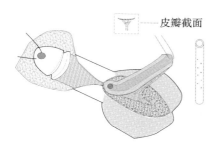

皮瓣截面

a　预备支撑管

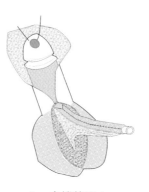

b　支撑管置入

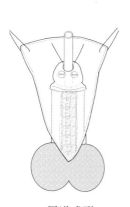

c　尿道成形

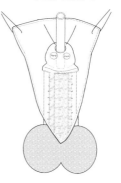

d　术毕

图 5-流 64-4　手术要点示意

注意事项： 1. 缝合时注意缝合缘处于外翻状态（翻向尿道黏膜侧）且打结亦应在尿道黏膜侧

2. 支撑管插入近端尿道长度约为 2cm，过浅支撑管容易脱出，过深可能损伤尿道

3. 游离移植耦合皮瓣法尿道成形（流程表 65~68）

流程表 65　一侧血运优势分叉尿道海绵体联合岛状阴茎皮瓣耦合包皮内板皮片或口腔黏膜尿道成形

执行责任监督：台下巡回护士

时间单元	手术医师	第一助手	第二助手	台上器械护士	台下巡回护士
手术操作动态控制细节流程时间差	皮片/黏膜成形尿道背侧半：皮片/黏膜置于尿道缺损段，以圆针 6-0 单乔可吸收缝线将其近端、远端分别与尿道口背侧半、阴茎头远端切口背侧半缝合，并以 3 排纵向"门钉"缝合固定皮片于阴茎海绵体腹侧	湿纱布按压止血	剪线	皮片/黏膜游离移植重建尿道阴茎白膜背侧半器械	
	将皮瓣与皮片/黏膜靠拢，远端经阴茎头内隧道牵出，圆针 6-0 单乔线缝合一侧皮瓣与皮片/黏膜	协助将组织牵出阴茎头隧道并钳夹固定牵引线；湿纱布按压止血	剪线	再造尿道岛状皮瓣远端穿过阴茎头内隧道器械	
	置入支撑管，外露端以角针 5-0 单丝尼龙线固定于阴茎头，纽扣衬垫。经支撑管置入头皮针管留置导尿	协助固定支撑管、导尿管，剪线	制作导尿管及尿液引流系统	放置再造尿道软弹带测孔硅胶支撑管器械。留置导尿管及尿液引流系统器械	
	翻转皮瓣耦合成形完整尿道：以支撑管支撑，缝合翻转皮瓣–皮片/黏膜另一侧缘，完成耦合成形尿道	协助对合皮瓣–皮片/黏膜侧缘，止血	剪线	耦合成形尿道（再造尿道岛状皮瓣/黏膜皮片缝接）器械	
	尿道外口成形：皮瓣远端与阴茎头顶端切口腹侧半缝合，成形尿道外口	湿纱布按压止血	剪线	阴茎头再造尿道外口成形器械	

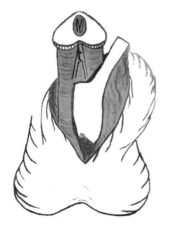

a　皮瓣成形

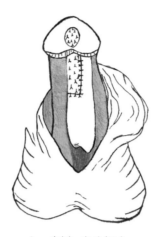

b　皮瓣-皮片耦合

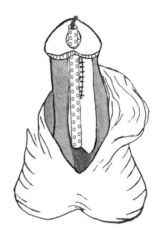

c　支撑管、尿管置入

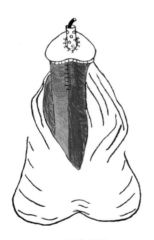

d　尿道成形

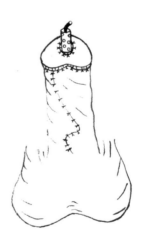

e　术毕

图 5-流 65　皮瓣-皮片/黏膜尿道成形

注意事项： 1. 注意蒂部保护

2. 皮片门钉缝合

流程表 66　包皮内板皮片或口腔黏膜耦合包皮内板皮瓣的尿道成形

执行责任监督：台下巡回护士

时间单元	手术医师	第一助手	第二助手	台上器械护士	台下巡回护士
手术操作动态控制细节流程时间差	内板皮片/黏膜成形尿道背侧半：皮片/黏膜置于尿道缺损段，以圆针 6-0 单乔可吸收缝线将其近端、远端分别与尿道口背侧半、阴茎头远端切口背侧半缝合，以 3 排纵向"门钉"缝合固定皮片于阴茎海绵体腹侧	用 2 把眼科无齿镊协助展平、牵引固定游离移植组织	以血管钳夹持单乔线线尾配合术者缝合	黏膜/皮片游离移植重建尿道阴茎白膜背侧半器械	圆针 6-0 单乔可吸收缝线 4 根，角针 5-0 聚丙烯不可吸收缝合线 1 根
		扶稳阴茎，便于缝合	湿纱布蘸血、按压止血。直手术剪剪线，线头留 1mm 长	1/2 弧 4×10 角针 1 枚穿 5-0 丝线	头皮针管 1 根，静脉输液器 1 套，一次性尿液引流袋 1 个，5-0 丝线 1 卷
	将内板皮瓣与皮片/黏膜靠拢，远端经阴茎头内隧道牵出，圆针 6-0 单乔线缝合一侧皮瓣与内板皮片/黏膜	针状拉钩牵引、固定皮瓣，使皮瓣与移植组织不会错位。缝合 5-0 丝线作为牵引线，防止皮瓣浅筋膜与皮肤分离	湿纱布蘸血、按压止血，剪线。选择修剪软弹带侧孔硅胶支撑管	针状拉钩两枚，放置再造尿道软弹带侧孔硅胶支撑管器械，耦合成形尿道器械	
	置入支撑管，外露端以角针 5-0 单丝尼龙线固定于阴茎头，纽扣衬垫。经支撑管置入头皮针管留置导尿	协助固定支撑管、导尿管，剪线，线头留 5mm 长			
	翻转内板皮瓣耦合成形完整尿道：以支撑管支撑，缝合翻转内板皮瓣-皮片/黏膜另侧缘，完成耦合成形尿道		制作"头皮针管-输液管-引流袋"尿液引流系统	留置导尿管及尿液引流系统器械	
	尿道外口成形：内板皮瓣远端与阴茎头顶端切口腹侧半缝合，成形尿道外口	固定皮瓣	湿纱布蘸血、按压止血，剪线		

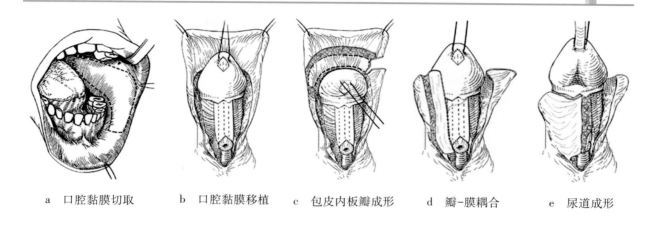

a 口腔黏膜切取　　b 口腔黏膜移植　　c 包皮内板瓣成形　　d 瓣-膜耦合　　e 尿道成形

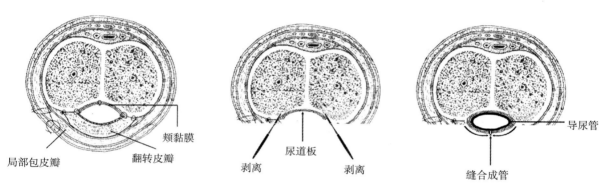

局部包皮瓣　　翻转皮瓣　　颊黏膜　　剥离　　尿道板　　剥离　　缝合成管　　导尿管

f 皮瓣耦合口腔黏膜成形尿道截面示意图

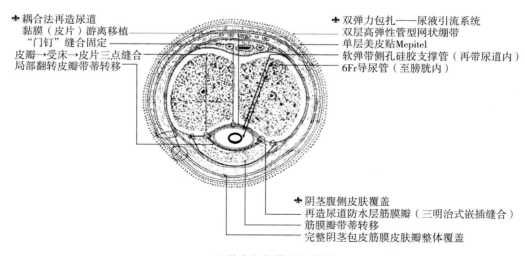

♣耦合法再造尿道
黏膜（皮片）游离移植
"门钉"缝合固定
皮瓣→受床→皮片三点缝合
局部翻转皮瓣带蒂转移

♣双弹力包扎——尿液引流系统
双层高弹性管型网状绷带
单层美皮贴Mepitel
软弹带侧孔硅胶支撑管（再带尿道内）
6Fr导尿管（至膀胱内）

♣阴茎腹侧皮肤覆盖
再造尿道防水层筋膜瓣（三明治式嵌插缝合）
筋膜瓣带蒂转移
完整阴茎包皮筋膜皮肤瓣整体覆盖

g 双弹力包扎截面示意图

图 5-流 66　包皮内板皮片/口腔黏膜合包皮内板皮瓣的尿道成形

注意事项： 1. 注意龟头段黏膜和包皮内板皮瓣的耦合

2. 尿道支撑管远端以 5-0 角针聚丙烯不可吸收缝合线固定于阴茎头后，不可直接打结于阴茎头组织，而应以纽扣衬垫后打结固定，以防止单丝切割组织

流程表 67　包皮内板皮片或口腔黏膜耦合尿道口蒂中央纵行阴茎皮瓣的尿道成形

执行责任监督：台下巡回护士

时间单元	手术医师	第一助手	第二助手	台上器械护士	台下巡回护士
手术操作动态控制细节流程时间差	内板皮片/黏膜成形尿道背侧半：皮片/黏膜置于尿道缺损段，以圆针 6-0 单乔可吸收缝线将其近端、远端分别与尿道口背侧半、阴茎头远端切口背侧半缝合，以 3 排纵向"门钉"缝合固定皮片于阴茎海绵体腹侧	用 2 把眼科无齿镊协助展平、牵引固定游离移植组织 以 5-0 丝线缝合皮瓣的皮肤与浅筋膜层作为牵引线以利于皮瓣远端牵出	湿纱布蘸血、按压止血 以血管钳夹持单乔线线尾配合术者缝合 直手术剪剪线，线头留 1mm 长	皮片/黏膜游离移植重建尿道阴茎白膜背侧半器械 尿道口蒂岛状皮瓣成形器械	圆针 6-0 单乔可吸收缝线 4 根，角针 5-0 聚丙烯不可吸收缝合线 1 根
	将纵行皮瓣翻转 180°，与皮片/黏膜靠拢，远端经阴茎头内隧道牵出，圆针 6-0 单乔线缝合一侧皮瓣与内板皮片/黏膜	针状拉钩牵引、固定皮瓣，使皮瓣与移植组织不会错位	湿纱布压迫止血，剪线。选择并修剪软弹带侧孔硅胶支撑管	针状拉钩两枚	
	置入支撑管，外露端以角针 5-0 单丝尼龙线固定于阴茎头，纽扣衬垫。经支撑管置入头皮针管留置导尿	协助固定支撑管、导尿管，剪线，线头留 5mm 长	制作"头皮针管-输液管-引流袋"尿液引流系统	放置固定再造尿道软弹带侧孔硅胶支撑管器械，留置导尿管及尿液引流系统器械	头皮针管 1 根，静脉输液器 1 套，一次性尿液引流袋 1 个，5-0 丝线 1 卷
	翻转纵行皮瓣耦合成形完整尿道：以支撑管支撑，缝合翻转纵行皮瓣-皮片/黏膜另侧缘，完成耦合成形尿道	固定皮瓣		耦合成形尿道器械	
			湿纱布蘸血、按压止血，剪线		
	尿道外口成形：纵行皮瓣远端与阴茎头顶端切口，腹侧半缝合成形尿道外口				

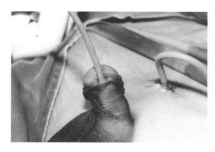

图 5-流 67-1　术前

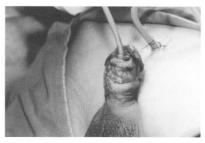

图 5-流 67-2　松解，皮瓣形成

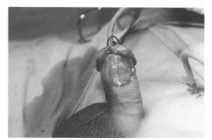

图 5-流 67-3　阴茎头成形

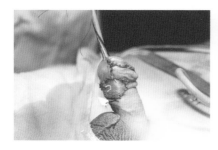

图 5-流 67-4　术毕侧位

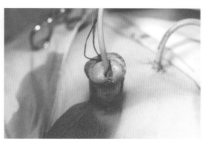

图 5-流 67-5　术毕正位

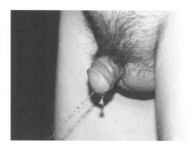

图 5-流 67-6　排尿

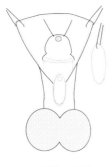

a　皮瓣、皮片

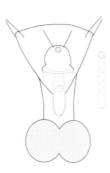

b　支撑管

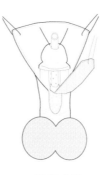

c　皮瓣成形

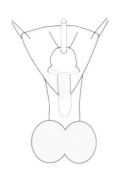

d　尿道成形

图 5-流 67-7　手术要点示意

注意事项： 该术式主要适用于阴茎远端型尿道下裂，耦合时应注意保护原尿道口血运

流程表 68　包皮内板皮片或口腔黏膜耦合阴囊中隔岛状皮瓣的尿道成形

执行责任监督：台下巡回护士

时间单元	手术医师	第一助手	第二助手	台上器械护士	台下巡回护士
手术操作动态控制细节流程时间差	内板皮片/黏膜成形尿道背侧半：皮片/黏膜置于尿道缺损段，以圆针 6-0 单乔可吸收缝线将其近端、远端乔分别与尿道口背侧半、阴茎头远端切口背侧半缝合，以 3 排纵向"门钉"缝合固定皮片于阴茎海绵体腹侧	用 2 把眼科无齿镊协助展平、牵引固定游离移植组织	湿纱布蘸血、按压止血。直手术剪剪线，线头留 1mm 长	皮片/黏膜游离移植重建尿道阴茎白膜背侧半器械	圆针 6-0 单乔可吸收缝线 4 根，角针 5-0 聚丙烯不可吸收缝合线 1 根
		以 5-0 丝线缝合皮瓣的皮肤浅筋膜层作为牵引线以利于中隔皮瓣远端牵出		1/2 弧 4×10 角针 1 枚穿 5-0 丝线	
	将中隔岛状皮瓣翻转 180°，与皮片/黏膜靠拢，远端经阴茎头内隧道牵出，圆针 6-0 单乔线缝合一侧皮瓣与内板皮片/黏膜	针状拉钩牵引、固定皮瓣，使皮瓣与移植组织不会错位	湿纱布蘸血、按压止血，剪线。选择并修剪软弹带侧孔硅胶支撑管	针状拉钩两枚	
	置入支撑管，外露端以角针 5-0 单丝尼龙线固定于阴茎头，纽扣衬垫	协助固定支撑管、导尿管，剪线，线头留 5mm 长	制作"头皮针管-输液管-引流袋"尿液引流系统	放置固定再造尿道软弹带侧孔硅胶支撑管器械，留置导尿管及尿液引流系统器械	头皮针管 1 根，静脉输液器 1 套，一次性尿液引流袋 1 个，5-0 丝线 1 卷
	经支撑管置入头皮针管留置导尿翻转中隔岛状皮瓣耦合成形完整尿道：以支撑管支撑，缝合翻转中隔岛状皮瓣-皮片/黏膜另侧缘，完成耦合成形尿道	将尿袋以 Allis 钳固定在低于膀胱的位置		耦合成形尿道器械	
	尿道外口成形：中隔岛状皮瓣远端	固定皮瓣	湿纱布蘸血、按压止血，剪线		
	与阴茎头顶端切口腹侧半缝合，成形尿道外口				

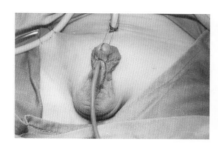

图 5-流 68-1　设计

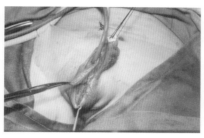

图 5-流 68-2　阴囊中隔岛状皮瓣形成

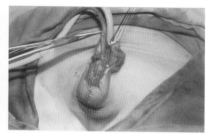

图 5-流 68-3　阴囊中隔岛状皮瓣翻转

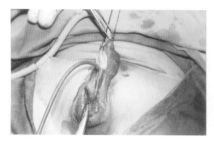

图 5-流 68-4　口腔黏膜游离移植

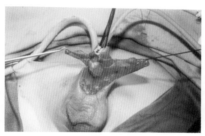

图 5-流 68-5　皮瓣-皮片耦合形成尿道

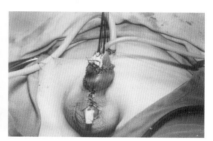

图 5-流 68-6　术毕

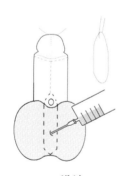

a　设计

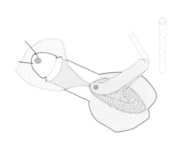

b　皮瓣成形

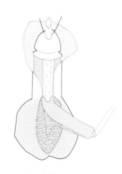

c　皮片植于阴茎腹侧

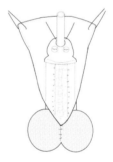

d　皮片/皮瓣耦合形成尿道

图 5-流 68-7　手术要点示意

注意事项：卷管成形尿道后，需将浅筋膜蒂两边缘各与白膜缝合一层以覆盖再造尿道缝合切口线，起到防水层的作用，增加血供，减少尿瘘发生

三、保留利用尿道板成形尿道流程

1. 尿道板重建（流程表 69~71）

流程表 69　两侧分叉尿道海绵体联合黏膜移植成形尿道板

执行责任监督：台下巡回护士

时间单元	手术医师	第一助手	第二助手	台上器械护士	台下巡回护士
手术操作动态控制细节流程时间差	切口设计：沿尿道板两侧缘平行切口，至冠状沟下转向外侧，延至阴茎头两侧以增加尿道板（皮）瓣长度。黏膜游离移植增加尿道板宽度	皮肤记号笔 湿纱布压迫止血	测量尿道板宽，尿道板（皮）瓣长	切口设计测量器械 局麻药液配制——与台下巡回护士唱答核对	配制局麻药
	局麻肿胀。以 15＃刀沿线切开并于浅筋膜层浅面向外侧剥离使尿道板（皮）瓣能向内翻转，保护好外侧浅筋膜蒂，并保持尿道板与分叉尿道海绵体成整体	使用针状拉钩牵开切口外侧皮肤，牵引整体组织瓣支持线	止血	局部浸润麻醉器械 分叉尿道海绵体联合阴茎皮肤瓣掀起及成形尿道器械	

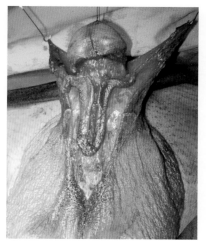
图 5-流 69-1　皮瓣成形

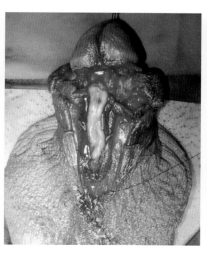
图 5-流 69-2　黏膜移植

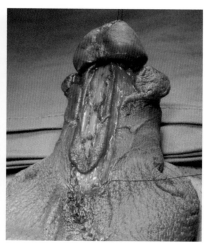
图 5-流 69-3　尿道板成形

注意事项：1. 分离皮瓣时，注意皮瓣及其下方筋膜整体性
　　　　　　2. 形成皮瓣时需同时考虑皮瓣血运及其活动度

流程表 70　尿道板中央镶嵌游离移植的黏膜或皮片

执行责任监督：台下巡回护士

时间单元	手术医师	第一助手	第二助手	台上器械护士	台下巡回护士
手术操作动态控制细节流程时间差	切口设计：狭窄的尿道板中央纵行，上到阴茎头，下抵下裂尿道外口	皮肤记号笔		切口设计测量器械 局麻药液配制——与台下巡回护士唱答核对	配制局麻药
	局部浸润肿胀麻醉 切开松解尿道板：以15#圆刀在尿道板中央纵行切开皮肤，深达白膜。向两侧松解、剥离至所需宽度	协助切开皮肤 湿纱布压迫止血	湿纱布按压止血	局部浸润麻醉器械 尿道板切开镶嵌植皮器械	
	黏膜/皮片镶嵌移植：将相应大小的黏膜/皮片，植于尿道板中央创面上，以圆针6-0单乔可吸收缝合线与尿道板皮肤瓣外翻缝合。纵向行3排"门钉"缝合，固定黏膜/皮片	协助缝合	止血，剪线		
	对于镶嵌的黏膜/皮片必须采取制动、压迫措施				

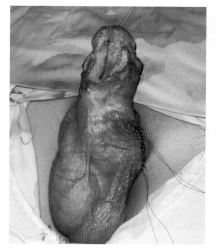 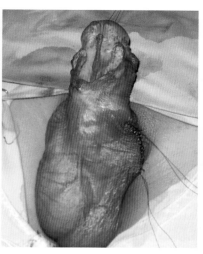 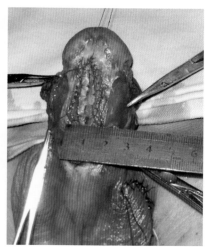

图 5-流 70-1 设计　　　　　图 5-流 70-2 皮片　　　　　图 5-流 70-3 "门钉"缝合

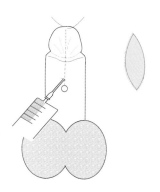 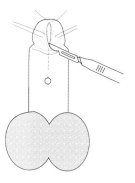

a 采取黏膜/皮片，肿胀麻醉　　　　　　　　b 切开

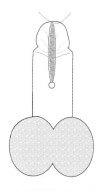 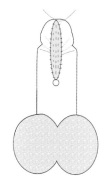

c 向两侧松解尿道板　　　　　　d 黏膜/皮片置入，"门钉"缝合

图 5-流 70-4 手术要点示意

注意事项： 1. 切开至白膜浅层

2. "门钉"纵向缝合 3 排，与边缘皮肤应外翻缝合

流程表 71 皮片游离移植尿道板重建

时间单元	手术医师	第一助手	第二助手	台上器械护士	台下巡回护士
手术操作动态控制细节流程时间差	局部浸润肿胀麻醉切口设计：去除无用瘢痕，边缘规整，便于成形尿道。尿道板受床准备：切除阴茎腹侧瘢痕，同时矫直阴茎，直达阴茎海绵体白膜浅层	暴露术野牵引阴茎头支持线		局部浸润麻醉器械切口设计测量器械阴茎下弯矫直器械	局麻药液配制
	重建尿道板材料游离移植：将切取的整块重建尿道板材料，如全厚阴囊皮肤片、阴囊侧方皮肤片等，覆盖于阴茎腹侧受床创面上	电凝止血，湿纱布蘸血、压迫止血	将重建尿道板材料用生理盐水清洗3遍	阴囊皮肤片切取器械双极电凝器-电凝止血器械	双极电凝器，电刀清洁片，双极电凝镊保护袋
	移植的皮肤片中间，以圆针6-0单乔可吸收缝合线，行"门钉"缝合	扶稳阴茎，打结，剪线	湿纱布蘸血、按压止血	圆针6-0单乔可吸收缝合线尿道板重建器械	
	缝线包压法包扎：移植的皮肤片边缘以5-0丝线缝合，保留长线，4根一组，止血钳钳夹。皮瓣表面覆盖凡士林纱布，堆积干碎纱布，面积大于创口缘，凡士林纱布包堆，分组丝线打结，压力适中。边缘围绕凡士林纱布条	协助将长线分组打结	修剪凡士林纱布至适当大小，将干小方纱布修剪成碎纱布剪线		

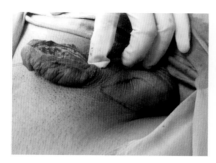
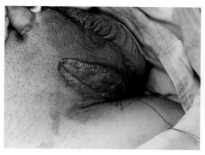
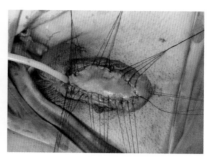

图 5-流 71-1　设计　　　　图 5-流 71-2　阴囊侧方皮片切取　　　　图 5-流 71-3　阴茎腹侧创面植皮

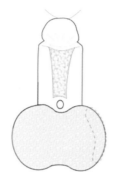

a　腹侧创面

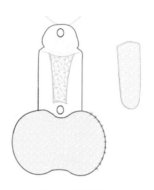

b　皮片切取

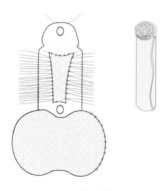

c　皮片移植

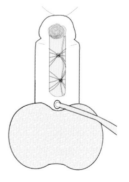

d　包堆包扎

图 5-流 71-4　手术要点示意

注意事项：1. 用于重建尿道的游离移植组织，用生理盐水清洗 3 遍后方可使用。注意应在台上清洗，以防移植组织受到污染

　　　　　　2. 尿道板重建不宜采用口腔黏膜，因其不耐干燥

2. 尿道板尿道成形（流程表 72~75）

流程表 72　一侧血运优势分叉尿道海绵体联合岛状阴茎侧方皮瓣翻转加盖保留的尿道板尿道成形

执行责任监督：台下巡回护士

时间单元	手术医师	第一助手	第二助手	台上器械护士	台下巡回护士
手术操作动态控制细节流程时间差	切口设计：分叉尿道海绵体血运优势侧，根据缺损尿道长度，标记皮瓣切取范围。对侧沿尿道板边缘。尿道外口近心端 T 形	皮肤记号笔	测量缺损尿道长度，皮瓣切取宽度	切口设计测量器械。局麻药液配制——与台下巡回护士唱答核对	
	记号笔画线标记切口线局部浸润肿胀麻醉血运优势侧切口线外缝合支持线 切开：血运优势侧全层切开皮肤，松解皮瓣远端纤维组织，保护浅筋膜蒂的完整连续性。对侧切开尿道板边缘，直达白膜。切开松解下裂尿道外口近心端皮肤筋膜置入软弹带侧孔硅胶支撑管	协助切开	提拉支持线	局部浸润麻醉器械 分叉尿道海绵体联合阴茎皮肤瓣掀起及成形尿道器械 放置再造尿道软弹带侧孔硅胶支撑管器械	
	尿道成形：血运优势侧皮瓣自外向内带蒂翻转 180°，皮瓣外侧缘与对侧尿道板边缘，以圆针 6-0 单乔可吸收缝合线缝合成完整尿道 角针 5-0 单丝尼龙线缝合支撑管，垫纽扣，固定于阴茎头	协助放置再造尿道软弹带测孔硅胶支撑管，协助缝合	止血，剪线	皮瓣-皮瓣缝合成形尿道器械	

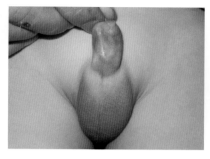

图 5-流 72-1　术前

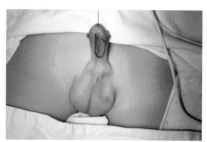

图 5-流 72-2　设计

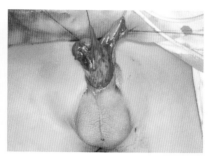

图 5-流 72-3　单蒂瓣

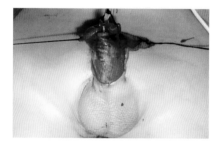

图 5-流 72-4　加盖

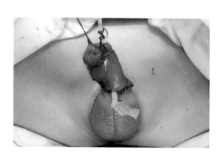

图 5-流 72-5　加被

注意事项： 1. 确保岛状皮瓣血运安全

　　　　　　　2. 缝合尿道时三点外翻缝合

流程表 73 两侧分叉尿道海绵体联合黏膜移植加宽尿道板的尿道成形

执行责任监督：台下巡回护士

时间单元	手术医师	第一助手	第二助手	台上器械护士	台下巡回护士
手术操作动态控制细节流程时间差	切口设计：两侧分叉尿道海绵体外缘，至尿道外口近心端，呈U形	皮肤记号笔		切口设计测量器械局麻药液配制——与台下巡回护士唱答核对	
	局部浸润肿胀麻醉切开：切开皮肤全层，松解浅筋膜，保护浅筋膜的整体连续性黏膜移植加宽尿道板置入软弹带侧孔硅胶支撑管			局部浸润麻醉器械。分叉尿道海绵体联合阴茎皮肤瓣掀起及成形尿道器械	
	外露端以角针5-0单丝尼龙线固定于阴茎头，垫以纽扣。经支撑管腔置入头皮针管留置导尿	协助固定支撑管、导尿管	制作导尿管及尿液引流系统	放置再造尿道软弹带测孔硅胶支撑管器械；留置导尿管及尿液引流系统器械	
	成形尿道：将两侧皮瓣向内翻转包裹支撑管，圆针6-0单乔线缝合皮瓣-皮瓣边缘，完成卷管成形尿道。并将两侧浅筋膜蒂边缘缝合一层以覆盖重建尿道切口缝合线	协助缝合	止血，剪线		

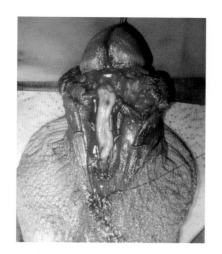

图 5-流 73-1　皮瓣、黏膜片

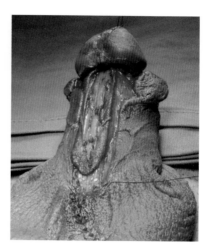

图 5-流 73-2　尿道板成形

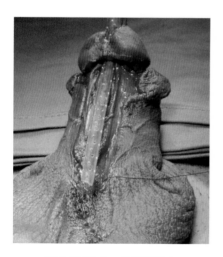

图 5-流 73-3　支撑管置入

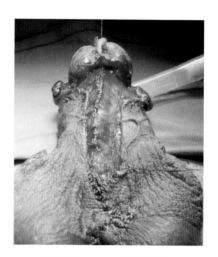

图 5-流 73-4　尿道成形

注意事项：1. 分离皮瓣时，注意皮瓣及其下方筋膜整体性
　　　　　2. 形成皮瓣时需同时考虑皮瓣血运及其活动度

流程表 74　尿道板中央镶嵌黏膜或皮片的尿道板卷管成形尿道

时间单元	手术医师	第一助手	第二助手	台上器械护士	台下巡回护士
手术操作动态控制细节流程时间差	切口设计：狭窄的尿道板中央纵行，上到阴茎头，下抵下裂尿道外口。尿道板两侧边缘—原尿道外口近心端呈 U 形标记	皮肤记号笔		切口设计测量器械。局麻药液配制——与台下巡回护士唱答核对	局麻药液配制
	局部浸润肿胀麻醉切开松解尿道板：以 15# 圆刀在尿道板中央纵行切开皮肤，深达白膜。向两侧松解、剥离至所需宽度	协助切开	止血；测量缺损宽度	局部浸润麻醉器械尿道板切开镶嵌植皮器械切口设计测量器械	
	黏膜/皮片镶嵌移植：将相应大小的黏膜/皮片，植于尿道板中央创面上，以圆针 6-0 单乔可吸收缝合线与尿道板皮肤瓣外翻缝合纵向行 3 排"门钉"缝合，固定黏膜/皮片。置入软弹带侧孔硅胶支撑管	协助缝合	止血，剪线	尿道板切开镶嵌植皮器械	
	U 形切开尿道板及尿道外口			放置再造尿道软弹带侧孔硅胶支撑管器械	
	近心端：松解浅筋膜，两侧尿道板向内翻转，皮瓣-皮瓣缝合成形尿道			皮瓣-皮瓣缝合成形尿道器械	

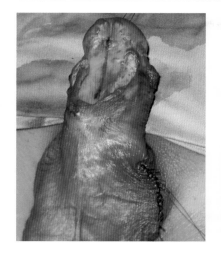

图 5-流 74-1 设计

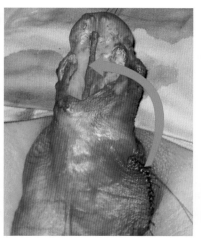

图 5-流 74-2 皮片移植

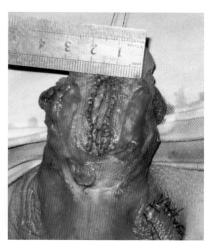

图 5-流 74-3 尿道板成形

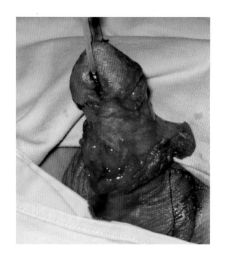

图 5-流 74-4 尿道成形

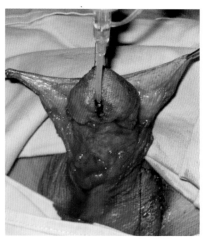

图 5-流 74-5 成形尿道、覆盖皮瓣

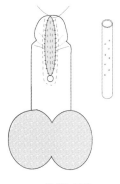

a 肿胀麻醉

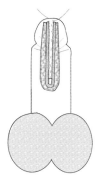

b 支撑管置入

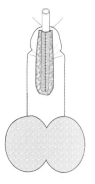

c 尿道成形

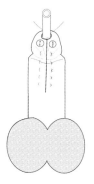

d 术毕

图 5-流 74-6 手术要点示意

注意事项： 1. 黏膜/皮片固定后需门钉缝合

2. 分离皮瓣时，注意皮瓣及其下方筋膜整体性

流程表 75　利用前期重建尿道板卷管法成形尿道

时间单元	手术医师	第一助手	第二助手	台上器械护士	台下巡回护士
手术操作动态控制细节流程时间差	切口设计：尿道板两侧边缘—原外口近心端呈U形标记 局部浸润肿胀麻醉	扶稳阴茎，便于记号笔标记。干纱布蘸血、按压止血	皮肤记号笔	切口设计测量器械 局部浸润麻醉器械	局麻药液配制 5-0单丝尼龙线1根
	置入支撑管，将支撑管远端以角针5-0单丝尼龙线固定于阴茎头，垫以缝线扣	扶稳阴茎、固定线尾、剪线		放置固定再造尿道软弹带侧孔硅胶支撑管器械	
	U形切开尿道板及尿道外口近心端：松解浅筋膜，两侧尿道板向内翻转	干纱布固定阴茎皮肤以利于术者切开。湿纱布蘸血、电凝止血、剪线	湿纱布蘸血、按压止血	皮瓣-皮瓣缝合成形尿道器械 手术剪（12.5cm，普通型，尖直头）	圆针6-0单乔可吸收缝合线2根
	将两侧重建尿道板皮瓣以圆针6-0单乔可吸收缝合线行外翻缝合	血管钳夹持线尾，配合术者缝合	剪线		

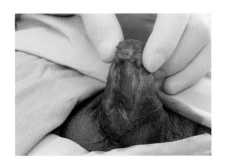

图 5-流 75-1　再造尿道板

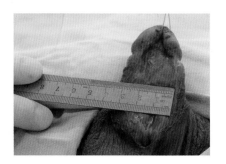

图 5-流 75-2　测量

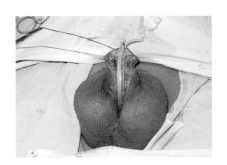

图 5-流 75-3　双管置放

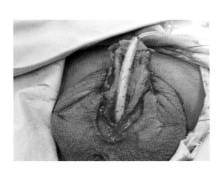

图 5-流 75-4　切开卷管

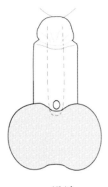 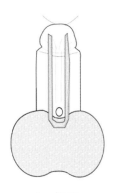 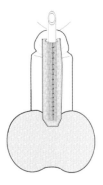 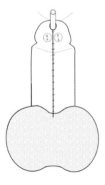

a　设计　　　　　　b　切开　　　　　　c　尿道成形　　　　　d　术毕

图 5-流 75-5　手术要点示意

注意事项：尿道板切开时可以设计成两侧不对称的椭圆形，以使卷管尿道切口与皮肤切口错位

第六节 尿道吻接、覆盖加固及缝合流程

1. 尿道吻接及覆盖加固（流程表 76~84）

流程表 76 二期吻接尿道

执行责任监督：台下巡回护士

时间单元	手术医师	第一助手	第二助手	台上器械护士	台下巡回护士
手术操作动态控制细节流程时间差	切口设计：以原尿道外口与新建尿道近段开口的连线为轴线，设计宽约 2.5cm 偏轴皮瓣。做标记	轻压阴茎远端，以便术者以记号笔画线		切口设计测量器械	局麻药液配制。5-0 单丝尼龙线、6-0 单乔可吸收线。5-0 丝线 1 卷
	局麻肿胀。切开：先切开一侧皮肤，松解皮下筋膜，看其收缩，测量宽度，再切开另一侧	湿纱布蘸血、按压止血，电凝止血使用针状拉钩，牵拉皮瓣	选择并修剪软弹带侧孔硅胶支撑管	局部浸润麻醉器械。双极电凝器-电凝止血器械。5-0 单丝尼龙线	
	插入软弹带侧孔硅胶支撑管：通过阴茎头的尿道外口，用直探针导引，进入原尿道 2cm	支持线牵拉，扶稳阴茎，测量支撑管插入尿道的深度约为 2cm	制作尿液引流系统：头皮针管-输液器管-引流袋	针状拉钩两枚，眼科有齿镊，尖头眼科弯剪刀，15# 圆刀片，直杆状圆锥形头软弹带侧孔硅胶支撑管，医用缝线扣	
	5-0 单丝尼龙线于阴茎头背侧加缝线扣，缝合固定硅胶支撑管通过支撑管插入留置导尿管	剪线。缝合 5-0 丝线于支撑管两侧以固定导尿管	测量头皮针导尿管有效长度，以确定随后头皮针管置入膀胱内。将 5-0 丝线打结，固定导尿管与支撑管。血管钳夹持线尾配合术者缝合。剪线		纯硅胶球囊导尿管（双腔 6Fr/Ch）；或头皮针管 1 根，静脉输液器 1 套，一次性尿液引流袋 1 个
	尿道成形：将切开的尿道板皮瓣卷向腹侧，围绕支撑管用 6-0 单乔可吸收线缝合	牵拉阴茎头支持线，扶稳阴茎，以组织钳将尿袋固定于低于膀胱的位置		导尿管导尿器械 6-0 单乔可吸收线	
	防瘘层：转移周围筋膜组织瓣或是睾丸鞘膜瓣覆盖，转移局部皮瓣，覆盖吻接口创面	扶稳阴茎，湿纱布蘸血，针状拉钩牵拉组织瓣	配合缝合。剪线	再造尿道防瘘层阴茎浅筋膜瓣成形器械	

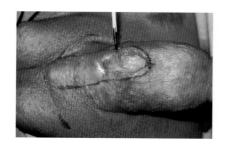

图 5-流 76-1　设计

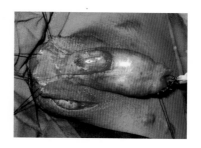

图 5-流 76-2　皮瓣成形

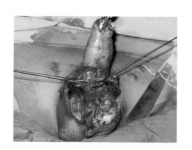

图 5-流 76-3　转移

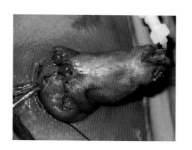

图 5-流 76-4　吻接接毕

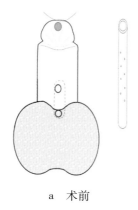 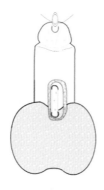 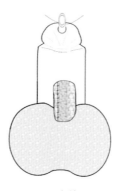 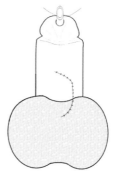

a　术前　　　　　　　b　切开　　　　　　　c　吻接　　　　　　　d　覆盖

图 5-流 76-5　手术要点示意

注意事项：设计切口后，应先沿一侧设计线切开 1/2，选取合适软弹带侧孔再造尿道硅胶支撑管插入原尿道，再次评估设计皮瓣宽度是否合适，进而调整另一侧切开线

流程表 77　单蒂阴茎皮瓣带蒂转移

时间单元	手术医师	第一助手	第二助手	台上器械护士	台下巡回护士
手术操作动态控制细节流程时间差	切口设计：根据缺损部位及形状、大小，避开瘢痕，设计单蒂阴茎皮瓣，长宽比例为1∶1，记号笔标记	扶稳阴茎		切口设计测量器械局部浸润麻醉器械。双极电凝器－电凝止血器械	局麻药液配制
	局部浸润肿胀麻醉切开：以15#圆刀并用眼科手术剪（10cm直尖头）切开皮肤至皮下浅筋膜深层，浅筋膜面积大于皮肤面积	干平纱布置于切口两侧，形成张力，配合切开切口		防止阴茎内板皮肤－浅筋膜分离的支持线缝合器械	双极电凝器，电刀清洁片，双极电凝镊保护袋
	缝合转移阴茎皮瓣的阴茎皮肤、浅筋膜全层支持线	湿纱布蘸血、按压止血双极电凝止血	湿纱布蘸血、按压止血	眼科手术剪（10cm直尖头）	
	皮瓣转移：牵拉支持线，眼用手术剪（10cm弯圆头）将阴茎皮肤－筋膜瓣与基底分离，带蒂旋转至受区，防止蒂部扭转	双极电凝止血，扶稳阴茎	湿纱布蘸血、按压止血	眼科手术剪（10cm弯圆头）	

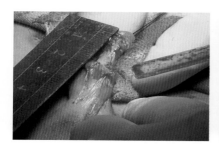

图 5-流 77-1　测量

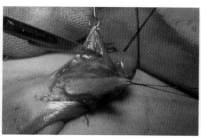

图 5-流 77-2　蒂部松解

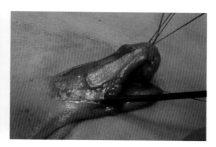

图 5-流 77-3　单蒂瓣形成

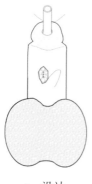

a　设计

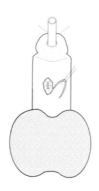

b　切开

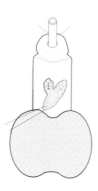

c　转移

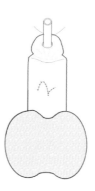

d　术毕

图 5-流 77-4　手术要点示意

注意事项： 皮瓣转移时务必要带皮下浅筋膜共同转移

流程表 78　桥形双蒂阴茎皮瓣带蒂转移

时间单元	手术医师	第一助手	第二助手	台上器械护士	台下巡回护士
手术操作动态控制细节流程时间差	切口设计：根据缺损部位及形状、大小，避开瘢痕，设计桥形双蒂阴茎皮瓣，长宽比例为 1：1	扶稳阴茎		切口设计测量器械局部浸润麻醉器械眼科手术剪（10cm直尖头）	局麻药液配制
	记号笔画线标记局部浸润肿胀麻醉切开：以 15# 圆刀并用眼科手术剪（10cm直尖头）切开皮肤至皮下浅筋膜深层，浅筋膜面积大于皮肤面积	扶稳阴茎，双极电凝止血	湿纱布蘸血、按压止血	双极电凝器 - 电凝止血器械	双极电凝器，电刀清洁片，双极电凝镊保护袋
		湿纱布蘸血、按压止血	扶稳阴茎，湿纱布蘸血、按压止血	防止阴茎内板皮肤 - 浅筋膜分离的支持线缝合器械	
	浅筋膜全层支持线皮瓣推进转移：牵拉支持线，眼科手术剪（10cm 弯圆头），将桥形	血管钳固定支持线		眼科手术剪（10cm弯圆头）	
	双蒂阴茎皮肤 - 筋膜瓣与基底分离，平移推进双蒂阴茎皮肤 - 筋膜瓣，至欲覆盖的创面				

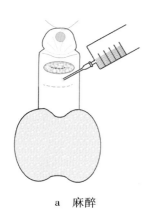
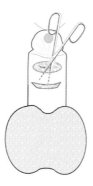
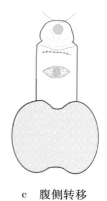

a 麻醉　　　　　　　　b 双蒂阴茎皮瓣成形　　　　　　　c 腹侧转移

图 5-流 78　桥形双蒂阴茎皮瓣带蒂转移

注意事项： 1. 双蒂皮瓣切开后，应以 3-0 支持线缝合固定皮肤筋膜全层以确保整体转移，保证血运

2. 桥形双蒂阴茎皮瓣血运优于单蒂皮瓣

流程表79　单蒂阴囊皮瓣带蒂转移

时间单元	手术医师	第一助手	第二助手	台上器械护士	台下巡回护士
手术操作动态控制细节流程时间差	切口设计：根据缺损部位及形状、大小，避开瘢痕，设计单蒂阴囊皮瓣，长宽比例为1:1，记号笔标记	协助固定阴囊皮肤		切口设计测量器械局部浸润麻醉器械眼科手术剪（10cm直尖头）	局麻药液配制
	局部浸润肿胀麻醉切开：以15#圆刀并用眼科手术剪（10cm直尖头）切开皮肤至皮下	双极电凝止血		双极电凝器-电凝止血器械，防止皮肤-皮下筋膜瓣分离的支持线缝合器械	双极电凝器，电刀清洁片，双极电凝镊保护袋
	浅筋膜（肉膜）深层，浅筋膜面积大于皮肤面积。缝合转移阴囊皮瓣的阴囊皮肤、浅筋膜全层支持线	血管钳将支持线固定在适当位置上	湿纱布蘸血、按压止血		
	皮瓣转移：牵拉支持线，眼科手术剪（10cm弯圆头）将阴囊皮肤-筋膜瓣与基底分离，带蒂旋转至受区，防止蒂部扭转	双极电凝将术者挑起的肉膜组织止血	以眼科手术剪（10cm直尖头）剪开已电凝止血的肉膜组织	眼科手术剪（10cm弯圆头）眼科手术剪（10cm直尖头）	

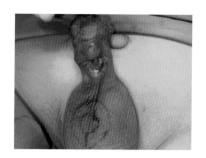

图 5-流 79-1　设计

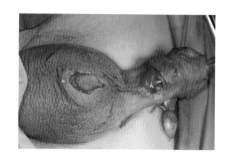

图 5-流 79-2　阴囊瓣成形

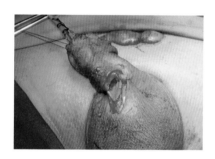

图 5-流 79-3　转移

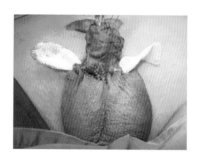

图 5-流 79-4　创口闭合

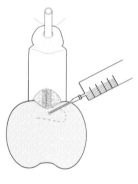

a　麻醉

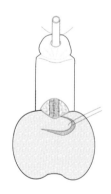

b　皮瓣形成

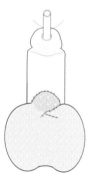

c　转移

图 5-流 79-5　手术要点示意

注意事项：单蒂阴囊皮瓣切开后，应以 3-0 支持线缝合固定皮肤筋膜全层，以确保整体转移，保证血运

流程表 80　桥形双蒂阴囊皮瓣带蒂转移

执行责任监督：台下巡回护士

时间单元	手术医师	第一助手	第二助手	台上器械护士	台下巡回护士
手术操作动态控制细节流程时间差	切口设计：根据缺损部位及形状、大小，避开瘢痕，设计双蒂阴囊皮瓣，长宽比例为 1∶1，记号笔标记	协助固定阴囊皮肤		切口设计测量器械	局麻药液配制：2% 利多卡因 5ml＋15ml 注射用水＋2 滴肾上腺素（20G 注射针头）
	局部浸润肿胀麻醉切开：以 15#圆刀并用眼科手术剪（10cm 直尖头）切开皮肤至皮下浅筋膜（肉膜）深层，浅筋膜面积大于皮肤面积	双极电凝止血	湿纱布蘸血、按压止血	局部浸润麻醉器械 双极电凝器－电凝止血器械 眼科手术剪（10cm 直尖头）	双极电凝器，电刀清洁片，双极电凝镊保护袋
	缝合转移双蒂阴囊皮瓣的阴囊皮肤、浅筋膜全层支持线	血管钳将支持线固定在适当位置上	扶稳阴茎	防止皮肤‐皮下筋膜瓣分离的支持线缝合器械	
	双蒂皮瓣推进转移：牵拉支持线，眼科手术剪（10cm 弯圆头）将双蒂阴囊皮肤‐筋膜瓣与基底分离，推进转移至受区，覆盖创面	湿纱布蘸血、按压止血 双极电凝将术者挑起的肉膜组织止血	以眼科手术剪（10cm 直尖头）剪开已电凝止血的肉膜组织	眼科手术剪（10cm 弯圆头） 眼科手术剪（10cm 直尖头）	

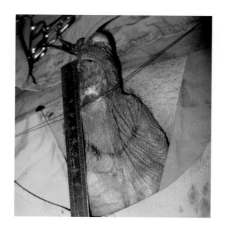

图 5-流 80-1　设计

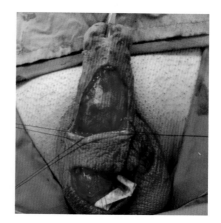

图 5-流 80-2　阴囊瓣形成

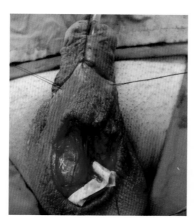

图 5-流 80-3　阴囊瓣转移

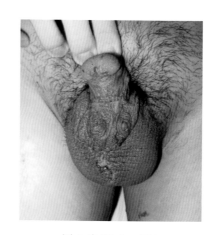

图 5-流 80-4　术后

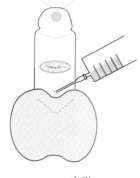

a　麻醉

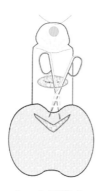

b　皮瓣形成

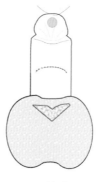

c　转移

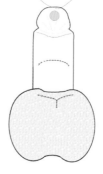

d　术毕

图 5-流 80-5　手术要点示意

注意事项： 1. 沿线切开阴囊皮肤至肉膜深层

　　　　　　2. 转移皮瓣前务必 3-0 支持线缝合固定皮肤筋膜全层，以确保整体转移，保证血运

　　　　　　3. 双蒂阴囊皮瓣血运优于单蒂阴囊皮瓣

流程表 81　阴茎背侧皮片游离移植、腹侧皮瓣推进缝合，修复尿瘘

时间单元	手术医师	第一助手	第二助手	台上器械护士	台下巡回护士
手术操作动态控制细节流程时间差	阴茎腹侧切口设计：去除瘢痕切口，估算需要皮瓣的大小。标记腹侧切除瘢痕范围	检查是否存在尿瘘等情况	以钢尺测量需要皮瓣的长和宽	切口设计测量器械	
	阴茎背侧切口设计与切开：沿阴茎长轴的纵行工形切口，双横臂要短。记号笔标记。充分松解游离全层浅筋膜	以干平纱布配合术者沿线切开	将阴茎支持线向远心端牵拉，扶稳阴茎	局部浸润麻醉器械（不加肾上腺素的局麻药）双极电凝器－电凝止血器械	不加肾上腺素的局麻药液配制双极电凝器，电刀清洁片，双极电凝镊保护袋
	阴茎背侧创面植皮，缝线包压法包扎：取自腹股沟的皮片覆盖创面，皮肤片边缘以5-0丝线缝合，保留长线，4根一组，止血钳钳夹	充分电凝止血。以钢尺测量需要腹股沟皮片的长和宽	以记号笔在腹股沟标记并取皮，修剪为厚中厚皮片		5-0丝线
	皮瓣表面覆盖凡士林纱布，堆积干碎纱布，面积大于创口缘，凡士林纱布包堆，分组丝线打结，压力适中。边缘围绕凡士林纱布条腹侧两侧推进皮瓣无张力缝合	协助将丝线分组，并将每一组以血管钳固定。打结	修剪凡士林纱布至适当大小，将干小方纱布剪碎备用剪线	凡士林纱布、干小方纱布、细针持针器、蚊式血管钳若干、5-0丝线	

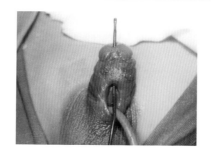

图 5-流 81-1 术前

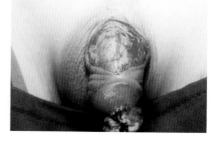

图 5-流 81-2 背侧创面

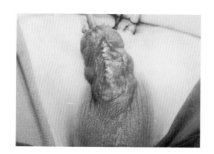

图 5-流 81-3 腹侧修复

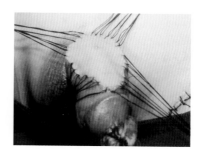

图 5-流 81-4 背侧植皮

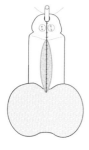

a 腹侧术前

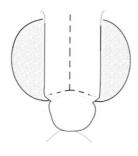

b 背侧设计

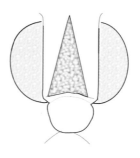

c 松解

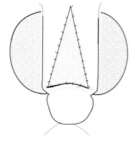

d 植皮

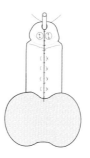

e 腹侧术毕

图 5-流 81-5 手术要点示意

注意事项： 1. 阴茎植皮时为了彻底止血、避免皮下血肿，应用不加肾上腺素的局麻药液
2. 切除腹侧手术瘢痕时应注意检查尿道是否受损，是否存在尿瘘等情况

流程表 82　睾丸鞘膜瓣成形转移

执行责任监督：台下巡回护士

时间单元	手术医师	第一助手	第二助手	台上器械护士	台下巡回护士
手术操作动态控制细节流程时间差	显露睾丸切口设计：阴囊中部睾丸表面斜行切口。局麻肿胀	牵拉阴茎头支持线		切口设计测量器械 局部浸润麻醉器械	局麻药液配制
	切开：阴囊皮肤、肉膜、精索外筋膜、提睾肌及其筋膜，钝性分离至睾丸鞘膜壁层表面，成形阴囊皮下隧道至阴茎腹侧再造尿道表面，将睾丸连同壁层鞘膜完整挤出阴囊	协助术者操作，湿纱布压迫止血，双极电凝止血		双极电凝器-电凝止血器械	双极电凝器，电刀清洁片，双极电凝镊保护袋
				睾丸鞘膜瓣掀起转移成形防瘘层嵌入缝合器械	圆针 6-0 单乔可吸收缝合线（MONOCRYL）。角针 5-0 聚丙烯不可吸收缝合线（普理灵/PROLENE）
	鞘膜切口设计：睾丸上端为蒂，长宽比为 1∶1~1∶1.5 的壁层鞘膜瓣，鞘膜瓣长度应超过吻接口	牵拉阴茎头支持线	以钢尺测量鞘膜瓣的长和宽	切口设计测量器械	
	切开壁层鞘膜，形成鞘膜瓣，鞘膜瓣向内上方翻转穿过隧道覆盖再造尿道腹侧，避免蒂部受压	协助术者操作，接穿出隧道鞘膜瓣，湿纱布压迫止血，双极电凝止血		睾丸鞘膜瓣掀起转移成形防瘘层嵌入缝合器械	
	睾丸复位。以圆针6-0薇乔可吸收缝合线缝合固定鞘膜瓣边界于阴茎腹侧	扶稳阴茎剪线		缝合皮肤切口器械	
	阴囊部分层缝合解剖复位。放置引流条。术毕应用阴囊-睾丸托举带				

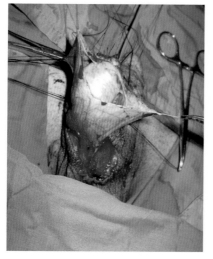

图 5-流 82-1　鞘膜切开

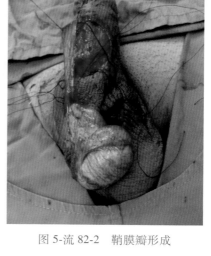

图 5-流 82-2　鞘膜瓣形成

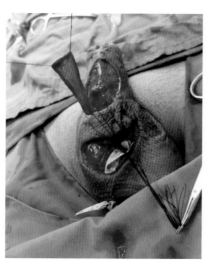

图 5-流 82-3　穿过隧道

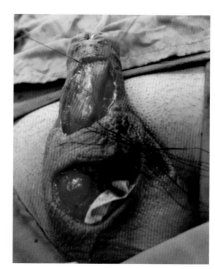

图 5-流 82-4　转移

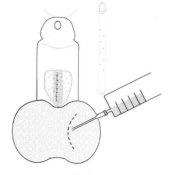

a　肿胀麻醉

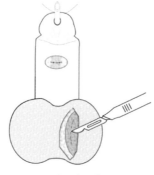

b　切开

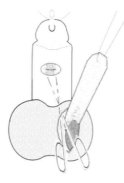

c　鞘膜瓣成形

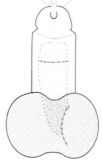

d　术毕

图 5-流 82-5　手术要点示意

注意事项： 1. 设计睾丸鞘膜瓣时，应小心将睾丸连同壁层鞘膜完整挤出阴囊

2. 睾丸鞘膜瓣的长度应超过吻接口

流程表 83　防瘘层阴茎浅筋膜瓣成形

时间单元	手术医师	第一助手	第二助手	台上器械护士	台下巡回护士
手术操作动态控制细节流程时间差	阴茎背侧皮肤-浅筋膜脱套复位转移至阴茎腹侧后，皮肤-浅筋膜似有多余，不可轻易切除	电凝止血：以眼科有齿镊夹持提起出血点，再双极电凝器止血，损伤更小	左手持针钩，提拉阴茎皮肤创口缘	阴茎背侧浅筋膜瓣剥离形成防尿瘘层器械	
	保护浅筋膜及其内部血管的整体连续性，其近心端蒂部不可有扭转、折叠牵拉				
	包皮内外板及阴茎皮肤皮片可以用15#圆刀片推切取用，保留其下的浅筋膜，用做防瘘层覆盖成形的尿道，尤其是冠状沟部成形的尿道缝合口。无创操作极其重要，只能针状拉钩牵拉，眼科有齿镊、无损伤血管镊夹持。阴茎浅筋膜的松动度极好，可以不做过度切开游离			包皮内板皮肤片切取器械 阴囊皮肤片切取器械	
	缝合固定浅筋膜瓣于阴茎腹侧尿道缝合口及筋膜表面	剪线		阴茎背侧浅筋膜瓣剥离形成防尿瘘层器械	

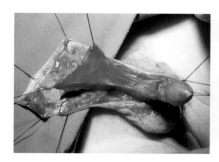

图 5-流 83-1　浅筋膜瓣

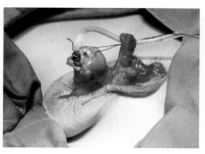

图 5-流 83-2　穿阴茎头

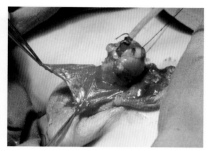

图 5-流 83-3　成形

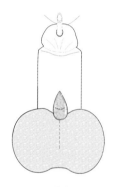

a　尿道成形毕

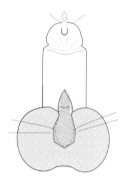

b　浅筋膜瓣松解

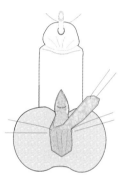

c　浅筋膜瓣成形

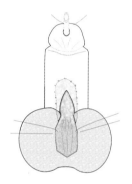

d　浅筋膜瓣转移

图 5-流 83-4　手术要点示意

注意事项： 1. 注意保护筋膜瓣血运

2. 注意筋膜瓣长宽比

流程表 84　防瘘层阴茎浅筋膜瓣、睾丸鞘膜瓣嵌入缝合固定

时间单元	手术医师	第一助手	第二助手	台上器械护士	台下巡回护士
手术操作动态控制细节流程时间差	防瘘层阴茎浅筋膜瓣成形或睾丸鞘膜瓣成形后，远端缝合支持线			睾丸鞘膜瓣支持线缝合器械	
	防瘘层嵌入缝合：目的是在尿道缝合切口外，覆盖浅筋膜瓣或睾丸鞘膜瓣作为防瘘层，嵌入到成形尿道时，剥离的腔隙内，跨过尿道缝合口，并与周围皮肤减张缝合，组织愈合后去除缝合线	协助术者操作，擦血止血，剪线			
	操作：支持线牵拉浅筋膜瓣或睾丸鞘膜瓣成形至意欲覆盖的部位，以角针 5-0 单丝尼龙线穿过	无损伤血管镊夹持浅筋膜瓣或睾丸鞘膜瓣，送入腔隙的皮下		睾丸鞘膜瓣掀起转移成形防瘘层嵌入缝合器械	
	缝线扣孔-皮肤-重建尿道的腔隙出针—缝穿浅筋膜瓣或睾丸鞘膜瓣—通过重建尿道的腔隙—经皮肤出针—穿过另一个缝线扣孔出针，引出尼龙线，打外科结。剪去支持线				
	如此，缝合数处	协助术者操作，擦血止血 剪线			

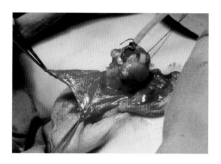

图 5-流 84-1　阴茎浅筋膜瓣

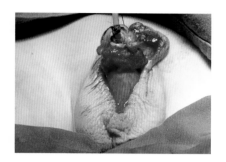

图 5-流 84-2　缝合

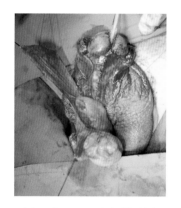

图 5-流 84-3　睾丸鞘膜瓣

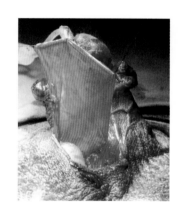

图 5-流 84-4　转移

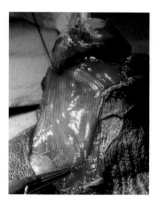

图 5-流 84-5　固定

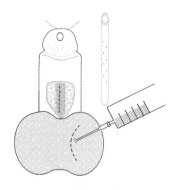

a　肿胀麻醉

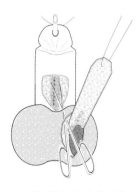

b　鞘膜瓣及隧道形成

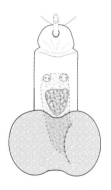

c　鞘膜瓣固定

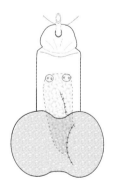

d　术毕

图 5-流 84-6　手术要点示意

注意事项：注意缝针缝合的顺序及位置

2. 皮肤创口牵拉画线标记均匀对位缝合与引流条放置（流程表85）

流程表85　皮肤创口牵拉画线标记均匀对位缝合与引流条放置

执行责任监督：台下巡回护士

时间单元	手术医师	第一助手	第二助手	台上器械护士	台下巡回护士
手术操作动态控制细节流程时间差	皮肤创口均匀对位标记：左手用单钩牵拉创口一端，与助手对抗，拉直创口缘，记号笔垂直于两创口缘标记缝合部位	接注射器，吸生理盐水，冲洗创口	接生理盐水盆	阴茎/阴囊创口均匀缝合及其引流条导引放置器械	准备生理盐水。20ml注射器，打开包装，交台上
	创口底部全长放置不锈钢丝环引流条导引器，止血钳固定，防止滑落	单钩牵拉创口另一端，使两创口缘成直线	接干纱布，弯盘收集、吸引器吸引冲洗液		皮肤记号笔，交台上 打开缝合线包装，交台上
	皮下组织缝合：按标记，有齿镊夹持皮下组织，反向进针缝合，打结，线结在深部		单钩牵拉创口另一端		备无菌手套
	皮肤缝合：必要时，间断垂直褥式缝合	剪线	吸引器吸血，纱布压迫止血		
	引流条放置：橡皮引流条穿过钢丝环，丝线系紧，牵拉不锈钢丝环引流条导引器另一端，使引流条进入全长创口内，调整引流条	剪线	纱布包裹引流条，移送到创口附近	引流条制备器械	引流条交台上
		剪去一端外露引流条			

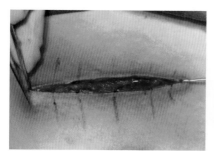
图 5-流 85-1 皮肤对位缝合

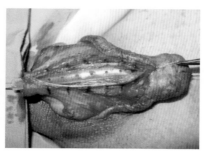
图 5-流 85-2 尿道对位缝合

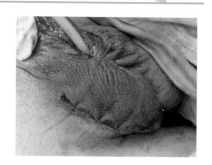
图 5-流 85-3 阴囊皮肤对位缝合

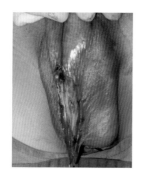
图 5-流 85-4 置入
导引丝线

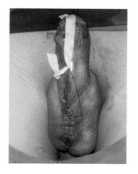
图 5-流 85-5 丝线
连结引流条

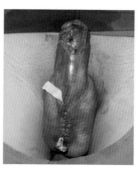
图 5-流 85-6 引流条置入

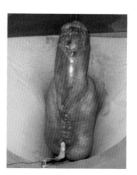
图 5-流 85-7 术毕

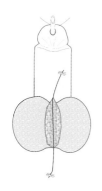

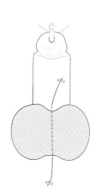

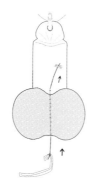

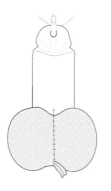

a 置入导引丝线　　b 缝合完毕　　c 丝线连结引流条　　d 引流条置入

图 5-流 85-8 手术要点示意

注意事项： 1. 切口缝合前画线标记缝合部位

2. 保持引流条处低位

第七节 尿管置放及包扎流程

1. 尿管置放（流程表 86~89）

流程表 86　成形尿道内支撑管放置、膀胱尿液引流系统留置导尿

执行责任监督：台下巡回护士

时间单元	手术医师	第一助手	第二助手	台上器械护士	台下巡回护士
	注射器内装液体石蜡棉球，注入尿道		修剪软弹带侧孔硅胶支撑管	手术中再造尿道软弹带测孔硅胶支撑管器械	头皮针管 输液器管 尿袋
手术操作动态控制细节流程时间差	通过直杆状圆锥形头探针，把软弹带侧孔硅胶支撑管导引入重建的新尿道，穿过重建尿道与原尿道吻接口，插入原尿道 2cm。用角针 5-0 单丝尼龙线，在阴茎头背侧加垫缝线扣，褥式缝合固定硅胶支撑管。经支撑管管腔把头端剪成两个侧孔的头皮针管插入膀胱，留置导尿	支持线牵拉，扶稳阴茎			
		湿纱布按压擦血止血，测量支撑管插入尿道的深度，不小于 2cm	制作尿液引流系统：头皮针管去针留管，末端 1cm 内剪成两个侧孔，测量长度—接输液器连接管—接尿袋		
		牵拉阴茎头支持线，扶稳阴茎，测量导尿管精确长度，打结		留置导尿管尿液引流系统置入器械	
	两组丝线缝合结扎固定于硅胶支撑管上，接一次性尿液引流袋双手拉开引流袋两壁，使成负压，尿液自动流出到引流袋内。组织钳穿过引流袋环形提带，固定于低于膀胱位	圆针-丝线缝合固定导尿管与支撑管，观察导尿管内尿液引流情况			
		绝对禁止按压下腹部，挤出尿液			

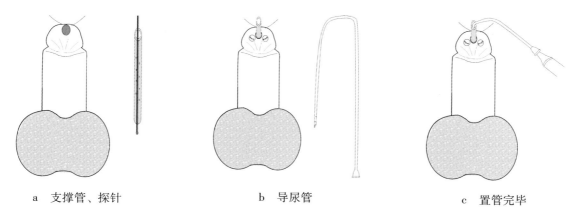

a　支撑管、探针　　　　　　b　导尿管　　　　　　c　置管完毕

图 5-流 86　成形尿道内支撑管放置、膀胱尿液引流系统留置导尿

注意事项：1. 注意支撑管插入尿道的深度
　　　　　　2. 尿袋应低于膀胱位

流程表 87　留置导尿（10Fr 及以下导尿管）

时间单元	手术医师	第一助手	第二助手	台上器械护士	台下巡回护士
		导尿管涂抹润滑剂导尿管内支撑导丝插入导尿管顶端，垂直拉直导尿管		留置导尿（10Fr 以下导尿管）器械	导尿管、尿液引流袋打开包装交器械护士
手术操作动态控制细节流程时间差	经尿道外口插导尿管。导尿管全部插入尿道及膀胱	注射器内装导尿管标示量生理盐水，注入水囊			
	拔出导尿管至水囊堵住膀胱尿道内口	抽出导尿管内导丝	导尿管接尿液引流袋拉开尿液引流袋侧壁，形成负压。尿液自动流出		
	缝合固定导尿管于阴阜	打结	剪线组织钳固定尿液引流袋于低于膀胱位，无折叠环形固定尿液引流管		
	留置导尿，引流不畅：①戴手套，左手捏紧折叠的尿液引流管远端，右手拿液体石蜡纱布，由远及近滑动挤压尿液引流管。②尿管内导丝旋转通透				观察尿液引流袋及其固定状态，报告尿液引流系统通畅与否
					手术中随时报告尿量手术结束时，胶布固定尿液引流管于下腹部

流程表 88　留置导尿（12Fr 及以上导尿管）

时间单元	手术医师	第一助手	第二助手	台上器械护士	台下巡回护士
手术操作动态控制细节流程时间差		导尿管涂抹润滑剂。导尿管内支撑导丝插入导尿管顶端，垂直拉直导尿管	导尿管接尿液引流袋拉开尿液引流袋侧壁，形成负压。尿液自动流出	留置导尿（12Fr 以上导尿管）器械	导尿管、尿液引流袋打开包装交器械护士
	经尿道外口插导尿管。导尿管全部插入尿道及膀胱	注射器内装导尿管标示量生理盐水，注入水囊			
	拔出导尿管至水囊堵住膀胱尿道内口		导尿管接尿液引流袋拉开尿液引流袋侧壁，形成负压。尿液自动流出		
	缝合固定导尿管于阴阜	打结	剪线组织钳固定尿液引流袋于低于膀胱位，无折叠环形固定尿液引流管		
	留置导尿，引流不畅：①戴手套，左手捏紧折叠的尿液引流管远端，右手拿液体石蜡纱布，由远及近滑动挤压尿液引流管。②尿管内导丝旋转通透				观察尿液引流袋及其固定状态，报告尿液引流系统通畅与否
					手术中随时报告尿量手术结束时，胶布固定尿液引流管于下腹部

流程表 89　困难导尿

时间单元	手术医师	第一助手	第二助手	台上器械护士	台下巡回护士
手术操作动态控制细节流程时间差	测量金属导尿管、软质导尿管、及导引丝长度 注射器内装液体石蜡棉球，向尿道内注入液体石蜡			困难导尿器械	术者要求型号导尿管，尿袋，连接负压吸引器，注射用生理盐水
	经尿道外口插入尖端正中带孔，尖后侧孔的金属导尿管，见有尿液流出，证实金属导尿管探入膀胱内。将导尿管导引丝通过金属导尿管内管腔，插入膀胱。保留导引丝，拔出金属导尿管，在导引丝引导下插入尖端正中带孔，尖端后侧孔的软质导尿管，进入膀胱。计算长度，导尿管在膀胱内插入 3cm。固定导尿管。拔除导引丝	协助握住阴茎体使其与腹壁呈 90°			
		扶住导尿管远端使其垂直于腹壁	待导尿管完全插入膀胱内拔出导丝，负压吸引见尿液后，导尿管气囊内注水，连接尿袋		

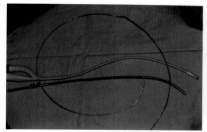

图 5-流 89-1 尖端带孔的橡皮导尿管和导引丝

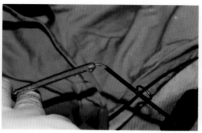

图 5-流 89-2 金属导尿管置入膀胱

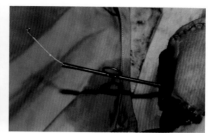

图 5-流 89-3 导丝进入膀胱

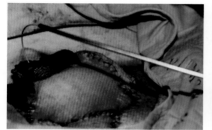

图 5-流 89-4 去除金属导尿管

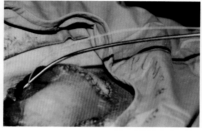

图 5-流 89-5 保留导丝

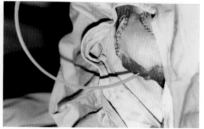

图 5-流 89-6 旋转推进软质导尿管

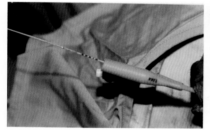

图 5-流 89-7 拔去导引丝

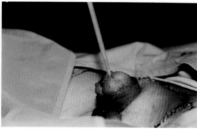

图 5-流 89-8 调整导尿管长度

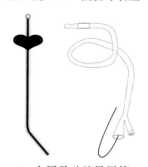

a 金属及硅胶导尿管

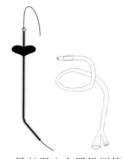

b 导丝置入金属导尿管

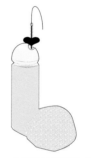

c 金属导尿管置入

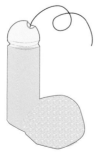

d 留置导丝

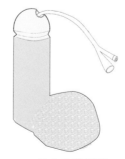

e 导入硅胶尿管

图 5-流 89-9 手术要点示意

2. 包扎（流程表 90）

流程表 90　弹力包扎

执行责任监督：台下巡回护士

时间单元	手术医师	第一助手	第二助手	台上器械护士	台下巡回护士
手术操作动态控制细节流程时间差	高弹管型网状绷带挽成双层	纱布擦净、擦干阴茎。美皮贴裁剪成合适大小，包裹阴茎全长	牵拉阴茎支持线	阴茎术后弹力包扎、与阴阜皮肤缝合固定器械	
	折叠端自高弹管型网状绷带安放器的鸭嘴形头部套入至体部。去除安放器头部	两把止血钳钳夹阴茎根部的美皮贴牵拉固定			
	用安放器体部将高弹管型网状绷带的断端套在阴茎-美皮贴外面，整体均匀包裹阴茎，折叠端越过阴茎头。阴茎根部背侧正中纵行剪开网状绷带 2cm	阴茎头支持线穿过安放器管腔，提拉支持线			
	单丝尼龙线缝合网状绷带于靠近阴茎根部的阴阜皮肤上 4 针，不可省略	扶稳阴茎，剪线			

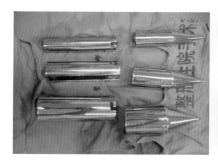

图 5-流 90-1　网套包扎器具

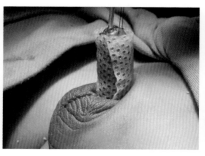

图 5-流 90-2　美皮贴包扎

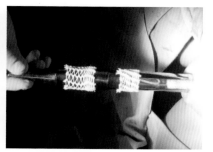

图 5-流 90-3　网套及器具套装

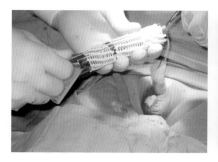

图 5-流 90-4　尿管引出

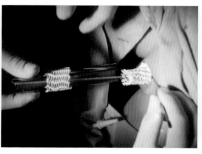

图 5-流 90-5　第一层网套尿管引出

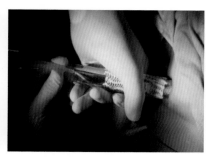

图 5-流 90-6　第二层网套尿管引出

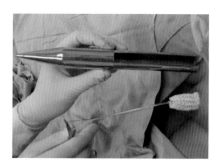

图 5-流 90-7　包扎完毕

第八节 术后处理流程

1. 麻醉结束（流程表 91～93）

流程表 91 手术结束

执行责任监督：台下巡回护士

时间单元	手术医师	第一助手	麻醉医师	台上器械护士	台下巡回护士
手术操作动态控制细节流程时间差	手术结束前 10 分钟，告知麻醉医生和护士：手术即将结束			盐水纱布，酒精纱布	
				和台下巡回护士一起清点手术台上所需的器械、纱布、刀片、缝针、线团等	清点手术台上所需的器械、纱布、刀片、缝针、线团等
	告知所需敷料如网套、美皮贴、凡士林纱布、平纱布、棉垫等				根据术者要求准备敷料
	包扎术区	协助术者包扎			
			停麻醉药物并观察患者的生命体征和呼吸情况		

流程表 92　麻醉结束

执行责任监督：台下巡回护士

时间单元	麻醉医师	台上器械护士	台下巡回护士	手术医师	
手术操作动态控制细节流程时间差	停止静脉麻醉药输入泵	站于手术床左侧，防止患者突然躁动而引起坠床	站于手术床右侧，防止患者突然躁动而引起坠床 准备好吸引器		
	割断固定气管导管的牙线	看管好静脉通路	把持住导管		
	待患者意识恢复并且呼吸平稳后，拔出气管导管，并观察患者的生命体征		连接呼吸回路的面罩口至患者面部，罩住口鼻，给予通气		
	患者生命体征平稳、呼吸通畅、意识恢复后，将患者平移至平车。送至麻醉恢复室	协助麻醉医师将患者平移至平车	协助麻醉医师将患者平移至平车。并为患者保暖，送至麻醉恢复室	协助麻醉医师将患者平移至平车。并为患者保暖，送至麻醉恢复室	

流程表 93　患者清醒

时间单元	手术医师	第一助手	第二助手	台上器械护士	台下巡回护士
手术操作动态控制细节流程时间差		站手术床一旁，防止患者清醒过程中躁动坠床。防止自行拔除导尿管及撕拉包扎敷料	站手术床另一旁，防止患者清醒过程中躁动坠床防止自行拔除导尿管及撕拉包扎敷料	站手术床一旁，防止患者清醒过程中躁动坠床	站手术床另一旁，防止患者清醒过程中躁动坠床。防止自行拔除导尿管及撕拉包扎敷料双手固定
				将面罩固定于患者面部	

2. 患者送出（流程表 94、95）

流程表 94　患者出手术室

执行责任监督：台下巡回护士

时间单元	手术医师	第一助手	第二助手	台上器械护士	台下巡回护士
手术操作动态控制细节流程时间差	手术安全核查表 患者离开手术室前核查签字		麻醉医师!! 手术安全核查表： 患者 离开手术室前核查签字		手术安全核查表 患者离开手术室前核查签字
					推平车至床旁
	共同将患者平移至平车	共同将患者平移至平车	共同将患者平移至平车	看护静脉通路及尿管	为患者保暖
		随麻醉医师将平车推入麻醉恢复室			带好患者衣物及病历

流程表 95　送患者入病房或麻醉恢复室

执行责任监督：台下巡回护士

时间单元	手术医师	第一助手	第二助手	台上器械护士	台下巡回护士
手术操作动态控制细节流程时间差		推平车入病房或麻醉恢复室			交接患者衣物及病历
		与病房或麻醉恢复室护士共同搬运患者至病床	与病房或麻醉恢复室护士共同搬运患者至病床		双手固定防止患者自行拔除导尿管及撕拉包扎敷料
	查看术区有无异常，导尿管是否通畅				
		开立术后临时及长期医嘱			

（李森恺　周传德　李　强　李峰永　周　宇　曹玉娇　张思娅　魏蜀一　赵　阳　李天牧）

第六章　原发单纯性尿道下裂分型及各型修复手术流程——名称与释义表

第一节　手术前阶段共通手术流程——名称与释义表

进程	名　称	释　义
	确认患者 接入手术室（流程表1）	安全核查，交接清楚，除外手术禁忌
	上肢建立静脉输液通道（流程表2）	用药三查七对。静脉穿刺成功，保持通畅，注意固定。与麻醉师沟通，大声复述麻醉医师口头医嘱
	麻醉（流程表3）	安全核查，与护士沟通 大声陈述：麻醉顺利成功，可以开始手术
	摆体位（流程表4）	舒适、避免皮肤压疮；避免神经血管压迫；方便手术；方便麻醉师；术者护士沟通进行；参考确认手术时间。特殊器械设备有效安装、摆放，可以有效使用
	预消毒（流程表5）	施术者本人操作，了解畸形。参考修订手术方案。有效操作，降低感染率，不可忽略
	阴茎头-包皮内板皮肤 粘连剥离（流程表6）	施术者本人操作，了解畸形。参考修订手术方案
	消毒　铺无菌单（流程表7）	会阴消毒，预防肛门排便污染
	人工勃起（流程表8）	有创操作 确认有无阴茎下弯
	阴茎头支持线 缝合牵拉固定（流程表10）	预留阴茎头成形尿道外口位置 根据需要，调整阴茎位置，便于手术

第二节 核心手术阶段手术流程——名称与释义表

一、无阴茎下弯类大口型、无阴茎头下曲阴茎头型、冠状沟型尿道下裂修复手术

1. 应用尿道口前移、阴茎头成形术（MAGPI）

流程	名 称	释 义
	留置导尿；阴茎皮肤脱套，自白膜浅面剥离包皮至阴茎根部（流程表87、14）	由尿道口插入F8导尿管，并沿冠状沟下0.8cm环形切开包皮，尿道口下0.8cm切开阴茎腹侧皮肤。尿道处皮肤切开务必十分注意，因切破尿道后壁易造成术后瘘管形成，于Buck筋膜前间隙处袖套样游离阴茎干皮肤至阴茎阴囊交界处
	大口型尿道下裂无需在尿道口背侧与龟头隐窝间纵切横缝	大口型尿道下裂不存在尿道口狭窄，故无需在尿道口背侧与龟头隐窝间纵切横缝
	置入多孔硅胶导尿管（流程表86）	插入F8~F10 Foley导尿管，做术后留置导尿和支撑用
	游离远端尿道腹侧皮瓣及尿道旁两侧龟头领	用小型皮肤拉钩将腹侧尿道口下皮肤上提并向阴茎头部游离成倒V形
	尿道口前移	然后用3-0丝线在中线做褥式缝合2~3针，不可有张力，这样可使尿道口下形成系带，并使尿道口前移
	包皮蝶状成形缝合覆盖腹侧缺损	用3-0丝线缝合修补阴茎皮肤，切除多余包皮，勿使转移
	背侧包皮瓣转移（流程表17、21）	如腹侧皮肤不够，可利用背侧多余包皮转移至腹侧
	前移尿道距离测量	要准确。病历中要记载
	缝合切口（流程表85）	当阴茎腹侧创口缝合张力过大，预计其愈合困难时可利用背侧多余包皮转移至腹侧。不可侥幸，勉强缝合。手术者大声提醒：10分钟后手术结束

2. 应用尿道板中央镶嵌黏膜/皮片的尿道板卷管尿道成形

流程	名　称	释　义
	膜状尿道切开（流程表 11）	必须切开至正常尿道组织，保证能够成功吻接尿道
	尿道外口开大（流程表 13）	必须切开至正常尿道管径，保证能够成功吻接尿道
	无阴茎下弯类 阴茎皮肤脱套 切口设计（流程表 14）	阴茎背侧、左右两侧、腹侧，统筹兼顾
	阴茎皮肤整体脱套（流程表 14）	整体论思维保证脱套的阴茎皮肤血运不受破坏
	脱套阴茎皮肤-浅筋膜瓣 血管观测（流程表 16）	手电筒光源-毛玻璃-遮光筒照射，无局灶亮点逆光观测
	设计阴茎皮肤-浅筋膜瓣向腹侧转移 复位（流程表 17、21、26）	根据脱套阴茎皮肤-浅筋膜瓣内血管分布情况设计等分均势、一侧优势、整体旋转皮瓣向阴茎腹侧转移复位
	阴茎头内隧道成形（流程表 34）	器械不可代用，以便保证成形的隧道充分宽松，又不影响血运
	阴茎头尿道外口 定位切开（流程表 33）	只做纵行鱼口状，避免直线环形挛缩，导致尿道外口狭窄
	缺损尿道测量 纵行切开尿道板，测量需采取的黏膜/皮片的大小	准确测量，病历中要记载 切开至海绵体浅层，加深尿道板
	皮片/黏膜采取（流程表 41、42、43、44、45、46、47）	可选用包皮内板皮片、口腔黏膜、舌黏膜
	将皮片/黏膜缝合于尿道板中央，加深加宽尿道板（流程表 70）	注意"门钉"缝合以固定皮片/黏膜

续　表

流程	名　称	释　义
	设计尿道板两侧皮瓣，纵行切开后游离两侧尿道板	设计的尿道宽度要足够，避免尿道狭窄。既要充分松解尿道板，又要保证其血供不受损伤
	成形尿道内支撑管放置、膀胱尿液引流系统留置导尿（流程表86）	选择管径合适的软弹带侧孔硅胶支撑管，支撑管内通过导尿管，留置导尿。可靠地固定。保证尿液引流通畅
	尿道板中央镶嵌黏膜/皮片的尿道板卷管成形尿道（流程表74）	保证皮瓣的皮肤边缘的外翻缝合
	防尿瘘层浅筋膜瓣嵌入缝合固定（流程表83、84）	尿瘘的形成是有血运的组织量不足导致，其中冠状沟瘘最难修复。有血运的阴茎浅筋膜瓣完全可以预防尿瘘的形成
	阴茎头尿道外口成形	预防尿道外口挛缩狭窄措施：尿道外口定位开口、隧道成形宽敞；移植的皮片-皮瓣成活；支撑管放置时间足够长
	阴茎腹侧创面闭合缝合固定（流程表85）	间断垂直褥式外翻缝合，忌用编织线，尤其是丝线。注意浅筋膜的缝合
	阴茎-阴囊粘连蹼状阴茎矫正（流程表40）	无下弯类尿道下裂多伴有蹼状阴茎畸形，必须纠正，纠正后即使阴茎腹侧延长
	阴茎腹侧筋膜挛缩松解（流程表37）	无下弯类尿道下裂多伴有阴茎腹侧筋膜挛缩，必须纠正，纠正后即使阴茎腹侧延长
	皮肤创口牵拉画线标记均匀对位缝合与引流条放置（流程表85）	皮肤创口均匀对位缝合法及创面内全长放置引流条是必需的
	阴茎背侧皮片游离移植 阴茎腹侧皮瓣成形缝合（流程表81）	当阴茎腹侧创口缝合张力过大，预计其愈合困难时进行此步操作。不可侥幸，勉强缝合。手术者大声提醒：10分钟后手术结束

3. 应用一侧血运优势分叉尿道海绵体联合岛状阴茎皮瓣翻转加盖尿道板尿道成形

流程	名　称	释　义
	膜状尿道切开（流程表 11）	必须切开至正常尿道组织，保证能够成功吻接尿道
	尿道外口开大（流程表 13）	必须切开至正常尿道管径，保证能够成功吻接尿道
	无阴茎下弯类阴茎皮肤脱套切口设计（流程表 14）	阴茎背侧、左右两侧、腹侧，统筹兼顾
	阴茎皮肤整体脱套（流程表 14）	整体论思维保证脱套的阴茎皮肤血运不受破坏
	脱套阴茎皮肤-浅筋膜瓣血管观测（流程表 16）	手电筒光源-毛玻璃-遮光筒照射，无局灶亮点逆光观测
	设计阴茎皮肤-浅筋膜瓣向腹侧转移复位（流程表 17、21、26）	根据脱套阴茎皮肤-浅筋膜瓣内血管分布情况设计等分均势、一侧优势、整体旋转皮瓣向阴茎腹侧转移复位
	阴茎头内隧道成形（流程表 34）	与阴茎头下曲矫直同时完成。器械不可代用，以便保证成形的隧道既充分宽松，又不影响血运
	阴茎头尿道外口定位切开（流程表 33）	只做纵行鱼口状，避免直线环形挛缩，导致尿道外口狭窄
	缺损尿道测量	准确测量，病历中要记载
	保留尿道板，纵行切开作为再造尿道的背侧半	尿道板是进行尿道重建的良好材料，可予以保留
	阴茎皮肤-浅筋膜瓣包皮内板岛状皮瓣成形（流程表 54）	选其血运相对良好侧成形岛状皮瓣，用于带蒂翻转转移重建尿道腹侧半。浅筋膜血管蒂必须既要充分松解，又要保证其血管不受损伤

续　表

流程	名　称	释　义
	成形尿道内支撑管放置、膀胱尿液引流系统留置导尿（流程表86）	选择管径合适的软弹带侧孔硅胶支撑管，支撑管内通过导尿管，留置导尿。可靠的固定。保证尿液引流通畅
	岛状包皮内板皮肤-浅筋膜瓣带蒂翻转转移重建尿道腹侧半（流程表72）	岛状皮肤-浅筋膜瓣带蒂翻转180°，与其供体的包皮内板皮肤-浅筋膜瓣整体推进。可以保证血运。体现还原论思维必须接受整体论思维的约束
	皮瓣翻转加盖成形尿道（流程表57、72）	保证皮瓣的皮肤边缘的外翻缝合
	防尿瘘层浅筋膜瓣嵌入缝合固定（流程表83、84）	尿瘘的形成是有血运的组织量不足导致，其中冠状沟瘘最难修复。有血运的阴茎浅筋膜瓣完全可以预防尿瘘的形成
	阴茎头尿道外口成形	预防尿道外口挛缩狭窄措施：尿道外口定位开口、隧道成形宽敞；移植的皮片-皮瓣成活；支撑管放置时间足够长
	阴茎腹侧创面闭合缝合固定（流程表85）	间断垂直褥式外翻缝合，忌用编织线，尤其是丝线。注意浅筋膜的缝合
	阴茎-阴囊粘连矫正蹼状阴茎矫正（流程表40）	无下弯类尿道下裂多伴有蹼状阴茎畸形，必须纠正，纠正后即使阴茎腹侧延长
	阴茎腹侧筋膜挛缩松解（流程表37）	无下弯类尿道下裂多伴有阴茎腹侧筋膜挛缩，必须纠正，纠正后即使阴茎腹侧延长
	皮肤创口牵拉画线标记均匀对位缝合与引流条放置（流程表85）	创口牵拉画线标记缝合法是宋儒耀教授75岁高龄带教李森恺手术时叮嘱，不可省略。引流条放置方法是宋儒耀教授给李森恺留的作业
	阴茎背侧皮片游离移植阴茎腹侧皮瓣推进缝合（流程表81）	当阴茎腹侧创口缝合张力过大，预计其愈合困难时进行此步操作。不可侥幸，勉强缝合。手术者大声提醒：10分钟后手术结束

4. 应用脱套复位后等分均势血运阴茎皮肤-浅筋膜瓣的皮片/皮瓣耦合法尿道成形

流程	名　称	释　义
	膜状尿道切开（流程表 11）	必须切开至正常尿道组织，保证能够成功吻接尿道
	尿道外口开大（流程表 13）	必须切开至正常尿道管径，保证能够成功吻接尿道
	无阴茎下弯类阴茎皮肤整体脱套切口设计（流程表 14）	阴茎背侧、左右两侧、腹侧，统筹兼顾
	阴茎皮肤整体脱套（流程表 14）	整体论思维保证脱套的阴茎皮肤血运不受破坏
	脱套阴茎皮肤-浅筋膜瓣血管观测（流程表 16）	手电筒光源-毛玻璃-遮光筒照射，无局灶亮点逆光观测
	脱套复位后等分均势血运阴茎皮肤-浅筋膜瓣成形（流程表 17）	浅筋膜瓣内对称双分支血管，可以双等分成形皮瓣，各自向阴茎腹侧转移复位
	阴茎头下曲矫直（流程表 32）	无阴茎下弯类尿道下裂，常常伴有阴茎下曲，尤其是成年人在勃起状态。初治修复时不可忽视
	阴茎头尿道外口定位切开（流程表 33）	只做纵行鱼口状，避免直线环形挛缩，导致尿道外口狭窄
	阴茎头内隧道成形（流程表 34）	与阴茎头下曲矫直同时完成。器械不可代用，以便保证成形的隧道充分宽松，又不影响血运
	缺损尿道测量	准确测量，病历中要记载
	脱套复位后等分均势血运阴茎皮肤-浅筋膜瓣一侧内板皮片切取（流程表 18）	选其血运相对不良侧全部切取内板皮肤，用于重建尿道背侧半；保护好带血运的浅筋膜瓣，用于重建防尿瘘层

续　表

流程	名　称	释　义
	脱套复位后等分均势血运阴茎皮肤-浅筋膜瓣的一侧岛状皮瓣成形（流程表 19）	选其血运相对良好侧成形岛状皮瓣，用于带蒂翻转转移重建尿道腹侧半。浅筋膜血管蒂必须充分松解，又要保证其血管不受损伤
	内板皮片游离移植重建尿道背侧半（流程表 20、66、67、68）	尿道背侧半全长，阴茎头新尿道外口，穿过阴茎头内隧道，至原尿道外口
	成形尿道内支撑管放置、膀胱尿液引流系统留置导尿（流程表 86）	选择管径合适的软弹带侧孔硅胶支撑管，支撑管内通过导尿管，留置导尿。可靠地固定。保证尿液引流通畅
	岛状包皮内板皮肤-浅筋膜瓣带蒂翻转转移重建尿道腹侧半（流程表 20、66、67、68）	岛状皮肤-浅筋膜瓣带蒂翻转 180°，与其供体的包皮内板皮肤-浅筋膜瓣整体推进。可以保证血运。体现还原论思维必须接受整体论思维的约束
	皮片/皮瓣耦合法成形尿道（流程表 20、66、67、68）	保证皮片/皮瓣的皮肤边缘的三点外翻缝合
	防尿瘘层浅筋膜瓣嵌入缝合固定（流程表 84）	尿瘘的形成是有血运的组织量不足导致，其中冠状沟瘘最难修复。有血运的阴茎浅筋膜瓣完全可以预防尿瘘的形成
	阴茎头尿道外口成形（流程表 33）	预防尿道外口挛缩狭窄措施：尿道外口定位开口、隧道成形宽敞；移植的皮片-皮瓣成活；支撑管放置时间足够长
	阴茎腹侧创面缝合固定（流程表 85）	间断垂直褥式外翻缝合，忌用编织线，尤其是丝线。注意浅筋膜的缝合
	阴茎-阴囊粘连矫正、蹼状阴茎矫正（流程表 40）	无下弯类尿道下裂多伴有蹼状阴茎畸形，必须纠正，纠正后即使阴茎腹侧延长
	阴茎腹侧筋膜挛缩松解（流程表 37）	无下弯类尿道下裂多伴有阴茎腹侧筋膜挛缩，必须纠正，纠正后即使阴茎腹侧延长
	皮肤创口牵拉画线标记均匀对位缝合与引流条放置（流程表 85）	皮肤创口均匀对位缝合法及创面内全长放置引流条是必须的
	阴茎背侧皮片游离移植、阴茎腹侧皮瓣成形缝合（流程表 81）	当阴茎腹侧创口缝合张力过大，预计其愈合困难时进行此步操作。不可侥幸，勉强缝合。手术者大声提醒：10 分钟后手术结束

5. 应用脱套复位后双分一侧优势血运阴茎皮肤-浅筋膜瓣的皮片/皮瓣耦合法尿道成形

流程	名　称	释　义
	膜状尿道切开（流程表 11）	必须切开至正常尿道组织，保证能够成功吻接尿道
	尿道外口开大（流程表 13）	必须切开至正常尿道管径，保证能够成功吻接尿道
	无阴茎下弯类阴茎皮肤整体脱套切口设计（流程表 14）	阴茎背侧、左右两侧、腹侧，统筹兼顾
	阴茎皮肤整体脱套（流程表 14）	整体论思维保证脱套的阴茎皮肤血运不受破坏
	脱套阴茎皮肤-浅筋膜瓣血管观测（流程表 16）	手电筒光源-毛玻璃-遮光筒照射，无局灶亮点逆光观测
	复位后双分一侧优势血运阴茎皮肤-浅筋膜瓣成形腹侧转移复位（流程表 21）	浅筋膜瓣内不对称双分支血管，可以取优势血运侧成形皮瓣，向阴茎腹侧转移复位
	阴茎头下曲矫直（流程表 32、33）	无阴茎下弯类尿道下裂，常常伴有阴茎头下曲，尤其是成年人在勃起状态时。初治修复时不可忽视
	阴茎头尿道外口定位切开（流程表 34）	与阴茎头下曲矫直同时完成。器械不可代用，以便保证成形的隧道既充分宽松，又不影响血运
	阴茎头内隧道成形（流程表 34）	只做纵行鱼口状，避免直线环形挛缩，导致尿道外口狭窄
	缺损尿道测量	准确测量，病历中要记载
	血运不良侧阴茎皮肤-浅筋膜瓣内板皮片切取（流程表 18）	选取血运相对不良侧全部切取内板皮肤，用于重建尿道背侧半；保护好带血运的浅筋膜瓣，用于重建防尿瘘层

续　表

流程	名　称	释　义
	优势血运侧阴茎皮肤-浅筋膜瓣包皮内板岛状皮瓣成形（流程表19、20）	选取血运相对良好侧成形岛状皮瓣，用于带蒂翻转转移重建尿道腹侧半。浅筋膜血管蒂必须充分松解，又要保证其血管不受损伤
	内板皮片游离移植重建尿道背侧半（流程表20、66、67、68、71）	尿道背侧半全长，阴茎头新尿道外口，穿过阴茎头内隧道，至原尿道外口
	成形尿道内支撑管放置、膀胱尿液引流系统留置导尿（流程表86）	选择管径合适的软弹带侧孔硅胶支撑管，支撑管内通过导尿管，留置导尿。可靠地固定。保证尿液引流通畅
	包皮内板皮肤-浅筋膜瓣带蒂翻转转移重建尿道腹侧半（流程表20、66、67、68、71）	岛状皮肤-浅筋膜瓣带蒂翻转180°，与其供体的包皮内板皮肤-浅筋膜瓣整体推进。可以保证血运。体现还原论思维必须接受整体论思维的约束
	皮片/皮瓣耦合法成形尿道（流程表20、66、67、68、71）	保证皮片/皮瓣的皮肤边缘的三点外翻缝合
	防尿瘘层浅筋膜瓣嵌入缝合固定（流程表84）	尿瘘的形成是有血运的组织量不足导致，其中冠状沟瘘最难修复。有血运的阴茎浅筋膜瓣完全可以预防尿瘘的形成
	阴茎头尿道外口成形（流程表33）	预防尿道外口挛缩狭窄措施：尿道外口定位开口、隧道成形宽敞；移植的皮片-皮瓣成活；支撑管放置时间足够长
	阴茎腹侧创面缝合固定（流程表85）	间断垂直褥式外翻缝合，忌用编织线，尤其是丝线。注意浅筋膜的缝合
	阴茎-阴囊粘连蹼状阴茎矫正（流程表40）	无下弯类尿道下裂多伴有蹼状阴茎畸形，必须纠正，纠正后即使阴茎腹侧延长
	阴茎腹侧筋膜挛缩松解（流程表37）	无下弯类尿道下裂多伴有阴茎腹侧筋膜挛缩，必须纠正，纠正后即使阴茎腹侧延长
	皮肤创口牵拉画线标记均匀对位缝合与引流条放置（流程表85）	皮肤创口均匀对位缝合法及创面内全长放置引流条是必需的
	阴茎背侧皮片游离移植、阴茎腹侧皮瓣成形缝合（流程表81）	当阴茎腹侧创口缝合张力过大，预计其愈合困难时进行此步操作。不可侥幸，勉强缝合。手术者大声提醒：10分钟后手术结束

6. 应用单纯黏膜/皮片游离移植尿道成形、脱套复位后整体旋转阴茎皮肤-浅筋膜瓣覆盖

流程	名　称	释　义
	膜状尿道切开（流程表 11）	必须切开至正常尿道组织，保证能够成功吻接尿道
	尿道外口开大（流程表 13）	必须切开至正常尿道管径，保证能够成功吻接尿道
	无阴茎下弯类阴茎皮肤整体脱套切口设计（流程表 14）	阴茎背侧、左右两侧、腹侧，统筹兼顾
	阴茎皮肤整体脱套（流程表 14）	整体论思维保证脱套的阴茎皮肤血运不受破坏
	脱套阴茎皮肤-浅筋膜瓣血管观测（流程表 16）	手电筒光源-毛玻璃-遮光筒照射，无局灶亮点逆光观测
	设计阴茎皮肤-浅筋膜瓣向腹侧转移复位（流程表 17、21、26）	根据脱套阴茎皮肤-浅筋膜瓣内血管分布情况整体旋转皮瓣向阴茎腹侧转移复位
	阴茎头下曲矫直（流程表 32、33）	无阴茎下弯类尿道下裂，常常伴有阴茎头下曲，尤其是成年人在勃起状态时。初治修复时不可忽视
	阴茎头内隧道成形（流程表 34）	与阴茎头下曲矫直同时完成。器械不可代用，以便保证成形的隧道充分宽松，又不影响血运
	阴茎头尿道外口定位切开（流程表 33）	只做纵行鱼口状，避免直线环形挛缩，导致尿道外口狭窄
	缺损尿道测量	准确测量，病历中要记载
	阴茎皮肤-浅筋膜瓣内板皮片切取或口腔黏膜采取（流程表 18、22、27、41）	选其血运相对不良侧全部切取内板皮肤，用于重建尿道背侧半；保护好带血运的浅筋膜瓣，用于重建防尿瘘层。黏膜多采用口腔黏膜，注意层次切勿切取太深，同时避免损伤腮腺导管开口

续　表

流程	名　称	释　义
	内板皮片或口腔黏膜包裹支撑管成形尿道（流程表 48）	尿道全长，阴茎头新尿道外口，穿过阴茎头内隧道，至原尿道外口。Ⅱ期行尿道吻接术
	膀胱尿液引流系统留置（流程表 86）	留置导尿。保证尿液引流通畅
	防尿瘘层浅筋膜瓣嵌入缝合固定（流程表 84）	尿瘘的形成是有血运的组织量不足导致，其中冠状沟瘘最难修复。有血运的阴茎浅筋膜瓣完全可以预防尿瘘的形成
	阴茎头尿道外口成形（流程表 33）	预防尿道外口挛缩狭窄措施：尿道外口定位开口、隧道成形宽敞；移植的皮片-皮瓣成活；支撑管放置时间足够长
	阴茎腹侧创面缝合固定（流程表 85）	间断垂直褥式外翻缝合，忌用编织线，尤其是丝线。注意浅筋膜的缝合
	阴茎-阴囊粘连矫正，蹼状阴茎矫正（流程表 40）	无下弯类尿道下裂多伴有蹼状阴茎畸形，必须纠正，纠正后即使阴茎腹侧延长
	阴茎腹侧筋膜挛缩松解（流程表 37）	无下弯类尿道下裂多伴有阴茎腹侧筋膜挛缩，必须纠正，纠正后即使阴茎腹侧延长
	皮肤创口牵拉画线标记均匀对位缝合与引流条放置（流程表 85）	皮肤创口均匀对位缝合法及创面内全长放置引流条是必须的
	阴茎背侧皮片游离移植、阴茎腹侧皮瓣成形缝合（流程表 81）	当阴茎腹侧创口缝合张力过大，预计其愈合困难时进行此步操作。不可侥幸，勉强缝合。手术者大声提醒：10 分钟后手术结束

7. 应用两侧分叉尿道海绵体联合尿道板尿道成形

流程	名　称	释　义
	膜状尿道切开（流程表11）	必须切开至正常尿道组织，保证能够成功吻接尿道
	尿道外口开大（流程表13）	必须切开至正常尿道管径，保证能够成功吻接尿道，预防吻合口狭窄
	两侧分叉尿道海绵体联合尿道板成形切口设计（流程表69、73）	保证尿道板（皮）瓣的长度、宽度足够用于尿道成形
	无阴茎下弯类阴茎皮肤整体脱套切口设计（流程表14）	阴茎背侧、左右两侧、腹侧。统筹兼顾皮瓣切口设计
	阴茎皮肤整体脱套（流程表14）	整体论思维保证脱套的阴茎皮肤血运不受破坏，同时避免损伤皮瓣蒂区的浅筋膜
	脱套阴茎皮肤-浅筋膜瓣血管观测（流程表16）	手电筒光源-毛玻璃-遮光筒照射，无局灶亮点逆光观测
	脱套阴茎皮肤-浅筋膜瓣双分成形，腹侧转移复位（流程表17、19）	根据所见血管分布特点，将背侧皮瓣纵行切开分成两个，各自向阴茎腹侧转移
	阴茎头下曲矫直（流程表32、33）	无阴茎下弯类尿道下裂，常常伴有阴茎头下曲，尤其是成年人在勃起状态。初治修复时，不可忽视
	阴茎头尿道外口定位切开（流程表33）	只做纵行鱼口状，避免直线环形挛缩，导致尿道外口狭窄
	阴茎头内隧道成形（流程表34）	与阴茎头下曲矫直同时完成。器械不可代用，以便保证成形的隧道充分宽松，又不影响血运
	缺损尿道测量	准确测量自原尿道口至阴茎头新尿道口之间的距离。病历中要记载

续　表

流程	名　称	释　义
	两侧分叉尿道海绵体联合尿道板成形（流程表 69）	设计的尿道板（皮）瓣长、宽度足够，剥离时勿损伤外侧浅筋膜蒂，注意保持皮瓣-分叉尿道海绵体成整体剥离。无须剥离至皮瓣能完全内翻 180°
	成形尿道内支撑管放置、膀胱尿液引流系统留置导尿（流程表 86）	选择管径合适的软弹带侧孔硅胶支撑管，支撑管内通过导尿管，留置导尿。可靠的固定。保证尿液引流通畅
	两侧分叉尿道海绵体联合尿道板成形尿道（流程表 73）	尿道板（皮）瓣与两侧脱套的阴茎皮肤以浅筋膜相连，向内翻转时将两侧皮肤也向内整体推进，可以减轻蒂部张力，保证血运。体现还原论思维必须接受整体论思维的约束。卷管成形尿道时注意边缘的外翻缝合
	防尿瘘层浅筋膜瓣嵌入缝合固定（流程表 84）	尿瘘的形成是有血运的组织量不足导致，其中冠状沟瘘最难修复。有血运的阴茎浅筋膜瓣完全可以预防尿瘘的形成。当阴茎皮肤-浅筋膜瓣有冗余或远端血运可疑时，将其远端的内板皮肤层切除，保护好带血运的浅筋膜瓣，用于重建防尿瘘层
	阴茎头尿道外口成形（流程表 33）	预防尿道外口挛缩狭窄措施：尿道外口定位开口、隧道成形宽敞；皮瓣成活；支撑管放置时间足够长
	阴茎腹侧创面缝合固定（流程表 85）	间断垂直褥式外翻缝合，忌用编织线，尤其是丝线。注意浅筋膜的缝合
	阴茎-阴囊粘连蹼状阴茎矫正或阴茎腹侧筋膜挛缩松解（流程表 37、40）	无下弯类尿道下裂伴有蹼状阴茎畸形或阴茎腹侧筋膜挛缩，必须纠正，纠正后即是阴茎腹侧延长
	皮肤创口牵拉画线标记均匀对位缝合与引流条放置（流程表 85）	皮肤创口均匀对位缝合法及创面内全长放置引流条是必需的
	阴茎背侧皮片游离移植、阴茎腹侧皮瓣成形缝合（流程表 81）	当阴茎腹侧创口缝合张力过大，预计其愈合困难时进行此步操作。不可侥幸，勉强缝合。手术者大声提醒：10 分钟后手术结束

8. 应用包皮内板皮片/口腔黏膜耦合尿道口蒂中央纵行阴茎皮瓣尿道成形

流程	名　称	释　义
	膜状尿道切开（流程表 11）	必须切开至正常尿道组织，保证能够成功吻接尿道
	尿道外口开大（流程表 13）	必须切开至正常尿道管径，保证能够成功吻接尿道，预防吻合口狭窄
	尿道口蒂中央纵行阴茎皮瓣成形切口设计（流程表 57）	保证皮瓣的长度、宽度足够用于尿道成形
	无阴茎下弯类阴茎皮肤整体脱套切口设计（流程表 14）	阴茎背侧、左右两侧、腹侧。统筹兼顾皮瓣切口设计
	阴茎皮肤整体脱套（流程表 14）	整体论思维保证脱套的阴茎皮肤血运不受破坏，同时避免损伤皮瓣蒂区的浅筋膜
	脱套阴茎皮肤-浅筋膜瓣血管观测（流程表 16）	手电筒光源-毛玻璃-遮光筒照射，无局灶亮点逆光观测
	脱套阴茎皮肤-浅筋膜双分成形腹侧转移复位（流程表 17、21）	根据所见血管分布特点，将背侧皮瓣纵行切开分成两个，各自向阴茎腹侧转移
	阴茎头下曲矫直（流程表 32、33）	无阴茎下弯类尿道下裂，常常伴有阴茎头下曲，尤其是成年人在勃起状态时。初治修复时不可忽视
	阴茎头尿道外口定位切开（流程表 33）	只做纵行鱼口状，避免直线环形挛缩，导致尿道外口狭窄
	阴茎头内隧道成形（流程表 34）	与阴茎头下曲矫直同时完成。器械不可代用，以便保证成形的隧道充分宽松，又不影响血运
	缺损尿道测量	准确测量自原尿道口至阴茎头新尿道口之间的距离。病历中要予记载
	尿道口蒂中央纵行阴茎皮瓣成形（流程表 57）	此时不要求皮瓣能完成 180° 的向上翻转，因而剥离掀起皮瓣时保留尽可能多的外侧浅筋膜蒂，近端浅筋膜可适当切断

续 表

流程	名 称	释 义
	包皮内板皮片或口腔黏膜片切取（流程表 41、44）	当阴茎皮肤-浅筋膜瓣有冗余时，选择血运相对不良侧切取内板皮肤（一侧皮片不够长时则两侧均取），用于重建尿道背侧半；保护好带血运的浅筋膜瓣，用于重建防尿瘘层。无冗余则切取口腔黏膜
	皮片/黏膜游离移植重建缺损段尿道背侧半（流程表 70）	缺损尿道背侧半全长，自原尿道口穿过阴茎头内隧道，至阴茎头新尿道外口
	成形尿道内支撑管放置、膀胱尿液引流系统留置导尿（流程表 86）	选择管径合适的软弹带侧孔硅胶支撑管，支撑管内通过导尿管，留置导尿。可靠的固定。保证尿液引流通畅
	尿道口蒂中央纵行阴茎皮瓣成形腹侧半（流程表 67）	此皮瓣与两侧及近端阴茎皮肤以浅筋膜相连，向上翻转时将它们整体向上推进，可以减轻蒂部张力，因而剥离皮瓣时可少切断一些浅筋膜，以保证血运。卷管成形尿道时注意边缘的三点外翻缝合
	防尿瘘层浅筋膜瓣嵌入缝合固定（流程表 84）	尿瘘的形成是有血运的组织量不足导致，其中冠状沟瘘最难修复。有血运的阴茎浅筋膜瓣完全可以预防尿瘘的形成
	阴茎头尿道外口成形（流程表 33）	预防尿道外口挛缩狭窄措施：尿道外口定位开口、隧道成形宽敞；移植的皮片-皮瓣成活；支撑管放置时间足够长
	阴茎-阴囊粘连蹼状阴茎矫正或阴茎腹侧筋膜挛缩松解（流程表 37、40）	无下弯类尿道下裂伴有蹼状阴茎畸形或阴茎腹侧筋膜挛缩，必须纠正，纠正后即是阴茎腹侧延长
	双蒂阴茎皮瓣转移覆盖阴茎腹侧剩余创面（流程表 78）	脱套复位的背侧包皮瓣不能完全覆盖腹侧创面时，采用此法将阴茎根部皮肤推向远端，既可覆盖创面，又利于进一步减轻尿道口蒂皮瓣浅筋膜蒂部张力
	阴茎腹侧创面缝合固定（流程表 85）	间断垂直褥式外翻缝合，忌用编织线，尤其是丝线。注意浅筋膜的缝合
	皮肤创口牵拉画线标记均匀对位缝合与引流条放置（流程表 85）	皮肤创口均匀对位缝合法及创面内全长放置引流条是必需的 手术者大声提醒：10 分钟后手术结束

9. 包皮内板皮片/口腔黏膜耦合包皮内板皮瓣的尿道成形

流程	名　称	释　义
	膜状尿道切开（流程表 11）	必须切开至正常尿道组织，保证能够成功吻接尿道
	尿道外口开大（流程表 13）	必须切开至正常尿道管径，保证能够成功吻接尿道
	无阴茎下弯类阴茎皮肤整体脱套切口设计（流程表 14）	阴茎背侧、左右两侧、腹侧，统筹兼顾
	阴茎皮肤整体脱套（流程表 14）	整体论思维保证脱套的阴茎皮肤血运不受破坏
	脱套包皮内板皮瓣血管观测（流程表 16）	手电筒光源-毛玻璃-遮光筒照射，无局灶亮点逆光观测
	阴茎头下曲矫直（流程表 32、33）	无阴茎下弯类尿道下裂，常常伴有阴茎头下曲，尤其是成年人在勃起状态时。初治修复时不可忽视
	阴茎头内隧道成形（流程表 34）	与阴茎头下曲矫直同时完成。器械不可代用，以便保证成形的隧道充分宽松，又不影响血运
	阴茎头尿道外口定位切开（流程表 33）	只做纵行鱼口状，避免直线环形挛缩，导致尿道外口狭窄
	缺损尿道测量	准确测量，给予游离组织采取提供参考。病历中记载
	一侧阴茎皮肤-浅筋膜瓣内板皮片切取或采取口腔黏膜（流程表 18、44）	选其血运相对不良侧全部切取内板皮肤，用于重建尿道背侧半；保护好带血运的浅筋膜瓣，用于重建防尿瘘层
	另一侧阴茎皮肤-浅筋膜瓣包皮内板岛状皮瓣成形（流程表 19）	选其血运相对良好侧成形岛状皮瓣，用于带蒂翻转转移重建尿道腹侧半。浅筋膜血管蒂必须充分松解，又要保证其血管不受损伤
	内板皮片/口腔黏膜游离移植重建尿道背侧半（流程表 70）	尿道背侧半全长，阴茎头新尿道外口，穿过阴茎头内隧道，至原尿道外口
	成形尿道内支撑管放置、膀胱尿液引流系统留置导尿（流程表 86）	选择管径合适的软弹带侧孔硅胶支撑管，支撑管内通过导尿管，留置导尿。可靠的固定。保证尿液引流通畅

续 表

流程	名　　称	释　　义
	包皮内板瓣带蒂翻转转移重建尿道腹侧半（流程表 19、20）	岛状皮肤-浅筋膜瓣带蒂翻转 180°，与其供体的包皮内板皮肤-浅筋膜瓣整体推进。可以保证血运。体现还原论思维必须接受整体论思维的约束
	皮片/皮瓣耦合法成形尿道（流程表 20）	保证皮片/皮瓣的皮肤边缘的三点外翻缝合
	防尿瘘层浅筋膜瓣嵌入缝合固定（流程表 84）	尿瘘的形成是有血运的组织量不足导致，其中冠状沟瘘最难修复。有血运的阴茎浅筋膜瓣完全可以预防尿瘘的形成
	阴茎头尿道外口成形（流程表 33）	预防尿道外口挛缩狭窄措施：尿道外口定位开口、隧道成形宽敞；移植的皮片-皮瓣成活；支撑管放置时间足够长
	阴茎腹侧创面缝合固定（流程表 85）	间断垂直褥式外翻缝合，忌用编织线，尤其是丝线。注意浅筋膜的缝合
	阴茎-阴囊粘连蹼状阴茎矫正（流程表 40）	无下弯类尿道下裂多伴有蹼状阴茎畸形，必须纠正，纠正后即使阴茎腹侧延长
	阴茎腹侧筋膜挛缩松解（流程表 37）	无下弯类尿道下裂多伴有阴茎腹侧筋膜挛缩，必须纠正，纠正后即使阴茎腹侧延长
	皮肤创口牵拉画线标记均匀对位缝合与引流条放置（流程表 85）	皮肤创口均匀对位缝合法及创面内全长放置引流条是必需的
	阴茎背侧皮片游离移植阴茎腹侧皮瓣成形缝合（流程表 81）	当阴茎腹侧创口缝合张力过大，预计其愈合困难时进行此步操作。不可侥幸，勉强缝合。手术者大声提醒：10 分钟后手术结束

10. 应用一侧血运优势分叉尿道海绵体联合岛状阴茎皮瓣耦合包皮内板皮片/口腔黏膜尿道成形

流程	名　称	释　义
	膜状尿道切开（流程表 11）	必须切开至正常尿道组织，保证能够成功吻接尿道
	尿道外口开大（流程表 13）	必须切开至正常尿道管径，保证能够成功吻接尿道，尿道吻合口为斜面，预防吻合口狭窄
	一侧血运优势分叉尿道海绵体联合岛状阴茎皮瓣成形切口设计（流程表 55）	保证皮瓣的长度、宽度足够用于尿道成形
	无阴茎下弯类阴茎皮肤整体脱套切口设计（流程表 14）	阴茎背侧、左右两侧、腹侧。统筹兼顾皮瓣切口设计
	阴茎皮肤整体脱套（流程表 14）	整体论思维保证脱套的阴茎皮肤血运不受破坏，同时避免损伤皮瓣蒂区的浅筋膜
	脱套阴茎皮肤-浅筋膜瓣血管观测（流程表 16）	手电筒光源-毛玻璃-遮光筒照射，无局灶亮点逆光观测
	脱套阴茎皮肤-浅筋膜瓣双分成形，腹侧转移复位（流程表 17、19）	根据所见血管分布特点，将背侧皮瓣纵行切开分成两个，各自向阴茎腹侧转移
	阴茎头下曲矫直（流程表 32、33）	无阴茎下弯类尿道下裂，常常伴有阴茎头下曲，尤其是成年人在勃起状态时。初治修复时不可忽视
	阴茎头尿道外口定位切开（流程表 33）	只做纵行鱼口状，避免直线环形挛缩，导致尿道外口狭窄
	阴茎头内隧道成形（流程表 34）	与阴茎头下曲矫直同时完成。器械不可代用，以便保证成形的隧道充分宽松，又不影响血运
	缺损尿道测量	准确测量自原尿道口至阴茎头新尿道口之间的距离。病历中要予记载

续　表

流程	名　称	释　义
	一侧血运优势分叉尿道海绵体联合岛状阴茎皮瓣成形（流程表 55）	设计的皮瓣宽度足够，剥离时勿损伤浅筋膜蒂，注意保持皮瓣-分叉尿道海绵体成整体剥离，无须剥离至皮瓣能完全内翻 180°
	包皮内板皮片或口腔黏膜片切取（流程表 41、44）	当阴茎皮肤-浅筋膜瓣有冗余时，选择血运相对不良侧切取内板皮肤（一侧皮片不够长时则两侧均取），用于重建尿道背侧半；保护好带血运的浅筋膜瓣，用于重建防尿瘘层。无冗余则切取口腔黏膜
	皮片/黏膜游离移植重建缺损段尿道背侧半（流程表 71）	缺损尿道背侧半全长，自原尿道口穿过阴茎头内隧道，至阴茎头新尿道外口
	成形尿道内支撑管放置、膀胱尿液引流系统留置导尿（流程表 86）	选择管径合适的软弹带侧孔硅胶支撑管，支撑管内通过导尿管，留置导尿。可靠的固定。保证尿液引流通畅
	一侧血运优势分叉尿道海绵体联合岛状阴茎皮瓣成形尿道腹侧半（流程表 65）	此岛状瓣与外侧阴茎皮肤以浅筋膜相连，向内翻转牛角瓣时将外侧皮肤也向内推进，可减轻蒂部张力，保证血运。体现还原论思维必须接受整体论思维的约束。卷管成形尿道时注意边缘的三点外翻缝合
	防尿瘘层浅筋膜瓣嵌入缝合固定（流程表 84）	尿瘘的形成是有血运的组织量不足导致，其中冠状沟瘘最难修复。有血运的阴茎浅筋膜瓣完全可以预防尿瘘的形成
	阴茎头尿道外口成形（流程表 33）	预防尿道外口挛缩狭窄措施：尿道外口定位开口、隧道成形宽敞；移植的皮片-皮瓣成活；支撑管放置时间足够长
	阴茎腹侧创面缝合固定（流程表 85）	间断垂直褥式外翻缝合，忌用编织线，尤其是丝线。注意浅筋膜的缝合
	阴茎-阴囊粘连蹼状阴茎矫正或阴茎腹侧筋膜挛缩松解（流程表 37、40）	无下弯类尿道下裂伴有蹼状阴茎畸形或阴茎腹侧筋膜挛缩，必须纠正，纠正后即是阴茎腹侧延长
	皮肤创口牵拉画线标记均匀对位缝合与引流条放置（流程表 85）	皮肤创口均匀对位缝合法及创面内全长放置引流条是必需的
	阴茎背侧皮片游离移植阴茎腹侧皮瓣成形缝合（流程表 81）	当阴茎腹侧创口缝合张力过大，预计其愈合困难时进行此步操作。不可侥幸，勉强缝合。手术者大声提醒：10 分钟后手术结束

二、无阴茎下弯类阴茎型尿道下裂修复手术

1. 应用两侧分叉尿道海绵体联合牛角形岛状阴茎皮瓣尿道成形

流程	名　称	释　义
	膜状尿道切开（流程表 11）	必须切开至正常尿道组织，保证能够成功吻接尿道
	尿道外口开大（流程表 13）	必须切开至正常尿道管径，保证能够成功吻接尿道，预防吻合口狭窄
	两侧分叉尿道海绵体联合牛角形岛状阴茎皮瓣切口设计（流程表 56）	保证皮瓣的长度、宽度足够用于尿道成形
	无阴茎下弯类阴茎皮肤整体脱套切口设计（流程表 14）	阴茎背侧、左右两侧、腹侧。统筹兼顾皮瓣切口设计
	阴茎皮肤整体脱套（流程表 14）	整体论思维保证脱套的阴茎皮肤血运不受破坏，同时避免损伤皮瓣蒂区的浅筋膜。
	脱套阴茎皮肤-浅筋膜瓣血管观测（流程表 16）	手电筒光源-毛玻璃-遮光筒照射，无局灶亮点逆光观测
	脱套阴茎皮肤-浅筋膜瓣双分成形腹侧转移复位（流程表 17、19）	根据所见血管分布特点，将背侧皮瓣纵行切开分成两个，各自向阴茎腹侧转移
	阴茎头下曲矫直（流程表 32）	无阴茎下弯类尿道下裂，常常伴有阴茎头下曲，尤其是成年人在勃起状态时。初治修复时不可忽视
	阴茎头尿道外口定位切开（流程表 33）	只做纵行鱼口状，避免直线环形牵缩，导致尿道外口狭窄
	阴茎头内隧道成形（流程表 34）	与阴茎头下曲矫直同时完成。器械不可代用，以便保证成形的隧道充分宽松，又不影响血运
	缺损尿道测量	准确测量自原尿道口至阴茎头新尿道口之间的距离。病历中要予记载
	两侧分叉尿道海绵体联合牛角形岛状阴茎皮瓣成形（流程表 56）	设计的皮瓣长、宽度足够，剥离时勿损伤浅筋膜蒂，注意保持皮瓣-分叉尿道海绵体成整体剥离。无须剥离至皮瓣能完全内翻180°

续　表

流程	名　称	释　义
	成形尿道内支撑管放置、膀胱尿液引流系统留置导尿（流程表86）	选择管径合适的软弹带侧孔硅胶支撑管，支撑管内通过导尿管，留置导尿。可靠地固定。保证尿液引流通畅
	两侧分叉尿道海绵体联合牛角形岛状阴茎皮瓣成形尿道（流程表61）	牛角瓣与两侧脱套的阴茎皮肤以浅筋膜相连，向内翻转牛角瓣时将两侧皮肤也向内整体推进，可以减轻蒂部张力，保证血运。体现还原论思维必须接受整体论思维的约束。卷管成形尿道时注意边缘的三点外翻缝合
	防尿瘘层浅筋膜瓣嵌入缝合固定（流程表84）	尿瘘的形成是有血运的组织量不足导致，其中冠状沟瘘最难修复。有血运的阴茎浅筋膜瓣完全可以预防尿瘘的形成。当阴茎皮肤-浅筋膜瓣有冗余或远端血运可疑时，将其远端的内板皮肤层切除，保护好带血运的浅筋膜瓣，用于重建防尿瘘层
	阴茎头尿道外口成形（流程表33）	预防尿道外口挛缩狭窄措施：尿道外口定位开口、隧道成形宽敞；移植的皮片-皮瓣成活；支撑管放置时间足够长
	阴茎腹侧创面缝合固定（流程表85）	间断垂直褥式外翻缝合，忌用编织线，尤其是丝线。注意浅筋膜的缝合
	蹼状阴茎矫正或阴茎腹侧筋膜挛缩松解（流程表37、40）	无下弯类尿道下裂伴有蹼状阴茎畸形或阴茎腹侧筋膜挛缩，必须纠正，纠正后即是阴茎腹侧延长
	皮肤创口牵拉画线标记均匀对位缝合与引流条放置（流程表85）	皮肤创口均匀对位缝合法及创面内全长放置引流条是必需的
	阴茎背侧皮片游离移植、阴茎腹侧皮瓣成形缝合（流程表81）	当阴茎腹侧创口缝合张力过大，预计其愈合困难时进行此步操作。不可侥幸，勉强缝合。手术者大声提醒：10分钟后手术结束

2. 应用单纯黏膜/皮片游离移植尿道成形、脱套复位后整体旋转阴茎皮肤-浅筋膜瓣覆盖

流程	名　　称	释　　义
	膜状尿道切开（流程表 11）	必须切开至正常尿道组织，保证能够成功吻接尿道
	尿道外口开大（流程表 13）	必须切开至正常尿道管径，保证能够成功吻接尿道
	无阴茎下弯类阴茎皮肤整体脱套切口设计（流程表 14）	阴茎背侧、左右两侧、腹侧，统筹兼顾
	阴茎皮肤整体脱套（流程表 14）	整体论思维保证脱套的阴茎皮肤血运不受破坏
	脱套阴茎皮肤-浅筋膜瓣血管观测（流程表 16）	手电筒光源-毛玻璃-遮光筒照射，无局灶亮点逆光观测
	设计阴茎皮肤-浅筋膜瓣向腹侧转移复位（流程表 17、21、26）	根据脱套阴茎皮肤-浅筋膜瓣内血管分布情况整体旋转皮瓣向阴茎腹侧转移复位
	阴茎头下曲矫直（流程表 32）	无阴茎下弯类尿道下裂，常常伴有阴茎头下曲，尤其是成年人在勃起状态时。初治修复时不可忽视
	阴茎头内隧道成形（流程表 34）	与阴茎头下曲矫直同时完成。器械不可代用，以便保证成形的隧道充分宽松，又不影响血运
	阴茎头尿道外口定位切开（流程表 33）	只做纵行鱼口状，避免直线环形挛缩，导致尿道外口狭窄
	缺损尿道测量	准确测量。病历中要予记载
	一侧阴茎皮肤-浅筋膜瓣内板皮片切取/口腔黏膜采取（流程表 18、22、27、44）	选其血运相对不良侧全部切取内板皮肤，用于重建尿道背侧半；保护好带血运的浅筋膜瓣，用于重建防尿瘘层。黏膜多采用口腔黏膜，注意层次勿切取太深，同时避免损伤腮腺导管开口

续　表

流程	名　称	释　义
	内板皮片/口腔黏膜包裹支撑管成形尿道（流程表44）	再造尿道长度为：阴茎头新尿道外口，穿过阴茎头内隧道，至原尿道外口。Ⅱ期行尿道吻接术
	成形尿道内支撑管放置膀胱尿液引流系统留置导尿（流程表86）	留置导尿。保证尿液引流通畅
	防尿瘘层浅筋膜瓣嵌入缝合固定（流程表83、84）	尿瘘的形成是有血运的组织量不足导致，其中冠状沟瘘最难修复。有血运的阴茎浅筋膜瓣可以预防尿瘘的形成
	阴茎头尿道外口成形（流程表33）	预防尿道外口挛缩狭窄措施：尿道外口定位开口、隧道成形宽敞；移植的皮片-皮瓣成活；支撑管放置时间足够长
	阴茎腹侧创面缝合固定（流程表85）	间断垂直褥式外翻缝合，忌用编织线，尤其是丝线。注意浅筋膜的缝合
	阴茎-阴囊粘连蹼状阴茎矫正（流程表40）	无下弯类尿道下裂多伴有蹼状阴茎畸形，必须纠正，纠正的结果既是阴茎腹侧延长
	阴茎腹侧筋膜挛缩松解（流程表37）	无下弯类尿道下裂多伴有阴茎腹侧筋膜挛缩，必须纠正，纠正后既是阴茎腹侧延长
	皮肤创口牵拉画线标记均匀对位缝合与引流条放置（流程表85）	皮肤创口均匀对位缝合法及创面内全长放置引流条是必需的
	阴茎背侧皮片游离移植、阴茎腹侧皮瓣成形缝合（流程表81）	当阴茎腹侧创口缝合张力过大，预计其愈合困难时进行此步操作。不可侥幸，勉强缝合。手术者大声提醒：10分钟后手术结束

3. 应用脱套复位后等分均势血运阴茎皮肤-浅筋膜瓣的皮片/皮瓣耦合法尿道成形

流程	名　称	释　义
	膜状尿道切开（流程表 11）	必须切开至正常尿道组织，保证能够成功吻接尿道
	尿道外口开大（流程表 13）	必须切开至正常尿道管径，保证能够成功吻接尿道
	无阴茎下弯类阴茎皮肤整体脱套切口设计（流程表 14）	阴茎背侧、左右两侧、腹侧，统筹兼顾
	阴茎皮肤整体脱套（流程表 14）	整体论思维保证脱套的阴茎皮肤血运不受破坏
	脱套阴茎皮肤-浅筋膜瓣血管观测（流程表 16）	手电筒光源-毛玻璃-遮光筒照射，无局灶亮点逆光观测
	脱套阴茎皮肤-浅筋膜瓣双等分成形腹侧转移复位（流程表 17）	浅筋膜瓣内对称双分支血管，可以双等分成形皮瓣，各自向阴茎腹侧转移复位
	阴茎头尿道外口定位切开（流程表 33）	只做纵行鱼口状，避免直线环形挛缩，导致尿道外口狭窄
	阴茎头内隧道成形（流程表 34）	器械不可代用，以便保证成形的隧道充分宽松，又不影响血运
	缺损尿道测量	准确测量。病历中要予记载
	一侧阴茎皮肤-浅筋膜瓣内板皮片切取（流程表 18）	选其血运相对不良侧全部切取内板皮肤，用于重建尿道背侧半；保护好带血运的浅筋膜瓣，用于重建防尿瘘层
	另一侧阴茎皮肤-浅筋膜瓣包皮内板岛状皮瓣成形（流程表 19）	选其血运相对良好侧成形岛状皮瓣，用于带蒂翻转转移重建尿道腹侧半。浅筋膜血管蒂必须充分松解，又要保证其血管不受损伤
	内板皮片游离移植重建尿道背侧半（流程表 71）	尿道背侧半全长，阴茎头新尿道外口，穿过阴茎头内隧道，至原尿道外口

续　表

流程	名　称	释　义
	成形尿道内支撑管放置、膀胱尿液引流系统留置导尿（流程表86）	选择管径合适的软弹带侧孔硅胶支撑管，支撑管内通过导尿管，留置导尿。可靠的固定。保证尿液引流通畅
	岛状包皮内板皮肤-浅筋膜瓣带蒂翻转转移重建尿道腹侧半（流程表20）	岛状皮肤-浅筋膜瓣带蒂翻转180°，与其供体的包皮内板皮肤-浅筋膜瓣整体推进。可以保证血运。体现还原论思维必须接受整体论思维的约束
	皮片/皮瓣耦合法成形尿道（流程表20）	保证皮片/皮瓣的皮肤边缘的三点外翻缝合
	防尿瘘层浅筋膜瓣嵌入缝合固定（流程表83）	尿瘘的形成是有血运的组织量不足导致，其中冠状沟瘘最难修复。有血运的阴茎浅筋膜瓣完全可以预防尿瘘的形成
	阴茎头尿道外口成形（流程表33）	预防尿道外口挛缩狭窄措施：尿道外口定位开口、隧道成形宽敞；移植的皮片-皮瓣成活；支撑管放置时间足够长
	阴茎腹侧创面缝合固定（流程表85）	间断垂直褥式外翻缝合，忌用编织线，尤其是丝线。注意浅筋膜的缝合
	阴茎-阴囊粘连蹼状阴茎矫正（流程表40）	无下弯类尿道下裂多伴有蹼状阴茎畸形，必须纠正，纠正后既是阴茎腹侧延长
	阴茎腹侧筋膜挛缩松解（流程表37）	无下弯类尿道下裂多伴有阴茎腹侧筋膜挛缩，必须纠正，纠正后既是阴茎腹侧延长
	皮肤创口牵拉画线标记均匀对位缝合与引流条放置（流程表85）	皮肤创口均匀对位缝合法及创面内全长放置引流条是必需的
	阴茎背侧皮片游离移植阴茎腹侧皮瓣成形缝合（流程表81）	当阴茎腹侧创口缝合张力过大，预计其愈合困难时进行此步操作。不可侥幸，勉强缝合。手术者大声提醒：10分钟后手术结束

4. 应用纽孔转移的脱套阴茎皮肤–浅筋膜–包皮内板瓣成形尿道及覆盖阴茎腹侧创面

流程	名　　称	释　　义
	膜状尿道切开（流程表 11）	必须切开至正常尿道组织，保证能够成功吻接尿道
	尿道外口开大（流程表 13）	必须切开至正常尿道管径，保证能够成功吻接尿道，预防吻合口狭窄
	无阴茎下弯类阴茎皮肤整体脱套切口设计（流程表 14）	阴茎背侧、左右两侧、腹侧。统筹兼顾皮瓣切口设计
	阴茎皮肤整体脱套（流程表 14）	整体论思维保证脱套的阴茎皮肤血运不受破坏，同时避免损伤皮瓣蒂区的浅筋膜
	脱套阴茎皮肤–浅筋膜瓣血管观测（流程表 16）	手电筒光源–毛玻璃–遮光筒照射，无局灶亮点逆光观测
	脱套阴茎皮肤–浅筋膜瓣纽孔法腹侧转移复位（流程表 30）	根据所见血管分布特点，在背侧乏血管区纵行切开形成纽孔，向阴茎腹侧转移
	阴茎头下曲矫直（流程表 32）	无阴茎下弯类尿道下裂，常常伴有阴茎头下曲，尤其是成年人在勃起状态时。初治修复时不可忽视
	阴茎头尿道外口定位切开（流程表 33）	只做纵行鱼口状，避免直线环形挛缩，导致尿道外口狭窄
	阴茎头内隧道成形（流程表 34）	与阴茎头下曲矫直同时完成。器械不可代用，以便保证成形的隧道充分宽松，又不影响血运
	缺损尿道测量	准确测量自原尿道口至阴茎头新尿道口之间的距离。病历中要予记载
	成形尿道内支撑管放置、膀胱尿液引流系统留置导尿（流程表 86）	选择管径合适的软弹带侧孔硅胶支撑管，支撑管内通过导尿管，留置导尿。可靠的固定。保证尿液引流通畅

续　表

流程	名　称	释　义
	脱套阴茎皮肤-浅筋膜-包皮内板瓣纽孔转移成形尿道同时覆盖阴茎腹侧创面（流程表31）	皮瓣整体转移至腹侧时不能折叠弯曲，可以避免蒂部扭转影响血运。卷管成形尿道时注意边缘的三点外翻缝合
	防尿瘘层浅筋膜瓣嵌入缝合固定（流程表84）	尿瘘的形成是有血运的组织量不足导致，其中冠状沟瘘最难修复。有血运的阴茎浅筋膜瓣完全可以预防尿瘘的形成。当阴茎皮肤-浅筋膜瓣有冗余或远端血运可疑时，将其远端的内板皮肤层切除，保护好带血运的浅筋膜瓣，用于重建防尿瘘层
	阴茎头尿道外口成形（流程表33）	预防尿道外口挛缩狭窄措施：尿道外口定位开口、隧道成形宽敞；皮瓣成活；支撑管放置时间足够长
	蹼状阴茎矫正或阴茎腹侧筋膜挛缩松解（流程表37、40）	无下弯类尿道下裂伴有蹼状阴茎畸形或阴茎腹侧筋膜挛缩，必须纠正，纠正后即是阴茎腹侧延长
	双蒂阴茎皮瓣转移覆盖阴茎腹侧剩余创面（流程表78）	脱套复位的背侧包皮瓣不能完全覆盖腹侧创面时，采用此法将阴茎根部皮肤推向远端，既可覆盖创面，又利于进一步减轻尿道口蒂皮瓣浅筋膜蒂部张力
	阴茎腹侧创面缝合固定（流程表85）	间断垂直褥式外翻缝合，忌用编织线，尤其是丝线。注意浅筋膜的缝合
	皮肤创口牵拉画线标记均匀对位缝合与引流条放置（流程表85）	皮肤创口均匀对位缝合法及创面内全长放置引流条是必需的 手术者大声提醒：10分钟后手术结束

三、有阴茎下弯类阴茎型尿道下裂修复手术

1. 应用口腔黏膜片耦合包皮内板皮瓣尿道成形

流程	名　称	释　义
	膜状尿道切开（流程表 11）	必须切开至正常尿道组织，保证能够成功吻接尿道
	尿道外口开大（流程表 13）	必须切开至正常尿道管径，保证能够成功吻接尿道
	阴茎下弯类阴茎皮肤整体脱套切口设计（流程表 15）	阴茎背侧、左右两侧、腹侧，统筹兼顾
	阴茎皮肤整体脱套（流程表 14）	整体论思维保证脱套的阴茎皮肤血运不受破坏
	脱套阴茎皮肤-浅筋膜瓣血管观测（流程表 16）	手电筒光源-毛玻璃-遮光筒照射，无局灶亮点逆光观测
	脱套阴茎皮肤-浅筋膜瓣双等分成形腹侧转移复位（流程表 17）	浅筋膜瓣内对称双分支血管，可以双等分成形皮瓣，各自向阴茎腹侧转移复位
	阴茎下弯矫直（流程表 32）	充分矫直阴茎是手术主要目的之一
	阴茎头内隧道成形（流程表 34）	器械不可代用，以便保证成形的隧道充分宽松，又不影响血运
	阴茎头尿道外口定位切开（流程表 33）	只做纵行鱼口状，避免直线环形挛缩，导致尿道外口狭窄
	缺损尿道测量	准确测量，给予口腔黏膜采取提供参考。病历中要予记载
	一侧阴茎皮肤-浅筋膜瓣包皮内板岛状皮瓣成形（流程表 19）	选其血运相对良好侧成形岛状皮瓣，用于带蒂翻转转移重建尿道腹侧半。浅筋膜血管蒂必须充分松解，又要保证其血管不受损伤
	口腔黏膜游离移植重建尿道背侧半（流程表 70、71）	尿道背侧半全长，阴茎头新尿道外口，穿过阴茎头内隧道，至原尿道外口

续　表

流程	名　称	释　义
	成形尿道内支撑管放置、膀胱尿液引流系统留置导尿（流程表86）	选择管径合适的软弹带侧孔硅胶支撑管，支撑管内通过导尿管，留置导尿。可靠的固定。保证尿液引流通畅
	包皮内板皮肤-浅筋膜瓣带蒂翻转转移重建尿道腹侧半（流程表20、66、67、68、71）	岛状皮肤-浅筋膜瓣带蒂翻转180°，与其供体的包皮内板皮肤-浅筋膜瓣整体推进。可以保证血运。体现还原论思维必须接受整体论思维的约束
	皮片/皮瓣耦合法成形尿道（流程表20、66、67、68、71）	保证皮片/皮瓣的皮肤边缘的三点外翻缝合
	防尿瘘层浅筋膜瓣嵌入缝合固定（流程表84）	尿瘘的形成是有血运的组织量不足导致，其中冠状沟瘘最难修复。有血运的阴茎浅筋膜瓣完全可以预防尿瘘的形成
	阴茎头尿道外口成形（流程表33）	预防尿道外口挛缩狭窄措施：尿道外口定位开口、隧道成形宽敞；移植的皮片-皮瓣成活；支撑管放置时间足够长
	阴茎腹侧创面缝合固定（流程表85）	间断垂直褥式外翻缝合，忌用编织线，尤其是丝线。注意浅筋膜的缝合
	皮肤创口牵拉画线标记均匀对位缝合与引流条放置（流程表85）	皮肤创口均匀对位缝合法及创面内全长放置引流条是必需的
	阴茎背侧皮片游离移植阴茎腹侧皮瓣推进缝合（流程表81）	当阴茎腹侧创口缝合张力过大，预计其愈合困难时进行此步操作。不可侥幸，勉强缝合。手术者大声提醒：10分钟后手术结束

2. 应用一侧血运优势分叉尿道海绵体联合岛状阴茎皮瓣耦合包皮内板皮片/口腔黏膜尿道成形

流程	名　　称	释　　义
	膜状尿道切开（流程表 11）	必须切开至正常尿道组织，保证能够成功吻接尿道
	尿道外口开大（流程表 12）	必须切开至正常尿道管径，保证能够成功吻接尿道，预防吻合口狭窄
	一侧血运优势分叉尿道海绵体联合岛状阴茎皮瓣成形切口设计（流程表 55、65、72）	保证皮瓣的长度、宽度足够用于尿道成形
	有阴茎下弯类阴茎皮肤整体脱套切口设计（流程表 15）	阴茎背侧、左右两侧、腹侧。统筹兼顾皮瓣切口设计
	阴茎皮肤整体脱套（流程表 15）	整体论思维保证脱套的阴茎皮肤血运不受破坏，同时避免损伤皮瓣蒂区的浅筋膜
	脱套阴茎皮肤-浅筋膜瓣血管观测（流程表 16）	手电筒光源-毛玻璃-遮光筒照射，无局灶亮点逆光观测
	脱套阴茎皮肤-浅筋膜瓣双分成形，腹侧转移复位（流程表 17、19）	根据所见血管分布特点，将背侧皮瓣纵行切开分成两个，各自向阴茎腹侧转移
	阴茎下弯矫直（流程表 32）	脱套时将分叉尿道海绵体及其表面发育不良的皮肤、筋膜整体向近端剥离复位，切断远端纤维条索，若还存在阴茎体下弯则行背侧白膜折叠
	人工勃起（流程表 8）	有创操作。确认阴茎已充分矫直
	阴茎头尿道外口定位切开（流程表 33）	只做纵行鱼口状，避免直线环形挛缩，导致尿道外口狭窄
	阴茎头内隧道成形（流程表 34）	与阴茎头下曲矫直同时完成。器械不可代用，以便保证成形的隧道充分宽松，又不影响血运
	缺损尿道测量	准确测量自原尿道口至阴茎头新尿道口之间的距离。病历中要记载

续 表

流程	名 称	释 义
	一侧血运优势分叉尿道海绵体联合岛状阴茎皮瓣成形（流程表 55）	设计的皮瓣宽度足够，剥离时勿损伤浅筋膜蒂，注意保持皮瓣-分叉尿道海绵体成整体剥离，无须剥离至皮瓣能完全内翻180°
	包皮内板皮片或口腔黏膜片切取（流程表 41、44）	当阴茎皮肤-浅筋膜瓣有冗余时，选择血运相对不良侧切取内板皮肤（一侧皮片不够长时则两侧均取），用于重建尿道背侧半；保护好带血运的浅筋膜瓣，用于重建防尿瘘层。无冗余则切取口腔黏膜
	皮片/黏膜游离移植重建缺损段尿道背侧半（流程表 71）	缺损尿道背侧半全长，自原尿道口穿过阴茎头内隧道，至阴茎头新尿道外口
	成形尿道内支撑管放置、膀胱尿液引流系统留置导尿（流程表 86）	选择管径合适的软弹带侧孔硅胶支撑管，支撑管内通过导尿管，留置导尿。可靠的固定。保证尿液引流通畅
	一侧血运优势分叉尿道海绵体联合岛状阴茎皮瓣成形尿道腹侧半（流程表 55）	此岛状瓣与外侧阴茎皮肤以浅筋膜相连，向内翻转牛角瓣时将外侧皮肤也向内推进，可减轻蒂部张力，保证血运。体现还原论思维必须接受整体论思维的约束。卷管成形尿道时注意边缘的三点外翻缝合
	防尿瘘层浅筋膜瓣嵌入缝合固定（流程表 84）	尿瘘的形成是有血运的组织量不足导致，其中冠状沟瘘最难修复。有血运的阴茎浅筋膜瓣完全可以预防尿瘘的形成
	阴茎头尿道外口成形（流程表 33）	预防尿道外口牵缩狭窄措施：尿道外口定位开口、隧道成形宽敞；移植的皮片-皮瓣成活；支撑管放置时间足够长
	阴茎腹侧远端创面覆盖（流程表 85）	以脱套复位的阴茎背侧皮肤覆盖腹侧创面远端，保证再造尿道外有血运良好的组织覆盖，必要时可以减张缝合
	单/双蒂阴茎/阴囊皮瓣转移覆盖阴茎腹侧剩余创面（流程表 77~80）	转移阴茎阴囊交界处皮肤覆盖创面，可减轻远端覆盖皮肤的张力，同时还能矫正可能存在的阴囊分裂
	阴茎腹侧创面缝合固定（流程表 85）	间断垂直褥式外翻缝合，忌用编织线，尤其是丝线。注意浅筋膜的缝合
	皮肤创口牵拉画线标记均匀对位缝合与引流条放置（流程表 85）	皮肤创口均匀对位缝合法及创面内全长放置引流条是必需的

3. 应用纽孔转移的脱套阴茎皮肤-浅筋膜-包皮内板瓣成形尿道及覆盖阴茎腹侧创面

流程	名　称	释　义
	膜状尿道切开（流程表 11）	必须切开至正常尿道组织，保证能够成功吻接尿道
	尿道外口开大（流程表 13）	必须切开至正常尿道管径，保证能够成功吻接尿道，预防吻合口狭窄
	有阴茎下弯类阴茎皮肤脱套切口设计（流程表 14）	阴茎背侧、左右两侧、腹侧。统筹兼顾皮瓣切口设计
	阴茎皮肤整体脱套（流程表 15）	整体论思维保证脱套的阴茎皮肤血运不受破坏，同时避免损伤皮瓣蒂区的浅筋膜
	脱套阴茎皮肤-浅筋膜瓣血管观测（流程表 16）	手电筒光源-毛玻璃-遮光筒照射，无局灶亮点逆光观测
	脱套阴茎皮肤-浅筋膜瓣纽孔法腹侧转移复位（流程表 30）	根据所见血管分布特点，在背侧乏血管区纵行切开形成纽孔，向阴茎腹侧转移
	阴茎下弯矫直（流程表 32）	需彻底松解腹侧，矫直阴茎。初治修复时，不可忽视
	阴茎头尿道外口定位切开（流程表 33）	只做纵行鱼口状，避免直线环形挛缩，导致尿道外口狭窄
	阴茎头内隧道成形（流程表 34）	与阴茎头下曲矫直同时完成。器械不可代用，以便保证成形的隧道充分宽松，又不影响血运
	人工勃起（流程表 8）	微创操作。确认阴茎下弯位置并标记及程度。一般应该在阴茎矫直前后进行
	缺损尿道测量	准确测量自原尿道口至阴茎头新尿道口之间的距离。病历中要予记载

续　表

流程	名　称	释　义
	成形尿道内支撑管放置、膀胱尿液引流系统留置导尿（流程表 86）	选择管径合适的软弹带侧孔硅胶支撑管，支撑管内通过导尿管，留置导尿。可靠的固定。保证尿液引流通畅
	脱套阴茎皮肤-浅筋膜-包皮内板瓣纽孔转移成形尿道同时覆盖阴茎腹侧创面（流程表 31）	皮瓣整体转移至腹侧时不能折叠弯曲，可以避免蒂部扭转影响血运。卷管成形尿道时注意边缘的三点外翻缝合
	防尿瘘层浅筋膜瓣嵌入缝合固定（流程表 84）	尿瘘的形成是有血运的组织量不足导致，其中冠状沟瘘最难修复。有血运的阴茎浅筋膜瓣完全可以预防尿瘘的形成。当阴茎皮肤-浅筋膜有冗余或远端血运可疑时，将其远端的内板皮肤层切除，保护好带血运的浅筋膜瓣，用于重建防尿瘘层
	阴茎头尿道外口成形（流程表 33）	预防尿道外口挛缩狭窄措施：尿道外口定位开口、隧道成形宽敞；皮瓣成活；支撑管放置时间足够长
	阴茎-阴囊粘连蹼状阴茎矫正或阴茎腹侧筋膜挛缩松解（流程表 37、40）	无下弯类尿道下裂伴有蹼状阴茎畸形或阴茎腹侧筋膜挛缩，应尽量纠正，改操作又称阴茎腹侧延长
	双蒂阴茎皮瓣转移覆盖阴茎腹侧剩余创面（流程表 78）	脱套复位的背侧包皮瓣不能完全覆盖腹侧创面时，采用此法将阴茎根部皮肤推向远端，既可覆盖创面，又利于进一步减轻尿道口蒂皮瓣浅筋膜蒂部张力
	阴茎腹侧创面缝合固定（流程表 85）	间断垂直褥式外翻缝合，忌用编织线，尤其是丝线。注意浅筋膜的缝合
	皮肤创口牵拉画线标记均匀对位缝合与引流条放置（流程表 85）	皮肤创口均匀对位缝合法及创面内全长放置引流条是必需的 手术者大声提醒：10 分钟后手术结束

四、有阴茎下弯类阴茎阴囊型尿道下裂修复手术

1. 应用包皮内板皮片/口腔黏膜片耦合阴囊中隔岛状皮瓣成形

流程	名　称	释　义
	膜状尿道切开（流程表 11）	必须切开至正常尿道组织，保证能够成功吻接尿道
	尿道外口开大（流程表 13）	必须切开至正常尿道管径，保证能够成功吻接尿道
	有阴茎下弯类阴茎皮肤整体脱套切口设计（流程表 15）	阴茎背侧、左右两侧、腹侧，统筹兼顾
	阴茎皮肤整体脱套（流程表 14）	整体论思维保证脱套的阴茎皮肤血运不受破坏
	脱套阴茎皮肤−浅筋膜瓣血管观测（流程表 16）	手电筒光源−毛玻璃−遮光筒照射，无局灶亮点逆光观测
	脱套阴茎皮肤−浅筋膜双等分成形腹侧转移复位（流程表 17）	浅筋膜瓣内对称双分支血管，可以双等分成形皮瓣，各自向阴茎腹侧转移复位
	人工勃起（流程表 8）	有创操作。确认阴茎下弯已完全矫直
	阴茎头内隧道成形（流程表 34）	与阴茎头下曲矫直同时完成。器械不可代用，以便保证成形的隧道充分宽松，又不影响血运
	阴茎头尿道外口定位切开（流程表 33）	只做纵行鱼口状，避免直线环形挛缩，导致尿道外口狭窄
	缺损尿道测量	准确测量。病历中要予记载
	包皮内板皮片/口腔黏膜片切取（流程表 41~44）	用于重建尿道背侧半；切取包皮内板皮片时应保护好带血运的浅筋膜瓣，用于重建防尿瘘层。切取口腔黏膜片应注意不要伤及腮腺导管开口
	内板皮片/口腔黏膜片游离移植重建尿道背侧半（流程表 71）	尿道背侧半全长，阴茎头新尿道外口，穿过阴茎头内隧道，至原尿道外口

续　表

流程	名　称	释　义
	成形尿道内支撑管放置、膀胱尿液引流系统留置导尿（流程表 86）	选择管径合适的软弹带侧孔硅胶支撑管，支撑管内通过导尿管，留置导尿。可靠的固定。保证尿液引流通畅
	阴囊中隔岛状皮瓣带蒂翻转转移重建尿道腹侧半（流程表 58）	岛状皮瓣带蒂翻转 180°，蒂部的松解以无张力为标准，分离此皮瓣必须用到花生米，可以保证血运
	皮片/皮瓣耦合法成形尿道（流程表68）	保证皮片/皮瓣的皮肤边缘的三点外翻缝合
	防尿瘘层浅筋膜瓣嵌入缝合固定（流程表 84）	尿瘘的形成是有血运的组织量不足导致，其中冠状沟瘘最难修复。有血运的阴茎浅筋膜瓣完全可以预防尿瘘的形成
	阴茎头尿道外口成形（流程表 33）	预防尿道外口挛缩狭窄措施：尿道外口定位开口、隧道成形宽敞；移植的皮片-皮瓣成活；支撑管放置时间足够长
	阴茎腹侧创面缝合固定	间断垂直褥式外翻缝合，忌用编织线，尤其是丝线。注意浅筋膜的缝合
	皮肤创口牵拉画线标记均匀对位缝合与引流条放置（流程表 85）	皮肤创口均匀对位缝合法及创面内全长放置引流条是必需的
	阴茎背侧皮片游离移植阴茎腹侧皮瓣推进缝合（流程表 81）	当阴茎腹侧创口缝合张力过大，预计其愈合困难时进行此步操作。不可侥幸，勉强缝合。手术者大声提醒：10 分钟后手术结束

2. 应用阴囊中隔岛状皮瓣的尿道成形

流程	名　称	释　义
	膜状尿道切开（流程表 11）	必须切开至正常尿道组织，保证能够成功吻接尿道
	尿道外口开大（流程表 13）	必须切开至正常尿道管径，保证能够成功吻接尿道
	有阴茎下弯类阴茎皮肤整体脱套切口设计（流程表 15）	阴茎背侧、左右两侧、腹侧，统筹兼顾
	阴茎皮肤整体脱套（流程表 14）	整体论思维保证脱套的阴茎皮肤血运不受破坏
	脱套阴茎皮肤-浅筋膜瓣血管观测（流程表 16）	手电筒光源-毛玻璃-遮光筒照射，无局灶亮点逆光观测
	脱套阴茎皮肤-浅筋膜瓣双等分成形腹侧转移复位（流程表 17）	浅筋膜瓣内对称双分支血管，可以双等分成形皮瓣，各自向阴茎腹侧转移复位
	人工勃起（流程表 8）	有创操作。确认阴茎下弯已完全矫直
	阴茎头内隧道成形（流程表 34）	与阴茎头下曲矫直同时完成。器械不可代用，以便保证成形的隧道充分宽松，又不影响血运
	阴茎头尿道外口定位切开（流程表 33）	只做纵行鱼口状，避免直线环形挛缩，导致尿道外口狭窄
	缺损尿道测量	准确测量。病历中要予记载
	成形尿道内支撑管放置、膀胱尿液引流系统留置导尿（流程表 86）	选择管径合适的软弹带侧孔硅胶支撑管，支撑管内通过导尿管，留置导尿。可靠的固定。保证尿液引流通畅
	阴囊中隔岛状皮瓣带蒂翻转转移重建尿道（流程表 58、63）	岛状皮瓣带蒂翻转 180°，蒂部的松解以无张力为标准，分离此皮瓣必须用到花生米，可以保证血运

续　表

流程	名　　称	释　　义
	皮瓣成形尿道（流程表63）	保证尿道板/皮瓣的皮肤边缘的三点外翻缝合
	防尿瘘层浅筋膜瓣嵌入缝合固定（流程表84）	尿瘘的形成是有血运的组织量不足导致，其中冠状沟瘘最难修复。有血运的阴茎浅筋膜瓣完全可以预防尿瘘的形成
	阴茎头尿道外口成形（流程表33）	预防尿道外口挛缩狭窄措施：尿道外口定位开口、隧道成形宽敞；移植的皮片-皮瓣成活；支撑管放置时间足够长
	阴茎腹侧创面缝合固定（流程表85）	间断垂直褥式外翻缝合，忌用编织线，尤其是丝线。注意浅筋膜的缝合
	皮肤创口牵拉画线标记均匀对位缝合与引流条放置（流程表85）	皮肤创口均匀对位缝合法及创面内全长放置引流条是必需的
	阴茎背侧皮片游离移植阴茎腹侧皮瓣成形缝合（流程表81）	当阴茎腹侧创口缝合张力过大，预计其愈合困难时进行此步操作。不可侥幸，勉强缝合。 手术者大声提醒：10分钟后手术结束

3. 应用阴囊中隔飞蝉状岛状皮瓣/皮片尿道成形

流程	名　称	释　义
	膜状尿道切开（流程表 11）	必须切开至正常尿道组织，保证能够成功吻接尿道
	尿道外口开大（流程表 13）	必须切开至正常尿道管径，保证能够成功吻接尿道
	有阴茎下弯类阴茎皮肤整体脱套切口设计（流程表 15）	阴茎背侧、左右两侧、腹侧，统筹兼顾
	阴茎皮肤整体脱套（流程表 14）	整体论思维保证脱套的阴茎皮肤血运不受破坏
	脱套阴茎皮肤-浅筋膜瓣血管观测（流程表 16）	手电筒光源-毛玻璃-遮光筒照射，无局灶亮点逆光观测
	脱套阴茎皮肤-浅筋膜瓣双等分成形腹侧转移复位（流程表 17）	浅筋膜瓣内对称双分支血管，可以双等分成形皮瓣，各自向阴茎腹侧转移复位
	人工勃起（流程表 8）	有创操作。确认阴茎下弯已完全矫直
	阴茎头内隧道成形（流程表 34）	与阴茎头下曲矫直同时完成。器械不可代用，以便保证成形的隧道充分宽松，又不影响血运
	阴茎头尿道外口定位切开（流程表 33）	只做纵行鱼口状，避免直线环形挛缩，导致尿道外口狭窄
	缺损尿道测量	准确测量。病历中要予记载
	阴囊中隔飞蝉状岛状皮瓣/皮片成形（流程表 59）	成形时两侧的皮片宽度和略大于皮瓣的宽度以防后期挛缩，皮瓣带蒂翻转 180°，蒂部的松解以无张力为标准，分离此皮瓣必须用到花生米，可以保证血运
	成形尿道内支撑管放置、膀胱尿液引流系统留置导尿（流程表 86）	选择管径合适的软弹带侧孔硅胶支撑管，支撑管内通过导尿管，留置导尿。可靠的固定。保证尿液引流通畅
	阴囊中隔飞蝉状岛状皮瓣/皮片围绕支撑管卷管缝合成形尿道（流程表 64）	保证皮片-肉膜-皮片的三点缝合

续　表

流程	名　称	释　义
	防尿瘘层浅筋膜瓣嵌入缝合固定（流程表84）	尿瘘的形成是有血运的组织量不足导致，其中冠状沟瘘最难修复。有血运的阴茎浅筋膜瓣完全可以预防尿瘘的形成
	阴茎头尿道外口成形（流程表33）	预防尿道外口挛缩狭窄措施：尿道外口定位开口、隧道成形宽敞；移植的皮片-皮瓣成活；支撑管放置时间足够长
	阴茎腹侧创面缝合固定（流程表85）	间断垂直褥式外翻缝合，忌用编织线，尤其是丝线。注意浅筋膜的缝合
	皮肤创口牵拉画线标记均匀对位缝合与引流条放置（流程表85）	皮肤创口均匀对位缝合法及创面内全长放置引流条是必需的
	阴茎背侧皮片游离移植阴茎腹侧皮瓣成形缝合（流程表81）	当阴茎腹侧创口缝合张力过大，预计其愈合困难时进行此步操作。不可侥幸，勉强缝合。手术者大声提醒：10分钟后手术结束

4. 分期手术

第一期手术：阴茎矫直、重建阴茎段尿道。

第二期手术：吻接尿道。

流程	名　称	释　义
	第一期手术：阴茎头支持线缝合牵拉固定（流程表10）	预留阴茎头成形尿道外口位置。根据需要，调整阴茎位置，便于手术
	阴茎皮肤整体脱套切口设计（流程表14）	阴茎背侧、左右两侧、腹侧，统筹兼顾
	阴茎皮肤整体脱套阴茎矫直（流程表32）	整体论思维保证脱套的阴茎皮肤血运不受破坏，阴茎充分矫直是尿道下裂治疗的第一步
	人工勃起（流程表8）	有创操作。确认阴茎已充分矫直
	阴茎头尿道外口定位切开（流程表33）	器械不可代用，以便保证成形的隧道充分宽松，又不影响血运
	阴茎头内隧道成形（流程表34）	只做纵行鱼口状，避免直线环形挛缩，导致尿道外口狭窄
	缺损尿道测量	准确测量。病历中要予记载
	阴茎段尿道成形（流程表20、24、25、29、31、48、65、61、73、62、64）	可以用皮片、黏膜片、皮瓣或耦合上述材料进行尿道再造，无论材料如何选取，再造尿道的宽度最重要
	置入尿道支撑管及导尿管（流程表86）	软弹带侧孔再造尿道硅胶支撑管既可通畅引流，又可降低再造尿道挛缩率。导尿管置于支撑管内，既保证尿液不污染切口，又便于尿道冲洗
	阴茎腹侧创面缝合固定（流程表85）	间断垂直褥式外翻缝合，忌用编织线，尤其是丝线。注意浅筋膜的缝合

续　表

流程	名　称	释　义
	第二期手术：人工勃起（流程表 8）	6 个月后行二期手术。有创操作，若仍有一定程度的阴茎弯曲，则进行再次矫直
	吻接段尿道成形（流程表 76）	设计偏心局部皮瓣，宽度>2.0cm，使尿道切口不位于中线，保证错位缝合
	防尿瘘层筋膜瓣嵌入缝合固定（流程表 84）	尿瘘的形成是有血运的组织量不足导致，有血运的肉膜瓣完全可以预防尿瘘的形成
	局部皮瓣覆盖创面（流程表 85）	错位缝合是避免尿瘘的关键
	阴茎阴囊转位矫治（流程表 38）	若存在阴茎阴囊转位，可设计局部三角形皮瓣进行矫治，此三角皮瓣也可用来覆盖腹侧创面

五、有阴茎下弯类会阴型尿道下裂修复手术

分期手术：

第一期手术：阴茎矫直、重建阴茎段、阴囊段尿道。

第二期手术：吻接尿道。

流程	名　称	释　义
	第一期手术：阴茎头支持线缝合牵拉固定（流程表 10）	预留阴茎头成形尿道外口位置。根据需要，调整阴茎位置，便于手术
	阴茎皮肤整体脱套切口设计（流程表14）	阴茎背侧、左右两侧、腹侧 H 形切口，统筹兼顾
	阴茎皮肤整体脱套（流程表14）阴茎矫直	整体论思维保证脱套的阴茎皮肤血运不受破坏，阴茎充分矫直是尿道下裂治疗的第一步
	人工勃起（流程表8）	有创操作，确认阴茎已充分矫直
	阴茎头尿道外口定位切开（流程表33）	器械不可代用，以便保证成形的隧道充分宽松，又不影响血运
	阴茎头内隧道成形（流程表34）	只做纵行鱼口状，避免直线环形挛缩，导致尿道外口狭窄
	缺损尿道测量	准确测量。病历中要予记载
	阴茎段尿道成形（流程表 20、24、25、29、31、48、65、61、73、62、64）	可以用皮片、黏膜片、皮瓣或耦合上述材料进行尿道再造，无论材料如何选取，再造尿道的宽度最重要
	置入尿道支撑管及导尿管（流程表86）	软弹带侧孔再造尿道硅胶支撑管既可通畅引流，又可降低再造尿道挛缩率。导尿管置于支撑管内，既保证尿液不污染切口，又便于尿道冲洗
	阴茎腹侧创面缝合固定（流程表85）	间断垂直褥式外翻缝合，忌用编织线，尤其是丝线。注意浅筋膜的缝合

续　表

流程	名　称	释　义
	第二期手术： 人工勃起（流程表8）	6个月后行二期手术。 有创操作，若仍有一定程度的阴茎弯曲，则进行再次矫直
	吻接段尿道成形（流程表76）	设计偏心局部皮瓣，宽度>2.0cm，使尿道切口不位于中线，保证错位缝合
	防尿瘘层筋膜瓣嵌入缝合固定（流程表84）	尿瘘的形成是有血运的组织量不足导致，有血运的肉膜瓣完全可以预防尿瘘的形成
	局部皮瓣覆盖创面（流程表85）	错位缝合是避免尿瘘的关键
	阴茎阴囊转位矫治（流程表38）	若存在阴茎阴囊转位，可设计局部三角形皮瓣进行矫治，此三角皮瓣也可用来覆盖腹侧创面

六、小阴茎型尿道下裂修复手术

分期手术：

第一期手术：阴茎矫直。内分泌科干预治疗。

第二期手术：重建阴茎段、阴囊段尿道。

第三期手术：吻接尿道。

流程	名　　称	释　义
	第一期手术：阴茎头支持线缝合牵拉固定（流程表 10）	预留阴茎头成形尿道外口位置。根据需要，调整阴茎位置，便于手术
	阴茎皮肤整体脱套切口设计（流程表 14）	阴茎背侧、左右两侧、腹侧 H 形切口，统筹兼顾
	阴茎皮肤整体脱套阴茎矫直（流程表 14）	整体论思维保证脱套的阴茎皮肤血运不受破坏，阴茎充分矫直是尿道下裂治疗的第一步
	人工勃起（流程表 8）	有创操作确认阴茎已充分矫直
	阴茎腹侧创面缝合固定（流程表 85）	间断垂直褥式外翻缝合，忌用编织线，尤其是丝线。注意浅筋膜的缝合
	内分泌干预治疗	术后 1~2 个月即可应用 HCG 治疗，为 1~2 个疗程，6~8 个月后再行尿道重建
	第二期手术：人工勃起（流程表 8）	6 个月后行二期手术。有创操作，若仍有一定程度的阴茎弯曲，则进行再次矫直
	阴茎段隧道成形（流程表 53）	器械不可代用，以便保证成形的隧道充分宽松，又不影响血运
	缺损尿道测量	准确测量。病历中要予记载
	阴茎段尿道成形（流程表 20、24、25、29、31、48、65、61、73、62、64）	可以用皮片、黏膜片、皮瓣或耦合上述材料进行尿道再造，无论材料如何选取，再造尿道的宽度最重要

续 表

流程	名 称	释 义
	置入尿道支撑管及导尿管（流程表87）	软弹带侧孔再造尿道硅胶支撑管既可通畅引流，又可降低再造尿道挛缩率。导尿管置于支撑管内，既保证尿液不污染切口，又便于尿道冲洗
	阴茎腹侧创面缝合固定（流程表85）	间断垂直褥式外翻缝合，忌用编织线，尤其是丝线。注意浅筋膜的缝合
	第三期手术： 阴囊段及吻接段尿道成形（流程表76）	设计偏心局部皮瓣，宽度>2.0cm，使尿道切口不位于中线，保证错位缝合
	防尿瘘层筋膜瓣嵌入缝合固定（流程表84）	尿瘘的形成是有血运的组织量不足导致，有血运的肉膜瓣/睾丸鞘膜瓣完全可以预防尿瘘的形成
	局部皮瓣覆盖创面（流程表77~80）	错位缝合是避免尿瘘的关键
	阴茎阴囊转位矫治（流程表38）	若存在阴茎阴囊转位，可设计局部三角形皮瓣进行矫治，此三角皮瓣也可用来覆盖腹侧创面

七、尿道外口位置正常的单纯阴茎下弯类修复手术

流程	名　称	释　义
	阴茎皮肤整体脱套（流程表 14）	阴茎背侧、左右两侧、腹侧，统筹兼顾 环形整体脱套
	阴茎下弯矫直（流程表 32）	阴茎充分矫直是尿道下裂治疗的第一步
	阴茎腹侧筋膜挛缩松解（流程表 37）	必须纠正，可后推前移的尿道口组织，使阴茎体部、根部伸展，达到阴茎腹侧延长的效果 充分松解挛缩的筋膜组织。
	蹼状阴茎矫正（流程表 40）	于蹼状阴茎皮肤处设计连续"W"改形切口，于皮下松解，充分矫直阴茎
	阴茎白膜折叠缝合固定（流程表 36）	当阴茎脱套，纤维条索完全松解后，若仍弯曲，可测量阴茎腹侧与背侧长度差值，在阴道背侧折叠白膜层，注意避开神经血管，以达到矫直目的

第三节 手术后阶段共通手术流程——名称与释义表

流程	名　称	释　义
	双弹力包扎（流程表90）	提前准备消毒双弹力包扎材料。为目前阴茎手术后，最佳的包扎方式
	手术结束（流程表91）	包扎完毕，手术者大声提醒：手术结束
	麻醉结束（流程表92）	麻醉师提醒：停止用药
	患者清醒（流程表93）	注意清醒指征
	患者出手术室（流程表94）	安全核查
	送患者入病房或麻醉恢复室（流程表95）	交接

（李森恺　李　强　周传德　李鹏程　李峰永　周　宇　曹玉娇　张思娅　魏蜀一　赵　阳）

第七章　重症尿道下裂的治疗流程
——诊断与内分泌治疗

第一节　重症尿道下裂的诊断

尿道下裂是二十余种疾病的体征之一，大多数尿道下裂患者的发病原因仍不清楚，仅约 1/4 的患者可以发现确定的病因（张桂元，2000）。因此，对于尿道下裂患者来说，目前很难从病因上进行诊断。但是，对于重症尿道下裂患者，仍应该进行一定的相关检查，以便确定其治疗方向和制订治疗方案。

一、与尿道下裂发病的相关因素

许多研究指出与尿道下裂发病相关的因素可能有：①与母亲相关：初产、高龄生产的母亲生下的男婴尿道下裂的出现率较高。②与胎儿内分泌的异常相关：有些具有睾酮代谢和睾酮受体的缺陷的患儿，患有尿道下裂。③尿道下裂出现有家族的集中性，可能具有一个多因素的遗传模式。Bauer 指出：尿道下裂患者家族中，有一定的概率会出现其他的尿道下裂患者。④与孕酮的使用相关：母亲使用孕酮作为避孕、妊娠实验和保胎可能引起尿道下裂，但近期的研究资料分析这种暴露与外生殖器的畸形没有明显的相关性。⑤与环境污染相关：广泛的具有雌激素或抗雄激素活性合成物的环境污染是尿道下裂的重要病因。⑥SRY 等基因突变或缺失可以引起尿道下裂。⑦有时尿道下裂患者伴有米勒管（Mullerian duct）保留，可能源于 MIS 基因或其受体基因突变。

目前已证实的引起尿道下裂的遗传因素包括：雄激素敏感性降低、5α-还原酶缺乏、多种染色体异常。尿道下裂患者中染色体畸变率较正常人群有明显增高，已确定可引起尿道下裂的染色体畸变有十余种，涉及染色体有：1、4、6、8、9、11、13、18、19、20、21、X、Y 等十余条。已报道尿道下裂患者中发现突变的基因有：SRY、AR、SRD5A2、WT-1、SOX9、MID1、MIS（AMH）、CYP19、MTM1 和 F18、SALL1、21-羟化酶缺乏，以及睾酮生物合成途径关键酶的基因缺陷，如 3β-羟类固醇脱氢酶（3β-HSD）、17α-羟化酶、17，20-裂解酶缺陷等十余个基因等。

二、与尿道下裂相关的综合征

影响外生殖器分化的基因可能是多个，除上述有关基因的突变可能引起尿道下裂外，尿道下裂尚见于一些少见的综合征，如：①Goltz-Gorlin 综合征（虹膜缺损、尿道下裂、皮肤多个乳头状瘤、心理发展迟缓）；②Kallmann 综合征（促性腺激素分泌不足性功能减退、嗅觉丧失）；③Klinefelter 综合征（可伴有隐睾、阴茎弯曲）；④Opitz 综合征（眼距宽、尿道下裂）；⑤Opitz GBBB 综合征（器官距离过远、尿道下裂、唇腭裂、肛门缺陷）；⑥Reifenstein 综合征（性腺功能不全、睾丸萎缩、精子少、小阴茎、阴囊型或会阴型尿道下裂、女性乳房化）；⑦Smith-Lemli-Opitz 综合征（血浆胆固醇的减少、7-双氢胆固醇增加、精神发育迟缓、小头畸形、并指、颅面畸形、唇裂、腭裂、阴茎弯曲、尿道下裂、鞘膜积液、隐睾、肾盂积水、阴蒂包皮肥大，尿道外口狭窄）；⑧Simpson-Golabi-Behmel

综合征（面貌粗糙、五官距离过远、宽鼻、唇腭裂、舌头有槽，舌系带短、腭部前突、先天性心脏病、心律不齐、多乳头、脾大、肾脏畸形、尿道下裂、隐睾、骨异常、多指畸形）；⑨Townes-Brocks综合征（肛门闭锁、直肠会阴瘘、分裂拇指、摇椅足、双畸形、神经性耳聋、尿道下裂、肾发育不良、肾衰竭）；⑩雄激素抵抗综合征（雄激素转化障碍、与受体结合障碍、雄性化受阻）等。另外，尚有少量报道，在接触基因综合征、Wolf-Hirschhorn（4p-）综合征和 Barber-Say 综合征中也有尿道下裂的表型。

三、与尿道下裂相关的先天性畸形

除常见的相关先天性畸形（如隐睾、腹股沟斜疝、两性畸形等）外，尚有一些少见先天畸形与尿道下裂伴发，应注意检查和诊断，如先天性耳聋、肾异位、米勒管残留、异常分布的营养障碍基因（肌病、生长迟缓、精神障碍、尿道下裂）、心血管畸形（右位心、房间隔缺损、肺动脉导管未闭）和肢体畸形（并指、尺骨发育不良），另外尚经常伴有小阴茎畸形和男性乳房发育。

四、重症尿道下裂的诊断方法

对于重症尿道下裂患者，首先应该对患儿的性别进行甄别，分清男、女，并对其性征的发育程度和发展潜力进行评估，以便帮助患者家长对孩子的生长路线进行规划。在性别发展方向确定后，还要考虑是单纯性尿道下裂还是伴有其他畸形，是否属于某个综合征中的表现之一。重症尿道下裂的诊断一般包括实验室检查、物理检查和心理评估三个方面。

1. 常见性分化异常的病因分类（WILLIAM，1992）　重度尿道下裂患者往往性征模糊，属于性分化异常的表现之一。因此，其诊断要参考性分化异常相关的病因进行分类。

（1）性腺分化异常疾病：①曲细精管发育不良；②性腺发育不良综合征；③完全型和不完全型46XX、46XY 性腺发育不良；④真两性畸形。

（2）女性假两性畸形：①先天性男性化肾上腺皮质增生症；②P450 芳香化酶（胎盘）缺陷；③来自母体的雄激素与人工合成的孕激素导致女性假两性畸形；④其他致畸因素引起的女性假两性畸形。

（3）男性假两性畸形：①LEYDIG 细胞发育不良或不发育；②先天性睾酮合成障碍；③雄激素依赖靶组织缺陷；④睾丸发育不良男性假两性畸形；⑤米勒管永存综合征（AMH 合成、分泌和反应障碍）；⑥母亲服用孕激素。

（4）未分类性别分化异常：①男性：尿道下裂、46XY 男性外生殖器官两性畸形并伴有多发性先天性异常；②女性：阴道、子宫、输卵管发育异常。

2. 常用实验室检查　必要的实验室检查是对重症尿道下裂进行诊断的入手点，对其发育情况和发育潜力的了解有一定帮助，详细的指标和意义见下节内分泌治疗部分。

（1）染色体检查：通过染色体检查可以初步了解患儿有无明显的染色体畸变、缺失，患儿的染色体性别等信息，对于临床治疗方向和决定孩子的性别等问题有重要的参考价值，例如：对于 46XX 核型的患者，要注意排除女性假两性畸形，对于 46XY 核型，则要注意探查性腺位置及发育情况等。

（2）性发育相关激素的水平测定：通过检查血清性发育相关激素水平，我们可以对患者的性激素水平、性腺分泌状态和发育趋势等进行内分泌学评估，从而指导患者的内分泌治疗。常做的检查有：垂体相关激素（LH、FSH），性腺相关激素（T、E_2），肾上腺相关激素和甲状腺相关激素等。

（3）影像学检查：通过超声或磁共振检查，我们可以了解患者的性腺位置、发育状态、肾上腺发育情况，是否存在女性内生殖器等，有利于指导患儿的治疗方向。

（4）性腺活检：对于怀疑两性畸形的患者，如果性腺发育异常，可以考虑进行性腺活检，以便确定患儿的性腺性别和性腺发育情况，性腺活检是临床性别诊断的金标准，对治疗方向有一定参考意义。

（5）HCG 刺激试验：即通过应用 HCG，观察患儿的性腺及外生殖器对 HCG 的反应，从而对孩子的性征发育潜力进行评估。对 HCG 反应敏感者提示患者外生殖器可能有较大的发育潜力。反之，如果对 HCG 应用无反应，提示将来可能性征发育较差。

（6）SRY 核心片段的诊断：通过 PCR 反应，对 SRY 核心片段进行扩增，可以诊断 SRY 基因的情况，从而对性分化和发育有一定的参考意义。

（7）其他检查：如果有条件，还可对患者的 5α-还原酶活性、雄激素受体功能及其他性发育相关基因的表达和突变等进行检查，从而在病因上给出比较准确的诊断，并可进行发育潜力评估。但是，目前的检查手段仅能够对约 1/3 的患者有所帮助。

3. 物理检查　主要是通过临床的检查和与正常人群的比对，从而判断孩子性征发育状态，通过对其发育的评估和对其发育潜力的评估，从而帮助制订合理的治疗计划。物理检查主要检查阴茎、阴囊、睾丸的发育情况和有无阴道、子宫等，对于成人还应对乳房、喉结和毛发分布的发育情况进行评估。

（1）女性外生殖器男性化分型（Prader 分型）：

Ⅰ型：阴蒂稍大、阴道与尿道口正常。

Ⅱ型：阴蒂增大、阴道口变小、阴道与尿道分开。

Ⅲ型：阴蒂显著增大、阴道与尿道开口于一个共同的尿生殖窦。

Ⅳ型：尿道下裂。

Ⅴ型：阴蒂似正常男性。

（2）男性生殖器女性化分型：

Ⅰ型：远端型尿道下裂、阴茎轻度弯曲、阴囊睾丸正常。

Ⅱ型：阴茎阴囊型尿道下裂、阴茎明显弯曲、阴囊睾丸正常。

Ⅲ型：阴囊型尿道下裂、阴茎明显弯曲、阴囊分裂、睾丸发育较小。

Ⅳ型：会阴型尿道下裂、阴茎短小、明显弯曲、阴囊分裂、隐睾。

Ⅴ型：外阴似正常女性。

（3）患者临床检查评估：男性患者表现为Ⅰ～Ⅲ型者，由于可以触及接近正常的睾丸，且阴茎发育较好，一般性别是肯定的，选择正常的尿道重建即可。表现Ⅳ型者要进行综合评估，根据临床发育、实验室检查和患者及其家长的心理要求、社会身份等因素，来确定性别的发展方向，如果选择男性则可行尿道下裂矫治和隐睾治疗；如果选择做女性，则可以考虑行阴蒂缩小、外阴成形，等婚前行阴道再造。对于Ⅴ型患者，多见于完全性雄激素抵抗，建议按照女孩培养，这类患者一般不用外阴成形，多在青春期行性腺切除，婚前行阴道成形。

4. 心理评估　心理评估需要心理学专家的参与，根据患者的行为特征、心理倾向、社会身份和家人的愿望等表现，对患者的性别发展走向给予适当的建议。结合临床评估和实验室评估，最终帮助家长对患者的性别进行决策，然后再制订适当的治疗方案。目前，随着人权意识的深入，有人建议先不急于决定患者的性别，等患者长大后自己决定自己的命运。但是，这种选择的缺点是患者可能出现性心理发育障碍，甚至导致人格的异常。因此，尚存在争论。

第二节　重症尿道下裂的内分泌治疗

重症尿道下裂治疗中应该包括手术治疗、内分泌治疗和心理治疗三个方面，其中内分泌治疗计划的建立必须依据于患者的内分泌水平和患者的外阴发育情况。

一、男性生殖内分泌生系统

男性生殖内分泌系统主要由丘脑-垂体-睾丸轴组成，但其功能单位含有五种成分：①下丘脑外的中枢神经系统；②下丘脑；③垂体；④睾丸；⑤雄激素敏感周边器官。由神经递质、性激素、细胞因子组成一个复杂的神经-内分泌-免疫调节网络，它们相互影响，彼此协调地调节男性生殖系统的分化、发生、发育和成熟（图7-1）。

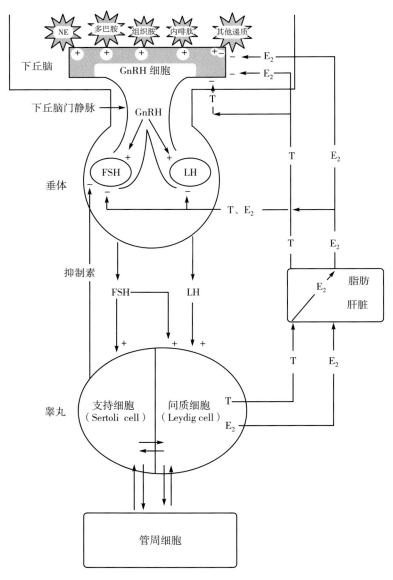

图 7-1 下丘脑-垂体-睾丸调节系统图解

注：T：睾酮；E_2：雌二醇；NE：去甲肾上腺素；LH：黄体生成素；FSH：促卵泡激素；GnRH：促性腺激素释放激素

二、尿道下裂患者的内分泌异常

约在妊娠第 7 周，中性的原始生殖索开始分化为睾丸，男性外生殖器的男性化于中肾管（Wolffian duct）分化开始不久，由两性外生殖器的共同始基：尿生殖结节（龟头、阴蒂）、尿生殖皱褶（阴茎体、小阴唇）和尿生殖隆突（阴囊、大阴唇）开始发育。在胚胎第 10 周，外生殖器进入分化期，男性外生殖器分化时间较早，女性分化较迟，阴茎尿道的胚胎形成发生在排卵后 9~12 周，完整器官形成大约在 14 周完成。这个分化过程需要双氢睾酮的刺激，双氢睾酮是由胎儿睾丸分泌的睾酮在 5α-还原酶的作用下转化而来。因此，胎儿的阴茎形成既受胎儿睾丸发育的影响，也受胎盘促性腺激素影响。胎儿睾丸的发育不全，雄激素作用失常导致尿道沟不能闭合或尿道皱襞的融合不完全引起阴茎或阴囊腹侧表面的尿道开放，从而形成尿道下裂（O'Rahilly，1992）。

一般认为，重症尿道下裂患者可能存在一些内分泌异常，如：①5α-还原酶 Ⅱ 活性降低；②雄激素受体表达异常、结合力降低；③雌激素和转化生长因子-α（TGF-α）水平增高；④雄激素水平降低；⑤MIS 及其受体异常等。

对尿道下裂患者雄激素水平、5α-还原酶活性及雄激素受体结合力的研究，大多数未发现尿道下裂患者与正常人群对照组有明显的差别。但是发现在 HCG 刺激后，尿道下裂患者的增高反应明显低于正常对照组人群，提示尿道下裂患者的下丘脑-垂体-性腺轴不正常。有研究表明，尿道下裂患者的雌二醇和雌酮的水平增加。这提示：雌激素有拮抗雄激素作用，可引起尿道下裂。

三、尿道下裂患者常用的内分泌评价指标

1. **青春期前**　患者的内分泌评价主要分为两个部分，即：染色体核型和激素水平等实验室评价和外生殖器发育状态等临床评价。尿道下裂患者轻者染色体多半正常，严重时可以出现 Y 染色体缺失；一般激素水平在正常范围，但是对 HCG 的刺激反应不敏感；相当多的患者外生殖器发育较正常发育男孩为小，部分到青春期逐渐发育到正常范围，部分则一直小于正常，这类患者应该应用内分泌治疗，必要时辅以阴茎延长、增粗等手术治疗。

（1）染色体：正常的男性染色体核型为 46XY，当失去 Y 染色体，成为 46XX 或者 45X 时，应该检查 SRY 基因是否有突变或丢失。完整的 46XX 对卵巢的发育不是必需的，但对维持正常的卵泡发育却是必需的。无论 X 染色体的长臂或短臂缺乏均可导致条索状性腺。

（2）血浆性激素水平：

GnRH：由于 GnRH 在血液中的半衰期约 5~6 分钟，很难测得，且它的水平与 LH 相一致，一般测定 LH 水平表示其分泌情况。一般资料报道促性腺激素和性激素的血浆检测浓度为：

促卵泡激素（FSH）：4~8U/L　　　　黄体生成素（LH）：5~10U/L

泌乳素（PRL）：<20μg/L

睾酮：2~10μg/L　　　　　　　　　5α-双氢睾酮：0.3~0.6μg/L

5α-雄烷二醇：0.05~0.2μg/L　　　　4-雄烯二酮：1~2μg/L

去氢表雄酮：4~6μg/L

在《临床生殖内分泌学》中，提供一组中国男性血清的生殖激素基础值、T/LH 比值与国际卫生组织提供的数据进行了比较。

在不同的年龄和生理状态下，促性腺激素和性激素的水平有一定的变化，在《美国儿科专家临床会诊》一书中提供了一组随年龄而变化的性激素血清水平正常范围的数据，可以作为临床检测的参考。

表 7-1 中国男性成人血清生殖激素基础值和国际卫生组织提供数据的比较

生殖激素	平均值	±SD 或+	WHO 提供数据
FSH（U/L）	2.42	+1.56~3.75	1.2~5.0
LH（U/L）	4.64	+3.23~6.67	2.5~9.8
PRL（mIU/L）	360.2	207~513.4+	110~510
T（nmol/L）	22.7	+19.0~27.0	13.0~33.0
T/LH	5.72	4.05~8.08+	
E$_2$（pmol/L）	212.3	95.6~329+	70~190

表 7-2 美国各年龄阶段正常人血清生殖激素检测范围

性别	年龄	LH（U/L）	FSH（U/L）	E$_2$（ng/dl）	T（ng/dl）
男性	0~1 岁	0.02~7.0	0.16~4.1	1.0~3.2	<10
	青春期前	0.02~0.3	0.26~3.0	<1.5	<3~10
	成人	1.5~9.0	2.0~9.2	0.8~3.5	350~1030
女性	0~1 岁	0.02~7.0	0.24~14.2	0.5~5.0	<10
	青春期前	0.02~0.3	1.0~4.2	<1.5	<3~10
	成人				10~55
	卵泡期	2.0~9.0	1.8~11.2	3.0~10.0	…
	中期	18.0~49.0	6.0~35.0	…	…
	黄体期	2.0~11.0	1.8~11.2	7.0~30.0	…

我国盖凌等近期报道了一组：320 例不同年龄阶段健康男性青少年血清生殖激素水平的检验数据。他们采用磁性微粒分离免疫酶联测定法进行检测，试剂变异系数为：T 5.3%、9.3%；FSH 4.8%、6.2%；LH 5.4%、10.3%；PRL 5.6%、8.9%。他们发现，T 水平随着年龄而逐渐增高，11~16 岁间有统计学意义。16 岁以后虽有增高，但无统计学意义。FSH、LH 也随着年龄而增加，仅 11~12 岁组间有统计学意义。PRL 水平在 14、15 岁组间略高，11~18 岁各组 PRL 水平明显高于生育组（表 7-3）。

表 7-3 320 例男性血清生殖激素测量结果

年龄（岁）	T（nmol/L）	FSH（mIU/ml）	LH（mIU/ml）	FSH/LH	PRL（ng/ml）
11	0.48±0.20	2.45±0.96	1.38±0.59	1.79	17.75±12.29
12	1.80±1.73	3.43±0.88	1.75±0.84	1.96	17.77±13.20
13	3.35±2.97	3.45±1.01	2.00±0.97	1.73	17.45±9.66
14	4.62±3.26	3.72±1.51	2.19±1.24	1.60	20.63±11.02
15	7.79±4.04	3.78±1.13	2.59±0.93	1.46	22.21±9.87
16	11.90±6.30	3.81±0.62	3.06±1.11	1.25	19.76±10.15
17	13.61±5.15	3.91±0.63	3.18±0.98	1.23	17.82±9.80
18	14.77±4.48	4.08±1.25	3.45±0.56	1.18	17.56±8.65
生育组	14.85±4.73	4.19±1.05	3.46±0.58	1.20	15.58±6.61

引自盖凌等，青春期男性性发育研究中华男科学，2002，8（5）：353-355

生殖激素血清水平在一天中是呈现脉冲式变化的，每次释放激素的水平大致相当，但是释放频率和释放量各有特点（图 7-2）。

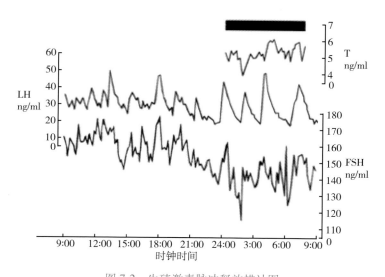

图 7-2　生殖激素脉冲释放描计图

一个男青年，24 小时中 LH、FSH 和夜间 T 的血清水平连续检测结果，每 10 分钟取血 1 次。黑条显示睡眠状态（摘自 Cecil Textbook of Medicien）

（3）血清生殖激素变化的临床意义：①FSH、LH、T 均正常，基本可以排出高/低促性腺激素型性腺功能下降；②FSH、LH、T 均低，为低促性腺激素性性腺功能减低，一般为下丘脑-垂体功能减低，继发睾丸功能衰竭；③FSH 主要反映精曲小管功能状态，如果 FSH 升高超过 3 倍，提示精曲小管损伤到生精上皮，可能严重到难以逆转的程度；④PRL 升高，FSH、LH 正常或降低，伴有性功能降低，提示泌乳素血症或者垂体瘤；⑤T/LH 比值明显降低，提示 Leydig 细胞处于代偿性功能衰竭状态，该比值是评价 Leydig 细胞功能状态的敏感指标；⑥FSH、LH 升高，T、T/LH 下降，提示典型的高促性腺激素性性腺功能减低，说明为原发性 Leydig 细胞功能衰竭；⑦尿 17-生酮类固醇（17-KGS）升高，T、皮质醇（F）下降，提示先天性肾上腺皮质增生（CAH），最常见的是 21-羟化酶缺陷，如果伴有高血压、低血钾和第二性征缺如，则提示 17α-羟化酶缺陷；⑧ FSH、LH、T、F 均正常，性分化异常，DHT 降低，T/DHT 升高，提示 5α-还原酶缺陷。

（4）正常男性外生殖器的发育情况：外生殖器的发育水平对尿道下裂的内分泌治疗有一定的参考意义，如果发育明显滞后于正常人群，则提示有可能需要内分泌的干预。足月新生儿阴茎长度平均为（3.5±0.4）cm，出生后阴茎、睾丸等组织发育缓慢，8~9 岁前一直保持在幼稚状态。之后，首先是睾丸阴囊开始发育，12 岁以后，阴茎开始增长和增粗，大约到 16~18 岁到达成人水平，停止生长。国人男性成人阴茎平均长度为 8.37cm，范围在 4.0~14.5cm；周长平均为 8.3cm，范围在 4.5~12.0cm。成人睾丸容积平均为：长 4.5cm，宽 2.5cm，厚 3.0cm，重量 12g。

2. 青春期后　除了实验室评价、外生殖器发育评价外，尚需要进行性功能评价，即：阴茎勃起情况和精子产生情况。

（1）精液检查：禁欲 48 小时后手淫收集，迅速送检。正常精液量≥2.0ml，pH≥7.2，精子浓度≥2000 万~2 亿/ml，精子总数 40×10^6/一次射精，1 小时内≥50%向前运动或≥25%快速向前运动，存活率≥75%，具有卵圆形头部，白细胞<1×10⁶/L，免疫珠实验：结合精子<50%，混合免疫反应（MAR 反应）附着在颗粒上的精子<50%。应 2 个月内进行 3 次以上方可评价。

（2）性欲水平：性欲主要由心理因素和血浆睾酮浓度调节，一般表现为性行为的频度和每次的持续时间，这种指标存在个体差异和年龄差异，男性 16~20 岁时性欲望最强，25 岁以后逐渐减弱。一般认为，正常男性的性行为频度范围为：5~10 次/月；每次的持续时间为 1~10 分钟。

（3）阴茎的勃起能力：阴茎的勃起是男性性能力的重要组成部分，由于阴茎勃起是一个复杂的生理和心理过程，受多方面因素的影响，因此，它往往成为制约人们性能力的一个限速步骤。目前人们对阴茎勃起机制的认识主要有两方面：①反射勃起：阴茎感觉纤维传入—阴部神经—中枢（S₂₋₄）—副交感传出纤维—阴茎海绵体血管—阴茎平滑肌松弛、海绵体动脉舒张—躯体传出纤维—阴部神经—盆底部肌肉—中枢（T₁₂~L₁）—交感神经—输精管、附性器官、膀胱内括约肌；②心理勃起：脑中枢—脊髓侧柱—调节脊髓勃起中枢胸腹、骶段。由于患者的心理约束，就诊时临床上很难准确判断阴茎的勃起能力，主要是根据患者的主诉进行判断。如果临床确实需要患者阴茎勃起，可以使用局部注射生理盐水或少量罂粟碱（15~30mg/次）进行人工勃起，但是该操作有一定的风险，要警惕持续的勃起状态不宜太长，30 分钟内如果不能复原，就应当局部给予少量缩血管药物或者其他措施，以免危及阴茎的血运。当患者由于各种因素导致阴茎持续勃起时间过久，造成局部疼痛时，应当尽快采取局部放血或血栓取出等治疗，以挽救阴茎的功能。

四、尿道下裂患者的内分泌治疗

男性分化必须有胎睾分泌的两种激素：睾酮和 MIS，对这两种激素的反应性仅存在于妊娠 8~14 周这一男性分化的关键时期。正常的睾丸功能依赖于垂体前叶分泌的促性腺激素、黄体生成素（LH）、和卵泡雌激素（FSH）的适度兴奋。像 HCG 一样，LH、FSH 均是由 α 和 β 亚单位组成的糖蛋白激素，三者 α 亚单位相同，无生物活性，β 亚单位是独特的，并决定其生物活性。正常青年男性血清中的 LH、FSH 水平的范围为：5~20mIU/ml，但是，检测不易精确，意义可疑。两者均以脉冲方式释放入血，青春早期睡眠状态释放，成年则全天释放。其脉冲分泌主要是由下丘脑合成的十肽激素——黄体生成素释放激素（LHRH，GnRH）的脉冲刺激来调节的。小剂量脉冲 LHRH 可诱导正常的睾丸功能，大剂量连续 LHRH 可明显抑制促性腺素和睾丸的功能。LHRH 神经元整合了来自大脑皮层、边缘系统的多种兴奋、抑制性递质（如儿茶酚胺、血清素）和神经肽（如阿片肽）的影响，和类固醇激素的反馈调节信号，通过改变 LHRH 的输出，调节垂体和睾丸的功能。当下丘脑-垂体轴出现缺陷时，可以引起 FSH、LH 的分泌减少，使得睾丸的曲细精管和间质细胞萎缩，致使男性分化不良。

（一）生殖内分泌治疗的靶结构——受体

男性生殖内分泌的调节作用的实现，多是通过细胞中特异的蛋白结构——受体的中介而实现。受体合成是高度地被调节着以控制细胞的应答和对激素的敏感性，受体合成随环境和发育的需要而增加，或在负反馈环路或发育期中被抑制。在决定细胞的应答方面受体的浓度和激素的浓度同等重要，所以，受体合成的调节是提供协调及适当内分泌反应的中心。结合于相应 DNA 应答元件靶的激素活化受体蛋白起顺式活性加强子的作用。它们由与转录开始有关的各种位点起作用，并与其他调节蛋白形成各种结构来控制基因转录启动的速率。

1. **受体作用机制**　1909 年 Ehrlich 根据抗体对抗原性物质有高度的选择性，提出了受体（receptor）这一概念。目前受体作用机制的主要有五种学说：①占领学说：构效关系，量效关系（1939 Clack）；②速率学说（rate theory）：占领速率（1956 Croxatto and Huidobro）；③诱导契合学说（induced-fit theory）：诱导变构；④能动学说（motile receptor theory）：变构流动；⑤两态学说（two-

state theory）：离子通道开关两态（1967，Changaux and Karlin）。

2. 甾体类激素受体的生理特点 甾体类激素受体是一类酸性糖蛋白，一般认为通过单一 mRNA 在胞质的溶酶体上合成。受体一般以寡聚体方式存在，与激素结合后，解离为单体形式，与核 DNA 结合。AR 的物化参数为：寡聚体形式 280~360kD，单体形式 98kD，等电点 5.8。甾体类激素受体的三个特点：专一性强、亲和力高、结合量低。

3. 甾体类激素受体的结构特点 甾体激素受体有特异的激素结合、DNA 结合和基因活化能力。甾体受体含有一个位于氨基末端并高度保守的 DNA 结合区，和一个位于羧基末端的激素结合区，其功能可能是作为一种受体功能的抑制因子或阻遏物，可以阻止 DNA 结合和基因活化，以维持受体处于一个非活化构象状态。与激素结合可引起受体构象的改变，使结构功能区暴露，产生受体后效应。DNA 结合区相邻的另一个高度保守区具有特殊的意义，可能含有受体的核转运信号，对受体的功能（如转录激活）可能有一定影响。

类固醇激素受体的 DNA 结合区中，一些氨基酸、锌元素对于 DNA 结合是必须的，决定了受体与其 HER 作用的特异性。半胱氨酸和组氨酸残基间特征性的间隙形成一个紧密的结合位点，来协调锌原子并结合于 DNA 主沟的肽结构上。因为蛋白-DNA 相互作用的能量依赖于接触面积，此结合位点可以产生受体表面蛋白与特异识别 DNA 序列间的高度的亲和力。受体结合区的功能与其在受体中的位置关系不大。受体结合区的抑制活性并不严格要求精确的受体结构。激素不仅提供受体活化的最初信号，而且还涉及受体调节基因表达通路的许多环节。甾体激素通过与其特异基因序列相互作用而调节靶基因的转录，该序列叫做激素反应区或应答因子（HRE）。

4. LH-HCG 受体 HCG 受体位于睾丸间质细胞上，其结构与 LH 相似，LH-HCG 受体大部分位于细胞的浆膜上。受体的分子量约为 90 000，在蔗糖密度梯度离心中，游离受体的沉降系数为 6.5S。受体分子为高度非对称性结构。其 Stokes 半径为 64A。

（二）尿道下裂的激素治疗

尿道下裂常伴有性分化发育不良，表现为阴茎、睾丸发育较小，男性性征发育不良。为了让患者能够在一种均衡的内分泌环境下生长，使男性性征能够尽量完善地发育，有些患者应该进行内分泌治疗。生殖内分泌激素类药物是指作用于下丘脑、垂体、性腺轴系或者性器官的激素类药物。这个轴系的主线是下丘脑分泌的促性腺激素释放激素（GnRH，LHRH），通过门脉血流到达腺垂体，控制其促性腺激素（LH，FSH）的分泌；后者经血循环到达性腺，调节性腺的活动。反之性腺分泌的激素也经血循环到达下丘脑和垂体，发挥其调节作用；垂体促性腺激素也反作用于下丘脑进行反馈调节。

尿道下裂患者常用的激素治疗可以分为三类，即：补充促性腺激素释放激素、补充促性腺激素或者直接补充雄性激素。他们分别适用于不同的患者。

1. 促性腺激素释放激素（GnRH）

（1）GnRH 的来源、结构与衍生物：促性腺激素释放激素是 1971 年分别由 Schally 和 Cuillemin 从下丘脑组织中提出的能够刺激垂体前叶释放 LH 和 FSH 的活性物质（Gonadorelin，Gonasotropin-releasing hormone，GnRH）。GnRH 的基因编码在 8 号染色体的短臂上，主要由下丘脑内侧基底部的弓状核内的 GnRH 细胞产生。猪、羊和人类的 GnRH 化学结构相同，它是一个十肽链，其氨基酸顺序为：焦谷-组-色-丝-精-脯-甘酰肽。通过改变 6、9 位氨基酸可以获得中、高效的 GnRH-Ag，通常应用于临床的有：戈那瑞林（gonadorelin）、丙氨瑞林（alarelin）、那法瑞林（nafarelin）和布舍瑞林（buserelin）等，它们的活性可以相差上百倍。

（2）GnRH 的生理作用：GnRH 的主要作用是促进垂体促性腺激素分泌细胞合成 LH 和 FSH，并促进垂体产生更多的 GnRH 受体，静脉点滴 GnRH 可引起血浆 LH 明显升高和 FSH 轻度的升高。

GnRH 可以引起生长激素的分泌，具有自我激发作用（self-priming effect），可以提高垂体促性腺细胞对 GnRH 的敏感性。GnRH 可直接作用于性腺，大剂量 GnRH 对性腺轴系有抑制作用。

（3）GnRH 的作用机制：GnRH 与特定的受体（GnRHR）结合，通过蛋白 G 活化，激活磷酸酯酶 C 和磷酸胆碱酯酶 D，使第二信使——二酰基甘油和肌醇三磷酸增加，通过细胞膜上钙离子迁移，与钙调蛋白结合，激活磷脂酶 A，使胞膜上的磷脂水解，释放花生四烯酸，从而刺激 LH 的释放（图7-3）。

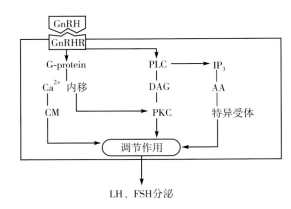

图 7-3　GnRH 作用机制模式图

PLC：磷脂酶 C；DAG：乙酰基甘油；IP_3：肌醇三磷酸；AA：

花生四烯酸；PKC：蛋白激酶 C；CM：钙调蛋白

（4）GnRH 的释放与反馈：GnRH 的分泌呈脉冲式释放（pulsatile release），垂体对 GnRH 的反应是先升高，随后逐步下降，可能是由于 GnRH 持续作用，使垂体细胞上的受体活性下降、数量减少等脱敏作用的结果。性激素小剂量能诱导 GnRH 的合成与分泌，大剂量则抑制。

（5）GnRH 的给药方式及不良反应：脉冲式或小剂量注射 GnRH-Ag，对垂体性腺有刺激作用，长期则有抑制作用；GnRH 激动剂口服不易吸收，一般肌内注射、皮下注射或经鼻给药。主要不良反应为局部皮肤刺激及垂体抑制，可由于甾体激素降低引起潮红、夜汗、性欲降低等。刺激垂体前叶分泌促性腺激素，引起性激素分泌增加。

GnRH 主要用于小儿隐睾症：最好在 1~2 岁应用，一次 0.2mg，每日 3 次，经鼻腔要减少用量，共4 周。喷鼻剂 1 瓶 10g 溶液，含 20mg 纯品。长期应用可以造成垂体 LHRH 分泌睾丸酮和雌激素的作用。

2. 促性腺激素 LH、FSH 和 HCG

（1）促性腺激素的来源和结构：1927 年 Ascheim 和 Zondek 发现孕妇尿中有促性腺活性物质，后证实是人绒毛膜促性腺激素（HCG），1959 年首次从羊垂体中分离出黄体生成素（LH），20 世纪 60年代分离和纯化了羊、牛的促卵泡激素（FSH），20 世纪 70 年代测出 LH、FSH 的氨基酸序列。LH和 FSH 共存于大多数垂体促性腺细胞中，有些小细胞则仅分泌单种促性腺激素，其总数越占垂体细胞数的 7%~15%。HCG 是胎盘合体滋养层细胞分泌的一种糖蛋白激素，各种滋养层细胞、正常睾丸、卵巢和许多其他组织也可产生 HCG。LH、FSH、HCG，都是 2 个亚单位组成的糖蛋白，只有 αβ二聚体才有生物活性。三者 α 亚单位氨基酸序列相同，有 89 个氨基酸，重约 14kD，但 β 亚单位各有特异性，有 115 个氨基酸，分子量 LH 为 14 kD、FSH 为 19 kD、HCG 为 23 kD。LHβ 和 HCGβ 除 C末端外，高度同源，有 80% 的相似，仅 HCGβ 在羧基端多 30 个氨基酸。

（2）促性腺激素合成和释放的调控：促性腺激素的合成和分泌受下丘脑和性腺反馈两重调节。下丘脑主要通过 GnRH 的脉冲释放调控垂体促性腺激素细胞的功能，GnRH 脉冲刺激垂体的最适频率对于维持适当的血浆 LH 和 FSH 水平是必要的，一般说来，GnRH 脉冲频率高则有利于 LH 分泌，低则有利于 FSH 的分泌，当频率过低或者过高时，会引起循环的促性腺激素下降。脉冲性 GnRH 可以增加其受体的表达，持续性 GnRH 则减少其受体数和敏感性。雌二醇可以引起 GnRH 脉冲频率增加，导致 LH 释放增加；而孕酮可以引起 GnRH 的脉冲频率下降，有利于 FSH 的合成。

促性腺激素合成与分泌受两个性腺反馈系统的调节，即：性腺甾体系统和激活素（activin）-抑制素（inhibin）-卵泡抑素（follistatin）系统。两者均影响 GnRH 的脉冲刺激，总效应为抑制性。性激素在生理上为抑制 LH、FSH，尤其是 LH，这是一种负反馈调节。性腺甾体少量时有一定的正反馈作用，尤其在女性月经中期，大量则起明显的负反馈作用。激活素由垂体促性腺细胞分泌，刺激局部 FSH 的合成与分泌；睾丸曲细精管可以产生抑制因素，选择性抑制 FSH 的分泌。抑制素通过对激活素的干扰抑制垂体 FSH 的分泌；卵泡抑素则是通过与激活素结合而抑制其作用。如果曲细精管中没有生殖细胞，由它产生的抑制物质减少，造成 FSH 升高而 LH 正常。

（3）促性腺激素在雄性中的作用：FSH 主要靶器官是睾丸的支持细胞，促使生精上皮发育和精子的成熟，另外尚可产生性激素结合蛋白（androgen binding protein，ABP），促进雄激素在睾丸内的运转和增加曲细精管内睾酮含量，有利于生精和副器官发育；LH 主要靶器官是睾丸的间质细胞，促进睾酮生成；HCG 刺激胎儿睾丸，使分泌雄激素以维持男性胎儿早期性分化，出生后 HCG 可以刺激睾丸间质，使之产生睾酮。

（4）促性腺激素的作用机制：促性腺激素通过与靶器官表面的糖蛋白激素受体结合，激活细胞膜相关的 G 蛋白耦联的信号系统，由 cAMP 的增加激活蛋白激酶 A，通过特异的丝氨酸和苏氨酸残基的磷酸化而发挥其生物学作用（图 7-4）。

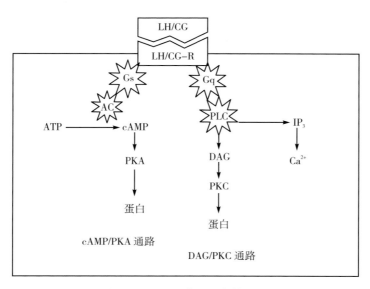

图 7-4　LH/CG 作用机制模式图

PLC：磷脂酶 C；DAG：乙酰基甘油；IP$_3$：肌醇三磷酸；PKA：蛋白激酶 A；PKC：蛋白激酶 C

（5）临床用药方式及副作用：临床应用的促性腺激素是由绝经期妇女尿中提取的人绝经期促性腺激素（human menopausal gonadotrophin，HMG），含有等量的 FSH 和 LH。肌内注射 HMG 后 LH 的血药峰值为 4 小时，FSH 为 8 小时；FSH 的半衰期为 24 小时。临床剂型有 FSH 和 LH 均为 75IU 和 150IU。目前已经利用 DNA 重组技术生物合成高纯度的 FSH，适于皮下注射，半衰期为 36 小时。

目前尚无 LH 制品，由于 HCG 和 LH 的化学结构和生物学特性相似，临床上均以 HCG 替代 LH。HCG 是从孕妇尿中提取并纯化，本品每支分别含有 HCG 为：500IU、1000IU、2000IU、3000IU、5000IU，可以肌内或者皮下注射，本品吸收好，6 小时达峰值，生物半衰期为 8 小时，10% 以原型从尿排出，主要在肝脏代谢。HCG 作用于睾丸间质细胞的 LH 受体，引起 LH 活性，刺激睾丸产生比睾酮相对为高的雌二醇，可使男性患者产生乳房发育。HCG 用法：2000IU，2~3 次/周，肌内或皮下注射，共 6~12 周。

促性腺激素主要用于：男性性征发育不良、男性精子缺乏和性功能减退。长期应用可抑制垂体促性腺功能。应用前应做皮试，以排除过敏。在生殖系炎症和无性腺时禁用。青春期前伴有低促性腺激素性性功能减低的患者常需要 HCG 或 HMG、FSH 治疗，后两者为启动精子生成所必需。

3. 雄激素

（1）雄激素的来源和结构：1849 年德国 Berthold 发现雄鸡睾丸中有一种维持雄性特征的因子，1931 年 AF Butenandt 从男性尿中提纯出一种激素称之雄酮，1935 年 David 从牛睾丸中获得睾酮结晶，1968 年采用标记睾酮的方法发现：睾酮在前列腺中转变成为 5α-双氢睾酮，1969 年在前列腺组织中提出雄激素受体，1988 年 Liao 和 Wilson 分别测出睾酮的 cDNA 序列，1996 年发现雄激素受体有 A、B 两型。雄激素主要由睾丸间质细胞（leydig cell）合成和分泌，肾上腺和卵巢也有少量分泌，天然雄激素中以睾酮（testosterone）活性最强。睾酮的化学结构是 Δ^4-3-酮-17α 羟雄烷，C-3 和 C-17 位的氧是雄激素活性所必须。

（2）雄激素的合成和分泌的调控：睾酮主要通过两条途径合成，即乙酸酯转化成胆固醇后，在线粒体中通过细胞色素酶 P450scc 转变成孕烯醇酮，然后通过 Δ^5 或 Δ^4 途径，形成睾酮。前一个环节受 LH 的调节，LH 通过影响睾酮合成的限速步骤——20，22 裂解酶的活性，使胆固醇向孕烷醇酮的转变增加。正常青年血浆睾酮范围为：2~10μg/L，日分泌量为 5~7mg，也是以脉冲方式分泌的。青春早期睡眠分泌，成人全天分泌。早 8 点最高，晚 6 点最低。双氢睾酮水平为：0.3~0.6μg/L。睾酮的合成受下丘脑和垂体的调节：LH 刺激睾丸间质细胞合成睾酮，并分泌到血中，睾酮血浓度高时，可通过负反馈抑制垂体 LH 和下丘脑 GnRH 的释放。

（3）雄激素的作用：雄激素以睾酮（testosterone，T）或者双氢睾酮（dihydrotestosterone，DHT）形式与受体结合而起作用，睾酮主要作用于睾丸曲细精管上皮细胞，刺激生精过程，5α-双氢睾酮主要刺激附睾和副性器官的生长发育，雄烷二醇能刺激精囊分泌。概括起来雄激素的作用主要有三个方面：①促进男性生殖器官的形成和第二性征的发育，大剂量补充睾酮可以抑制下丘脑及垂体分泌促性腺激素，继而抑制睾丸内雄激素的合成和精子发生。②可以促进蛋白质的合成代谢，能促进生长和骨骼、肌肉的发育，减少尿素的排出。在青春期，睾酮使身高体重迅速增长，加速骨骺的融合，刺激骨骼成熟。③较大剂量雄激素可以刺激骨髓造血功能，能通过引起肾脏红细胞生成素增多获直接刺激骨髓，促使红细胞生成。

（4）雄激素的代谢、给药途径和不良反应：血中 98% 睾酮为结合型：40% 与白蛋白结合、58% 与 SHBG 结合；血中游离睾酮仅占 2%，具有生物活性，半衰期为 10~20 分钟，大部分经肝脏代谢从尿中排出。睾酮具有高脂溶性，胃肠道吸收差，一般口服无效，多用其油剂肌内注射。睾酮的酯化物和烷基化衍生物混悬液肌内注射，释放缓慢，可实现长效的补充作用。睾酮可从生殖器皮肤吸收，可做成皮贴剂使用。给正常男性正常量的睾酮无不良作用，未成年男孩大量应用雄激素则可产生多种不良反应。男性应用雄激素治疗可以产生女性形乳房，可能系肝功能不良使得雄激素清除不足，在外周雄激素转变成雌二醇引起（Setorli 细胞使睾酮芳香化为雌二醇，约占 E_2 的 15%，其余主要由以脂肪组织为主的周围组织转化）。另外，大量雄激素可以造成水、钠潴留，17α 烷基衍生物对肝脏有一定的毒性。

（5）临床常用的雄激素：睾酮类药物有四类：17β-羟基酯化、17α-烷基化、改变雄酮环的睾酮衍生物和睾酮原型的皮贴剂。

1）17β-羟基酯化睾酮衍生物：均是在肝脏中水解，释放出睾酮而发挥作用。①短效的常用丙酸睾酮（testosterone propionate），其注射剂有：10mg/ml、25mg/ml、50mg/ml，每天 1 次用药。②长效最常用 11 酸睾酮（安雄，Pantestone，TU，Testosterone Undecanoate），口服有效，可经淋巴吸收，口服后 2~6 小时达峰值，10~12 小时恢复，胶囊：40mg。注射液：100mg、250mg，为肌内注射长效雄激素，作用可以维持 2 周~70 天，其主要作用为：男性功能减退：250mg，肌内注射，1 次/月，4 次一个疗程；再生障碍性贫血：安雄：首次 1g，以后每次 500mg，2 次/月。长效 17β-羟酯睾酮、庚酸睾酮和环戊丙酸睾酮也是目前有效而常用的雄激素，肌内注射 200mg 可使睾酮的峰值在 1~2 天内达成人血清正常高限，并能维持在正常范围约 2 周。口服制剂肝毒性较大。③另外，尚有混合制剂，如：复方睾酮脂：1ml 含：安雄 150mg、丙酸睾酮 20mg、戊酸睾酮 80mg，其作用可以维持 4 周。常用于睾丸切除或更年期：复方睾酮：50~100mg，肌内注射，1 次/2~4 周，6~8 周一个疗程。

2）睾酮皮贴剂：可经生殖道皮肤直接吸收，目前的皮贴剂睾酮释放率为 3.6mg/24h，2 小时后达峰值，20 小时内逐渐下降。当阴茎发育太小时，一般主张在儿童期局部应用睾丸激素油膏 3~6 个月，促进阴茎的发育。

3）17α-烷基化睾酮衍生物：属于口服类雄激素，但是由于对肝脏毒性较大，应用受到限制。临床应用的有两种：①甲基睾酮（methyltestosterone）口服有效，但毒性较大，已经不用；②氟羟甲基睾酮（fluoxymesterone）雄激素活性比甲基睾酮高 5 倍，每日口服 2~30mg。

4）改变雄酮环睾酮衍生物：达那唑（danazol）药理剂量下有较弱的雄激素活性及抗雌激素、孕激素活性。可以与甾体类激素的核受体结合，竞争性抑制它们的活性，可以直接抑制子宫内膜，并抑制垂体-卵巢轴系，导致下丘脑-垂体-性腺功能的降低。口服吸收好，每次用药 400mg，2 小时达血药峰值，半衰期约 5 小时，主要在肝脏代谢。

（6）其他与雄激素作用相关的药物：临床上有时根据患者的需要应用一些与雄激素相关的药物，常用的有两类：①同化激素：以增加蛋白的合成作用为主，具有一定的雄激素作用，如苯丙酸诺龙（nandrolone phenylpropionate），10~25mg/次，肌内注射，1~2 次/周；葵酸诺龙（decadurabolin），25mg/次，每 3 周肌内注射 1 次；②抗雄激素类药物：通过与靶受体结合竞争性地抑制性激素的活性，或者通过其他途径抑制雄激素、促性腺激素的合成和释放的药物。抗雄性激素对治疗皮肤痤疮、多毛症、男性脱发和男性喉癌有一定效果。常见的副作用有精子形成异常、性欲减退、乳房肿大等，常用的有：醋环丙孕酮（cyproterone acetate，50mg/片）、氟甲酰亚胺（flutamide，25mg/片）、非那雄胺（finasteride，proscar，5mg/片）和螺内酯（spironolactone，20mg/片）等。

（三）内分泌治疗的程序及其注意事项

1. 确认新生患儿的性别　当一个患儿出生后，外生殖器形态表现为间性状态不能确认时，我们推荐应该由小儿科医师、内分泌科医师、妇科医师、泌尿外科医师、遗传学者和有经验的心理学家共同进行会诊，以确定患儿的性别。患儿父母在适当的诊断确立以前，最好不要由患儿的表现任意赋予患儿一种性别，因为对于一个家庭来说，变更患儿性别要比最初性别诊断后的延迟判断要困难得多。为了确立性别诊断，必要的实验室检查可能需要几天，在此期间，我们建议家长以中性的态度和词语来称呼患儿和与亲友交流，这样一旦性别诊断确立，大家会更容易接受。

我们推荐患儿在最短的时间内尽快完成下列检查：

每天：给患儿称量体重并检查血清电解质和血糖；

第一天：抽抗凝血检查染色体核型（karyotype）；

第二天：检测血浆睾酮（testosterone）、双氢睾酮（dihydrotestosterone）和雄烯二酮（androstenedione）；

第三天：检测血浆 17-羟孕酮（17-hydroxyprogesterone）、17-羟孕烯醇酮（17-hydroxypregnenolone）和雄烯二酮；

第四天：超声波检查性腺和子宫，生殖道造影检查（genitogram）和静脉肾盂造影（IVP）；

第五天：重复血浆 17-羟孕酮、17-羟孕烯醇酮和雄烯二酮。

染色体核型是患儿的性别判断的重要生物学依据，根据核型类别，如：46，XX；46，XY；或者其他嵌合类型，可以初步判断性别类型。由于雄激素在第 2 天时可以下降到正常血浆浓度，而雌激素则在生后第 3 天升高到正常血浆水平，因此检测应该稍推后，以便能够正确地判断这些激素的水平。超声波和生殖道造影检查均可以采用物理的手段判断是否存在米勒管（Mullerian duct system）和吴夫管（Wolffian duct system）系统，以及它们的位置。在有些患儿尤其在出生 3 个月以后时，有必要进行 HCG（human chorionic gonadotropin）睾丸刺激实验，以便确定性腺甾体类激素的自然分泌情况。在第 5 天时，将综合判断前几天所获得的实验数据，并对患儿的性别给予一个合理的诊断。每天检测患儿的体重、电解质和血糖水平是非常重要的，因为由此可以判断患儿是否会出现新生儿肾上腺危象，这是性别分化不良患者经常出现的一种严重的内分泌紊乱。

2. 确认较大患儿的性别　较大的患儿已经作为某一性别生活了一段时间，这时最好继续他们原有的性别判断，因为生存 18 个月以上的患儿变更性别是非常困难的。我们认为，在出生第 1 个月内，当医师和家人有充足的理由需要改变患儿的性别时，是非常容易的，对于大得多的患儿，只有当患儿本人要求时，才应变更其原有的性别。在出生 3 个月以后到青春期之前，我们经常应用 HCG 刺激实验，即：按照一定的要求给予一系列的 HCG 注射，来决定患儿性腺能否分泌雄性激素。

3. 尿道下裂患者中内分泌治疗的目的　当尿道下裂患儿确立为男性时，内分泌治疗的目的是促进雄性性征的发育，相应地抑制雌性性征的发育。例如，补充雄激素可以增加阴茎的体积、毛发分布和肌肉发育。当尿道下裂患儿确立为女性时，内分泌治疗的目的是刺激促进雌性性征发育，抑制雄性性征的发育。例如：补充雌激素可以促使乳房发育和月经出现。另外，当患儿有先天性肾上腺增大时，也可以适当摄入糖皮质激素（glucocorticoids）和盐皮质激素（salt-retaining hormones）。糖皮质激素有助于维持对于身体压力的正常反应和抑制雄性性征发育。

4. 尿道下裂患者内分泌治疗的疗程　尿道下裂患者的内分泌治疗可以分为两类：一类是暂时性短期治疗，一类是长期的治疗。前者主要适用于幼儿时外生殖器发育不良，后者主要适用于青春期后的性征发育不良和激素水平过低。

在幼儿期如果患儿的阴茎、阴囊发育不良，与同龄男孩相比明显短小，可以短暂性地给予促性腺激素或者雄激素治疗。通常主张给予 HCG 治疗，因为单纯的雄激素替代疗法副作用较多，可以抑制睾丸的功能，对发育也有较大的影响，而 HCG 则可以促进睾丸间质细胞的功能，对发育的影响相对较小。HCG 一般 500~1000U/次，肌内注射，每周 2 次，10~20 次为一个疗程，必要时可以追加一个疗程，但不宜应用时间过久，以免抑制垂体功能，引起广泛的内分泌紊乱。有人主张直接应用雄激素，以十一酸睾酮为宜，有人偏爱局部用药，认为应用睾酮皮贴剂对全身的影响较小。但是有资料报道局部用药后血睾酮浓度同肌内注射后相似，因此也不宜长期应用。

青春期以后，如果外生殖器发育、性功能等方面仍表现为严重的缺陷，则需要长期补充性激素或肾上腺皮质激素，具体的用药方案应该依据实验室检查并征求内分泌专科医师的意见后再予拟订。

但是，不论患者应用的是雄性激素、雌性激素或肾上腺皮质激素，要强调的是这种用药均需维持终生。因为这些激素对人体均有重要的功能，例如：成人需要雄激素维持雄性性征，雌性激素可以使人避免骨质疏松和心血管疾病，肾上腺激素可以对抗血糖过低和许多压力相关的疾病。

（李　强　赵　阳　徐家杰）

参　考　文　献

1. 庄乾之，韩见. 先天性泌尿生殖系疾病. 武汉：湖北科学技术出版社，2001，1-75
2. 史轶繁. 协和内分泌和代谢学. 北京：科学出版社，2000，872-889
3. 王秀民. 性分化异常//曾畿生，王德芬. 现代儿科内分泌学——基础与临床. 上海：上海科学技术文献出版社，2001，97-188
4. 葛秦生. 临床生殖内分泌学，男性与女性. 北京：科学技术文献出版社，2001，730-1130
5. William Schwartz M. 主编，刘戈力等译. 美国儿科专家临床会诊. 天津：天津科技翻译出版公司，2001，921-957

第八章　失败的尿道下裂再修复手术

尿道下裂手术治疗的目的在于：①矫正阴茎弯曲，使阴茎在勃起时能完全伸直；②整复尿道，使尿道口达到阴茎头部，能正常排尿及射精。尿道畸形需在彻底矫正阴茎弯曲畸形后进行修复。为了实现上述目的，近百年来，已报道的尿道下裂修复手术方法达数百种，但手术修复的效果与理想的标准仍有一定的距离。要做到形态完美、功能正常、形态与功能和谐统一仍有很长的路要走。迄今尚无一种理想的术式适应各型尿道下裂，各种术式均有一定的并发症发生，如尿瘘、尿道狭窄、吻合口狭窄和尿道憩室等，有些复杂尿道下裂的手术并发症高达20%以上。目前认为，能把各类手术并发症的发生率控制在5%~10%以下的手术方法即是可以推广的方法。尿道下裂术后并发症的矫治有些简单，有些则非常复杂，甚至需要重新再造尿道。因此，要对尿道下裂术后并发症的治疗给予足够的重视。

第一节　残留阴茎下弯再矫直手术

尿道下裂术后出现阴茎下弯是一种比较常见的术后并发症，其主要形成机制为：尿道短缩、阴茎腹侧皮肤覆盖缺乏和阴茎腹侧纤维索条残留或海绵体白膜挛缩。

术后尿道短缩是指由于再造尿道长度不足或者生长发育较慢，明显短于阴茎勃起时的长度，造成阴茎下弯；阴茎腹侧的皮肤覆盖不足，主要见于多次手术失败的患者，阴茎腹侧皮肤张力很大，呈束带状牵拉阴茎，导致弯曲；而阴茎腹侧的纤维索条残留或白膜挛缩主要是开始治疗时未能做到阴茎的充分矫直，影响到白膜的发育。阴茎弯曲可以明显降低性生活质量，手术是唯一有效的治疗方法。手术治疗的关键在于：充分伸直阴茎，切除残余的纤维索条，补充尿道缺损及覆盖组织量。尿道成形可以选择皮片法或皮瓣法，主要根据尿道及覆盖组织缺损的组织量、局部组织条件等决定。

一般认为如果尿道下裂术后阴茎弯曲少于30°，可以不用手术治疗或者仅采用阴茎背侧白膜折叠术。而阴茎中度弯曲则多建议性部分尿道成形或邻近皮瓣转移补充覆盖组织。重度弯曲，则更适于游离组织移植。

一、阴茎弯曲严重，组织量明显匮乏

阴茎弯曲严重，尿道短缩明显时，尿道周围瘢痕较多，组织匮乏明显，很难一期矫治。可以考虑先将阴茎组织充分矫直，并预植皮肤/黏膜组织，二期行尿道成形术。

1. 手术方法　沿阴茎腹侧原皮肤切口或弯曲最明显的部位切开皮肤，分离尿道周围组织，探查尿道短缩或狭窄的部位。切断尿道，充分矫直阴茎，切除挛缩的瘢痕组织，创面彻底止血。测量缺损尿道长的长度，估计需要移植的皮片或皮瓣多少。移植皮片或黏膜片于阴茎海绵体腹侧白膜创面。6~10个月后二期尿道成形，掀起局部皮瓣相对缝合成形尿道，调整邻近皮瓣覆盖创面（图8-1~6）。

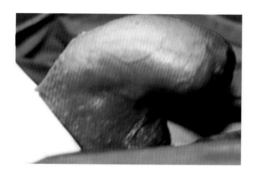

图 8-1　尿道短缩的侧位片

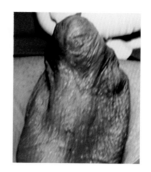

图 8-2　尿道短缩的腹侧位片

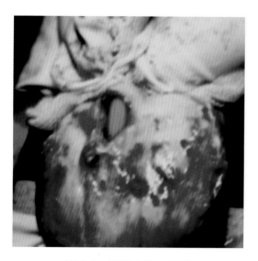

图 8-3　切开皮肤、尿道

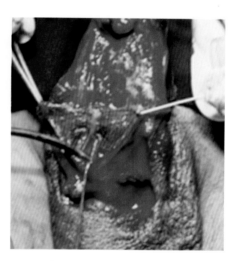

图 8-4　探查残余尿道的质量

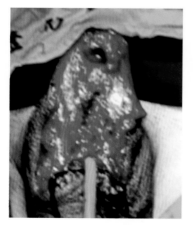

图 8-5　切除瘢痕组织彻底矫直阴茎 6
~10 个月后，二期尿道成形

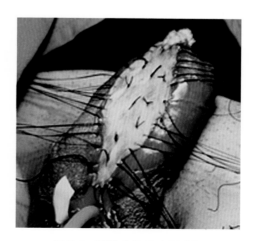

图 8-6　预植皮片重建尿道板

2. 注意事项　严重阴茎弯曲伴有尿道短缩时，首先必须彻底矫直阴茎，使阴茎达到最大的长度，再考虑采用组织移植进行尿道再造，而不宜采用阴茎背侧海绵体白膜紧缩的方法进行治疗。后者仅适用于轻度阴茎弯曲，没有明显尿道短缩的情况。

二、阴茎中度弯曲，单纯尿道或覆盖组织短缺

多数术后阴茎弯曲属于轻、中度范围，这时常表现为单纯的尿道短缩或阴茎覆盖组织不足，对于前者，可考虑游离组织或局部皮瓣再造部分尿道；而对于后者则建议局部皮瓣转移覆盖为佳。

1. 游离移植法一期尿道短缩矫治术

（1）手术方法：阴茎段尿道短缩明显而覆盖组织条件较好者，可采用冠状沟下切口，阴茎皮肤脱套，在阴茎弯曲最明显的部位斜行切断尿道。充分矫直阴茎，尿道缺损处用游离口腔黏膜或阴囊皮肤重建部分尿道，然后将脱套的阴茎皮肤复位，在尿道支撑管的支撑下，插入导尿管做尿转流，外用弹性敷料包扎。

阴茎阴囊交界处尿道短缩明显而覆盖组织条件较好者，在阴囊前端切开皮肤，分离并切断尿道，使得阴茎充分矫直，缺损尿道用游离口腔黏膜或阴囊皮肤重建，最后转移皮瓣覆盖新尿道。

（2）注意事项：手术前后均应进行人工勃起试验，以寻找阴茎弯曲最明显的部位和确定阴茎矫直的效果，保证补充尿道的量能够适应阴茎勃起的需要。采用游离组织移植，其移植床和覆盖组织应血运良好，且应给予适当的固定，以保证再造尿道的成活。必要的尿道支撑可以防止再造尿道挛缩狭窄。

2. 局部皮瓣法二期尿道短缩矫治术

（1）手术方法：对于尿道短缩比较明显而覆盖组织不良者，由于组织量相对匮乏，最好分两期矫治尿道短缩症，即：一期切断尿道，充分矫直阴茎，用游离组织或局部皮瓣预构远端尿道；二期将尿道两端吻合同时转移局部皮瓣覆盖新建尿道。

（2）注意事项：当局部覆盖组织不足或瘢痕较多时，不宜勉强一期修复，以减少重建尿道的风险。应首先考虑阴茎矫直，并尽可能地预构远端尿道，以方便二期手术的吻接，减少手术风险。

3. 局部皮瓣法修复阴茎腹侧创面

（1）手术方法：当阴茎弯曲的主要原因系覆盖组织不足时，可以转移局部阴囊皮瓣或邻近的阴股沟皮瓣，来覆盖阴茎腹侧，转移方法可以采用局部改形或者带蒂转移的方法实现局部皮肤量的补充（图8-7~9）。

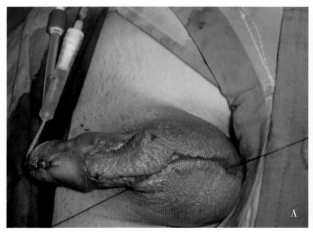
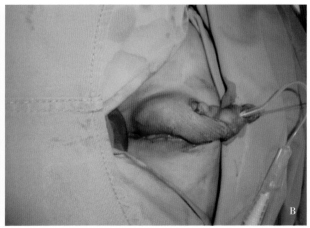

图 8-7　阴囊瓣局部改形覆盖

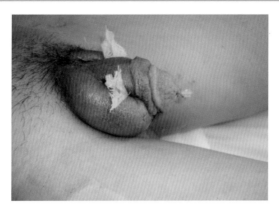
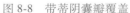

图 8-8　带蒂阴囊瓣覆盖

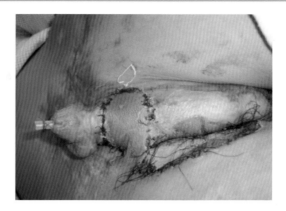

图 8-9　带蒂阴股沟皮瓣覆盖

（2）注意事项：对于阴茎近端的皮肤覆盖缺损，有条件时，以局部阴囊改形转移皮瓣为首选，但对于阴茎远端的皮肤覆盖缺损，有条件时以包皮瓣改形转移为首选，如果包皮瓣不足，则要考虑带蒂转移阴囊瓣或者阴股沟皮瓣。必须注意，阴囊瓣的血运变化较大，如果缺乏经验，很容易出现部分皮瓣坏死，因此设计皮瓣时要慎重，最好按照阴囊的血管走向设计并携带丰富的皮下筋膜组织。双蒂阴囊皮瓣血运优于单蒂。

三、阴茎轻度弯曲、组织缺损不明显

当阴茎轻度弯曲而尿道和覆盖组织均无明显缺乏或存在海绵体白膜挛缩时，可以采用阴茎背侧海绵体折叠的方法矫直阴茎。

1. 手术方法　采用冠状沟下切口将阴茎皮肤脱套，进行人工勃起，标记最为弯曲的部位，在阴茎背侧相应部位进行 1~2 处白膜折叠，每处折叠一般在横向上以不可吸收缝线缝合 4 针，其表层尚需以可吸收线缝合一层，通过人工勃起确认阴茎矫直到位（图 8-10）后，将脱套的阴茎皮肤复位。

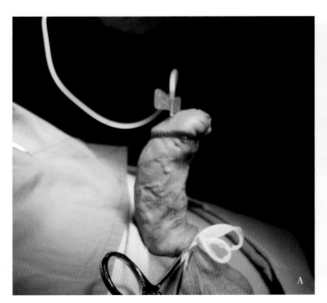
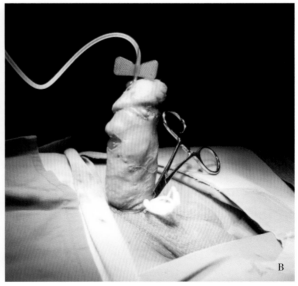

图 8-10　人工勃起阴茎

A. 轻度弯曲；B. 完全伸直

2. 注意事项　背侧折叠要避开中线部阴茎背深血管神经区，一处折叠不宜跨度过大，缝线不宜太粗，以免透过皮肤摸到线结，有时折叠术后会出现弯曲复发，主要是缝合处松开所致，因此打结要可靠。以弯曲最明显处折叠效果较佳。

第二节　前尿道狭窄修复手术

尿道狭窄是尿道下裂修复手术后最严重的并发症，可以诱发其他多种并发症。在术后早期发生者，可能是炎症性水肿所致，可经过抗炎、消肿等治疗控制。晚期发生者，多由于再造尿道组织的材料不足、血运不良、继发感染和瘢痕挛缩等原因所致。尿道下裂矫治术后尿道狭窄，症状较轻者，可适当使用尿道探子扩张，如有好转可避免再手术。但对于效果欠佳者，不宜反复进行扩张，而应该采用手术矫治，根据狭窄部位的不同及组织缺损的多少，而采用皮片游离移植或皮瓣带蒂转移进行修复，严重的狭窄则要切除狭窄段尿道，重新进行尿道成形。尿道狭窄属于急症，如果发现明显的尿潴留，要及时进行治疗。

一、尿道狭窄矫治的基本手术原则

尿道狭窄是因组织量不足导致，根治方法是采取组织移植重建或加宽尿道。

1. 以插入的尿道探子或探针为线索，在尿道狭窄部的腹侧面，沿原切口切开皮肤，显露并切开狭窄段尿道，向两端延长切口，达正常尿道部位。

2. 彻底松解狭窄尿道周围的瘢痕挛缩，如果局部瘢痕增生明显，可切除狭窄段的尿道及其周围的瘢痕，为再造尿道创造条件。

3. 测量狭窄段尿道的长度，采用局部皮瓣或游离皮片/黏膜成形尿道，尿道成形的长度要适应阴茎勃起的需要，最后转移阴囊皮瓣或包皮瓣覆盖创面。

4. 尿道狭窄往往伴随着不同程度的尿路感染，且属于急症，往往局部条件欠佳，不宜在解除狭窄的同时，进行非常复杂的手术。如果条件较好，可以考虑一期矫治，如果条件欠佳，则可先造瘘，解除尿道狭窄，等局部条件成熟后再行修补手术。

二、阴茎段尿道狭窄矫治、局部皮片部分尿道成形术

阴茎段尿道狭窄所占比率较高，可能系再造尿道组织血运不良、感染坏死、瘢痕挛缩造成，其处理比较棘手。手术方案的确立多根据狭窄的程度和范围而定，对于局限性狭窄者，如果阴茎腹侧覆盖组织丰厚，可以采用阴茎皮肤脱套，口腔黏膜移植再造部分尿道；或采用切开局部皮瓣插入的方法进行矫治。对于长距离或多处狭窄则往往需要切除狭窄尿道，然后进行尿道重建。对于有明显尿路感染者，则只能切开狭窄尿道后充分引流，二期行尿道成形。

1. 手术方法　根据造影资料、患者主诉和探针探查结果判断狭窄的部位和范围，标记狭窄部位后，按照原切口部位和方向，切开皮肤皮下组织，找到狭窄部位，在探针的引导下切开狭窄的尿道，使其前、后两端均达正常尿道。测量尿道狭窄程度和局部瘢痕化程度，彻底切除局部的瘢痕组织。在利用原尿道组织的前提下，转移其他组织，进行尿道成形。调整局部组织瓣覆盖尿道创面（图 8-11～16）。

6个月后，行二期尿道成形术，掀起局部皮瓣缝合形成尿道，转移局部皮瓣覆盖创面。

2. 注意事项　多段性狭窄伴有明显瘢痕者必须切除原狭窄段尿道，可采用局部皮瓣耦合游离植皮或黏膜进行远段尿道成形，二期行尿道吻接术。游离移植物最好选用弹性丰富的黏膜组织或阴囊皮肤，以免术后出现阴茎勃起弯曲，如有感染迹象，则应简化手术。

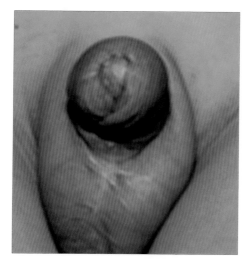

图 8-11　阴茎头正位观

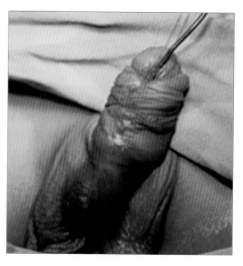

图 8-12　探针探查狭窄的尿道

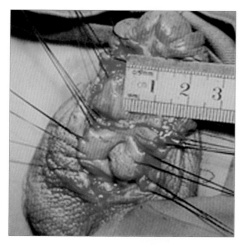

图 8-13　剖开狭窄段尿道，测其宽度

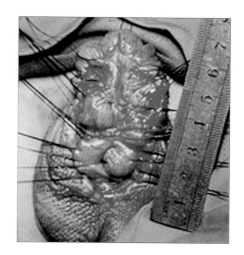

图 8-14　测量狭窄段尿道长度

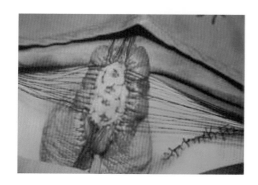

图 8-15　狭窄段尿道切除，游离植皮

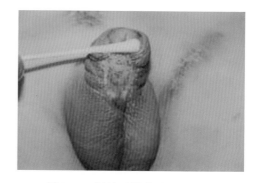

图 8-16　拆线后植皮片全部成活

三、阴茎段尿道狭窄切除，岛状阴囊皮瓣修复术

阴茎段尿道狭窄距离较短时，缺损尿道较少，可以借用邻近阴囊组织，形成岛状筋膜蒂瓣，卷管成形缺失部分的尿道，进行一期矫治。

1. 手术方法　探查尿道狭窄的部位和范围，按原切口切开狭窄部分的皮肤及皮下组织，在探针的引导下切开狭窄段尿道，使其两端均为正常尿道，切除狭窄段瘢痕化尿道。设计并掀起岛状阴囊筋膜蒂皮瓣，将皮瓣转移到尿道缺损部位，与两端尿道吻接，并卷成管状形成部分尿道。松解局部筋膜组织覆盖新尿道，调整局部皮瓣覆盖尿道创面（图8-17~8-24）。

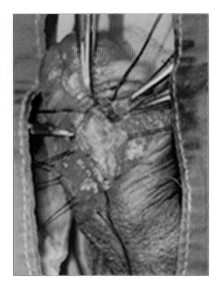

图 8-17　切开狭窄段尿道

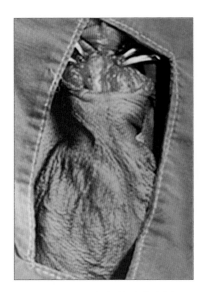

图 8-18　设计岛状阴囊皮瓣

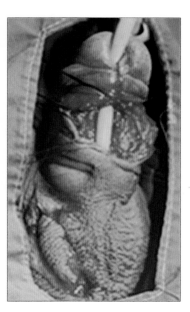

图 8-19　切开、形成阴囊筋膜蒂皮瓣

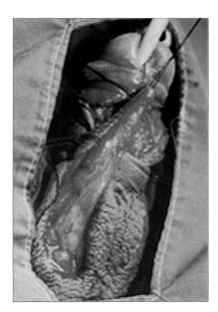

图 8-20　将阴囊皮瓣掀起

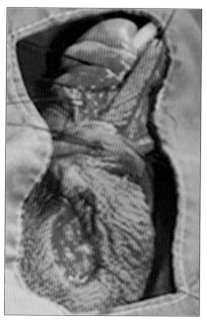

图 8-21 阴囊皮瓣经阴茎皮下引出

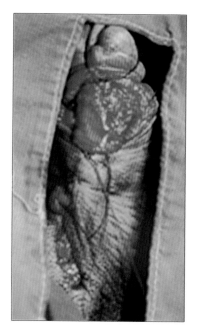

图 8-22 阴囊皮瓣对合卷成尿道

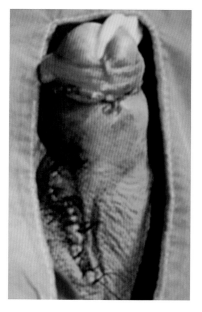

图 8-23 调整局部皮瓣、关闭创面

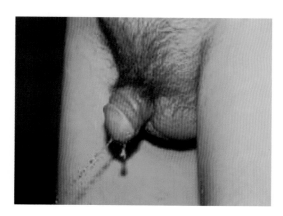

图 8-24 排尿

2. 注意事项 阴囊岛状筋膜蒂皮瓣血供相对丰富，转移方便，可用于小段尿道成形，设计皮瓣时最好选择轴型皮瓣，转移皮瓣时要注意保护血供。对于大范围尿道缺损者，则宜应用耦合的方法进行尿道成形。但是阴囊有毛发生长，容易引起尿道内结石感染，因此要选择无毛区或术前采取电解脱毛处理。

四、阴茎段尿道狭窄切除，阴囊中隔瓣耦合口腔黏膜成形尿道

当阴茎段尿道狭窄影响到尿道全长时，需要切除布满瘢痕的狭窄尿道，进行尿道重建。由于原尿道成形手术用掉了大量的局部皮瓣，重建尿道时表现有明显的组织匮乏，可采用局部皮瓣带蒂转移和黏膜/皮片游离移植耦合法成形尿道。

1. 手术方法　探查尿道狭窄的部位和范围，从原切口切开皮肤、皮下组织，在探针的引导下切开狭窄的尿道，直到正常段尿道。测量狭窄尿道的范围，切除瘢痕化的尿道。采取口腔黏膜，移植固定于阴茎海绵体的腹侧白膜上，切取阴囊中隔皮瓣，翻转皮瓣耦合口腔黏膜形成尿道。尿道外口成形，阴茎头成形，转移局部筋膜瓣覆盖再造尿道，调整局部皮瓣覆盖尿道创面（图 8-25～8-36）。

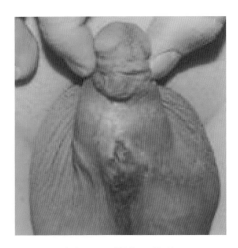

图 8-25　阴茎正位观

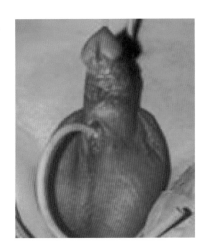

图 8-26　经瘘孔插入尿管

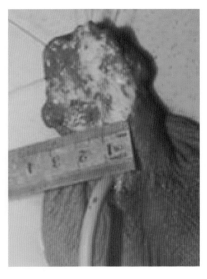

图 8-27　阴茎远端剖开，测量狭窄

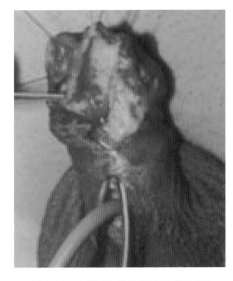

图 8-28　切除瘢痕化的狭窄段尿道

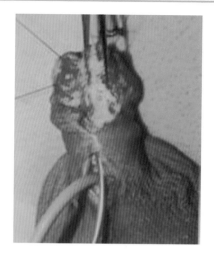

图 8-29　探查有无残余的上皮组织

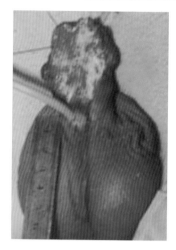

图 8-30　设计阴囊中隔皮瓣

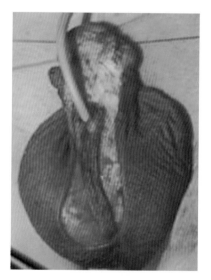

图 8-31　切开形成阴囊中隔皮瓣

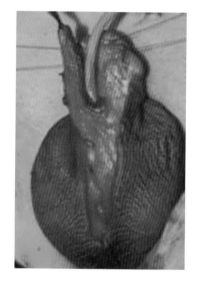

图 8-32　掀起阴囊皮瓣

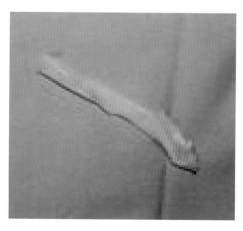

图 8-33　切取的口腔黏膜

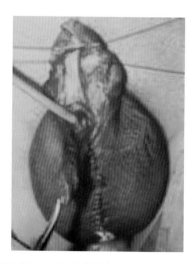

图 8-34　口腔黏膜游离移植于阴茎腹侧

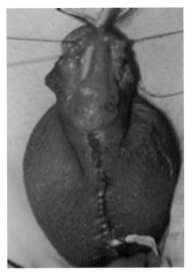

图 8-35　阴囊皮瓣耦合口腔黏膜形成尿道

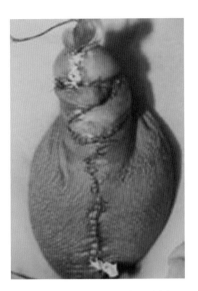

图 8-36　调整局部皮瓣覆盖创面

2. 注意事项　当狭窄尿道瘢痕化明显时，不要勉强保留，应彻底切除瘢痕组织重建尿道。此手术需在原瘢痕软化后进行（图 8-37、8-38）。

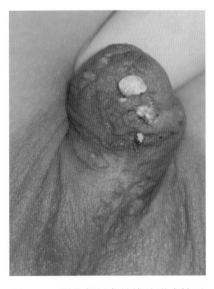

图 8-37　阴茎部尼龙缝线处形成结石

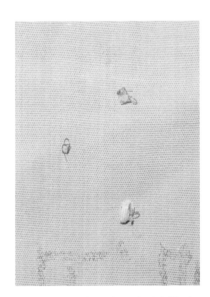

图 8-38　围绕尼龙缝线形成结石

尿道缝合时，忌用尼龙线，那是结石的核心。

（李　强　曹玉娇　周　宇）

第三节　小尿瘘修补手术

尿瘘是尿道下裂术后最常见的并发症，多发生在术后排尿时，可大可小，可单发也可多发。多数尿瘘孔径较小，称之为小尿瘘，其修复技术有一定的特色，按照出现尿瘘的多少、组织缺损的程度和有无其他并发症，我们将尿瘘分为单纯性和复杂性两大类。

一、单纯尿瘘修复手术原理

单纯性尿瘘是指没有尿道狭窄、再造尿道材料丰富的单发性较小的尿瘘，或数个尿瘘位置靠近可视为较大的单发性尿瘘一并处理者。其处理比较简单，只需要修补瘘口和适当覆盖组织即可，一般不需要进行尿道重建。

1. 尿道成形术后尿道瘘的原因　组织缺损、张力过大、血运不良、感染、缝合材料不当、缝合技术欠妥、远段狭窄。

2. 尿道瘘修复手术成功的前提条件

（1）首先，必须解决尿道瘘远端的尿道狭窄问题。

（2）确定并设计尿道瘘口修复后的皮瓣组织覆盖问题，要求是用于覆盖的皮瓣组织血供可靠，充分，可保证并能实现无张力缝合。

3. 尿道瘘修复手术的准备

（1）以亚甲蓝盐水自尿道口注入，压住近端尿道，确定瘘口的位置及多少。

（2）在尿道内插入尿道支架管，以作支撑，同时插入导尿管进行尿转流。

（3）用局麻药在尿道瘘口周围进行皮下组织的局部浸润麻醉，可使皮下疏松结缔组织变得肥厚，便于手术操作。

4. 尿道瘘修复手术的基本过程（图 8-39~8-46）

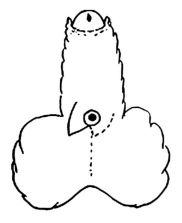

图 8-39　在尿瘘口周围设计皮瓣

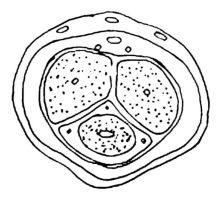

图 8-40　阴茎的横切面示意图

（1）在瘘孔周围设计局部旋转皮瓣。

（2）沿尿道瘘口周围切开皮肤及皮下组织，尿瘘口蒂皮瓣向尿道内翻转，保证无张力缝合。应用 6-0、7-0 可吸收缝合线或是 5-0 丝线，线结打在尿道内。

（3）松解瘘孔周围的疏松结缔组织。在瘘孔的一侧形成筋膜组织瓣，在瘘孔的另一侧形成皮肤及皮下筋膜旋转组织瓣。

（4）在紧靠瘘孔处，适当游离疏松结缔组织，以可吸收线缝合加固一层。

（5）筋膜瓣潜行褥式缝合法：缝合筋膜瓣的尖端，以双针引线通过剥离的皮下组织，穿出对侧的皮肤外，皮肤外垫以橡胶条，打结。

（6）间断缝合筋膜组织，间断褥式缝合皮肤。

（7）皮肤外切口处涂以医用胶。

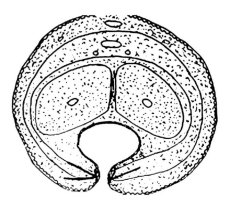

图 8-41　尿道瘘周围剥离层次

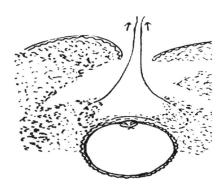

图 8-43　松解、缝合瘘口周围筋膜组织

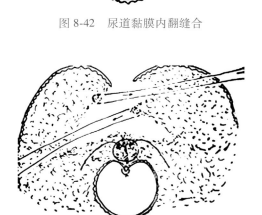

图 8-42　尿道黏膜内翻缝合

图 8-44　采取、缝合邻近筋膜组织瓣，将 X 轴的组织量变为 Z 轴的组织，旨在增加厚度及防水

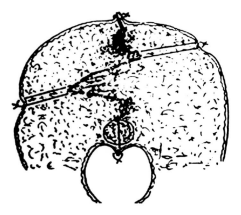

图 8-45　褥式缝合后示意图

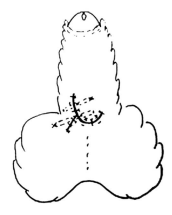

图 8-46　转移局部皮瓣闭合创面

5. 术后管理

（1）插入尿道支架管及导尿管，持续尿液引流。

（2）导尿管在手术后 4~5 天拔除，在尿道支撑管的保护下自行排尿。

（3）术后 7~9 天拆线，可应用医用胶保护切口部位。术后 2 周拔除尿道支架管。

二、单纯尿瘘修补术局部皮瓣设计方法

尿瘘修补时一般不宜直接将皮肤切口缝合而应该根据局部组织量的分布，设计相应的局部皮瓣，转移来覆盖创面。一般来说，局部皮瓣转移可以有多种方案，如图 8-47 所示。但是转移的皮瓣对于供区来说，是一种组织量的挪用，因此必须全面考虑局部是否存在可挪用的组织，以及其血管走行方向，以便决定采用何种方案（图 8-48~8-49）。

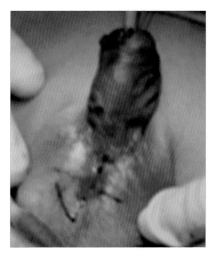

图 8-47 瘘口局部皮瓣多种方向的设计方案

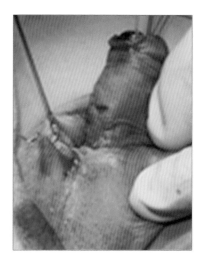

图 8-48 选用横向设计，取宽补长

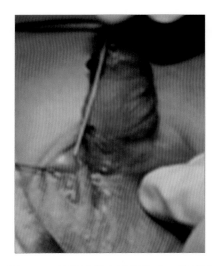

图 8-49 转移局部皮瓣覆盖瘘口部创面

当局部长度不足而宽度有余时，则采用横轴线皮瓣，取宽补长；当宽度不足而长度有余时，则采用纵轴线皮瓣，取长补宽。

局部皮瓣设计方法的应用，主要依据是根据整形外科学原则和患者局部的情况。其中组织量的分布和血运分布是应该首先考虑的因素，设计皮瓣的方向一定是组织量相对丰富的方向，至于设计皮瓣的大小主要根据瘘口大小，局部需要量和邻近可动用组织量而定。

三、复杂尿瘘修复术

复杂尿瘘是指尿道下裂修复手术后，出现多个尿瘘，或合并有明显的尿道狭窄尿道缺损者。此类患者多由于阴茎腹侧的组织匮乏所致，处理较单纯尿瘘复杂。若缺损组织较少，修补术与单纯尿瘘相似，若缺损的组织较多或尿道明显狭窄，可能需要做尿道重建术。

（一）应用局部皮瓣修补多发性尿瘘

多发性尿瘘常由于再造尿道血运不良、缝合操作过于粗糙或尿道远端存在狭窄而造成。瘘口位置局限于一个小的区域时，可以合并在一处，按照一个大尿瘘处理；瘘口分散时则要逐一修补，如果多个尿瘘分布在一条切口线上，可将该切口重新切开，统一修复。

1. 手术方法　探查尿道，排除狭窄，将亚甲蓝稀释液用一定压力注入尿道内，检查共有多少个尿瘘并标定其位置，插入导尿管。局部麻醉下环绕每个瘘口设计环行切口，切开皮肤内翻缝合，封闭瘘口。松解局部筋膜组织瓣覆盖瘘口，增加局部组织厚度。设计局部皮瓣，分别覆盖局部创面，或者设计较大的邻位皮瓣，统一覆盖尿瘘创面（图 8-50～8-63）。

2. 注意事项　局部皮瓣法修复多发性尿瘘简单、有效，操作时必须注意邻近筋膜瓣的覆盖和皮瓣的转移，丰厚的组织、良好的血运是提高疗效的保证。如果局部组织量不够丰富，可以转移一个大片的睾丸鞘膜瓣整张覆盖在缝合后的各个尿瘘修补创面上，这样就不用转移多个皮瓣进行覆盖，而可将皮肤创面直接缝合。

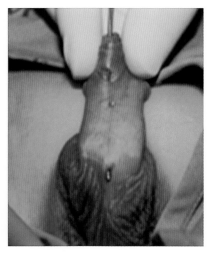

图 8-50　探针探查尿道、瘘口位置

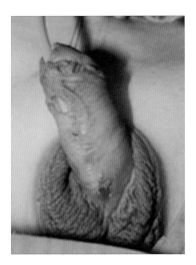

图 8-51　插入尿管

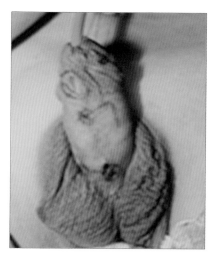

图 8-52 在瘘孔周围设计局部皮瓣切开皮肤、内翻缝合、闭合瘘口

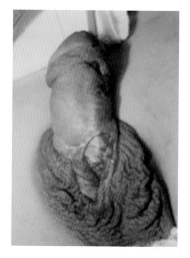

图 8-53 转移、缝合局部筋膜瓣

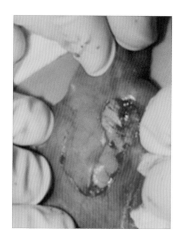

图 8-54 掀起局部皮瓣

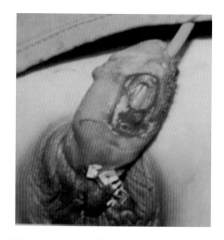

图 8-55 转移皮瓣，关闭阴茎根部创面

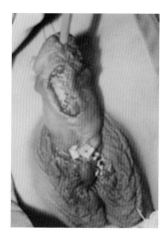

图 8-56 内翻缝合、闭合阴茎远端瘘口

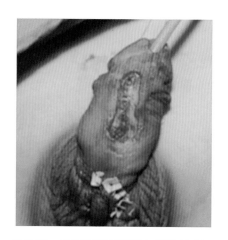

图 8-57 转移筋膜组织瓣加固修补瘘口

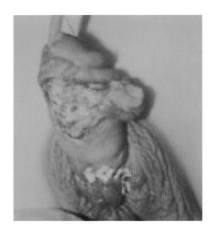

图 8-58　设计、掀起局部皮瓣

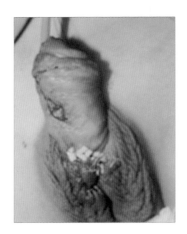

图 8-59　转移皮瓣筋膜层固定

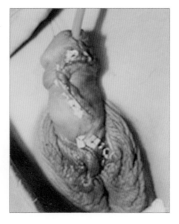

图 8-60　皮下组织间断缝合

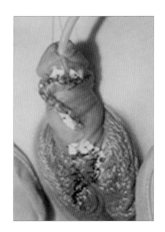

图 8-61　间断缝合皮肤

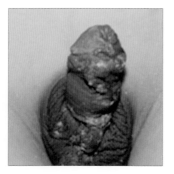

图 8-62　拆线后阴茎腹侧位

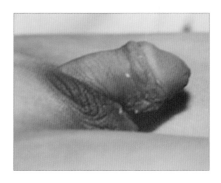

图 8-63　拆线后阴茎侧位片

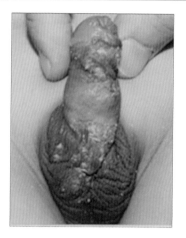

图 8-64　阴茎伸直腹侧位

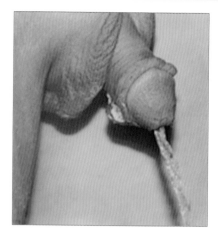

图 8-65　术后排尿像

（二）阴囊皮瓣转移联合鞘膜瓣转移治疗多发性尿瘘

1. 手术方法　探查尿瘘位置，排除尿道狭窄，局部修补尿瘘，转移鞘膜瓣增加防水层，转移阴囊皮瓣覆盖创面（图 8-66～图 8-80）。

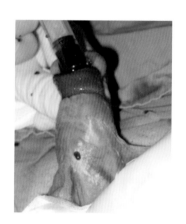

图 8-66　检查尿瘘

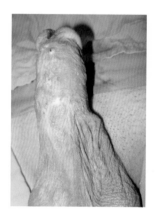

图 8-67　确认尿瘘位置

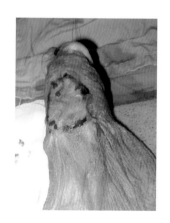

图 8-68　局部肿胀麻醉

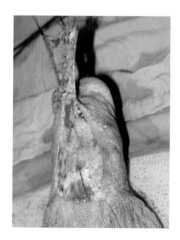

图 8-69　去除表面薄弱皮肤

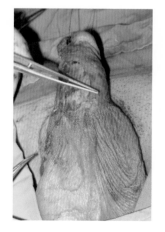

图 8-70　修补尿瘘

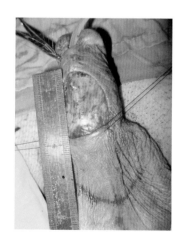

图 8-71　设计双蒂阴囊皮瓣

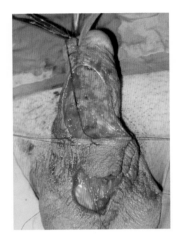

图 8-72　掀起皮瓣

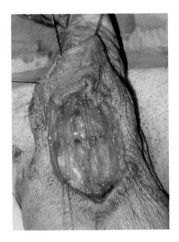

图 8-73　试行转移皮瓣

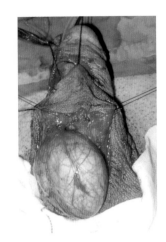

图 8-74　暴露睾丸鞘膜

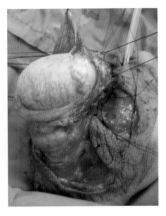

图 8-75　采取鞘膜瓣

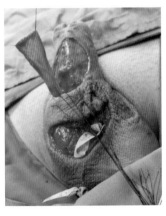

图 8-76　转移鞘膜瓣做防水层

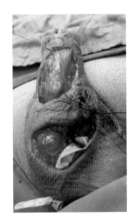

图 8-77　固定鞘膜瓣

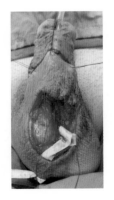

图 8-78　转移阴囊皮瓣

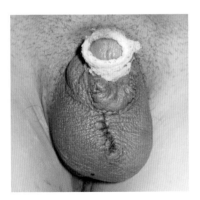

图 8-79　缝合创口

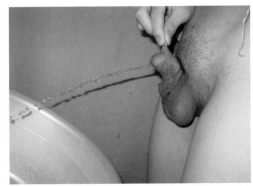

图 8-80　术后 10 天自主排尿

2. 注意事项 阴囊皮瓣+睾丸鞘膜瓣法修复多发性尿瘘效果良好，只是操作相对复杂，操作时必须注意鞘膜瓣的蒂部不能扭转压迫，以免影响其血运，邻近阴囊瓣的转移，可提供丰厚的组织量和良好的血运，这是提高疗效的保证。对于多发性小尿瘘，可以转移一个大片的睾丸鞘膜瓣通过皮下隧道整张覆盖在缝合后的各个尿瘘修补创面上，然后将皮肤创面直接缝合。

（三）阴茎中段尿瘘合并阴茎远段尿道缺失的修补术

阴茎中段尿瘘经常合并尿道远段的缺失而表现为冠状沟样尿道下裂，修复时局部组织要统筹兼顾，争取同时修复尿瘘和延长尿道。

1. 手术方法 探查尿道、排除尿道狭窄，插入导尿管。环绕瘘口设计局部切口，切开、内翻缝合尿道黏膜，闭合瘘口。松解局部筋膜，缝合筋膜瓣增加瘘口部组织覆盖量。设计尿道口周围皮瓣，翻转缝合延长尿道。转移局部皮瓣闭合创面（图 8-81 ~ 8-89）。

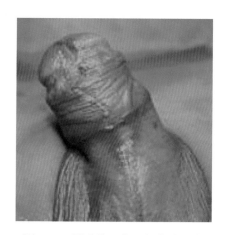

图 8-81 尿道外口位于冠状沟下方

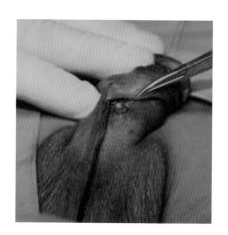

图 8-82 探针探查尿道、瘘口数

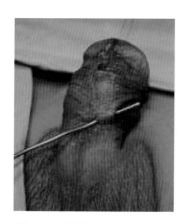

图 8-83 探针探查瘘口、皮桥

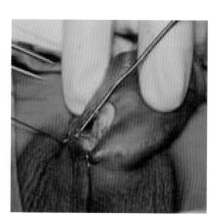

图 8-84 邻近数个瘘孔、将其合并

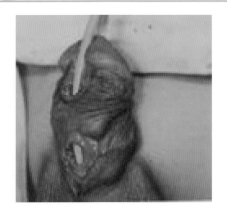

图 8-85　内翻缝合尿瘘口

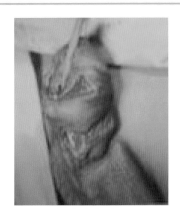

图 8-86　设计、切开尿道口周围皮瓣、卷成尿道

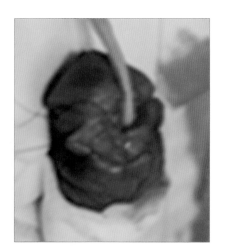

图 8-87　游离两侧筋膜组织瓣包绕尿道、瘘口

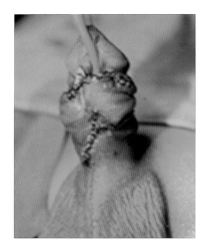

图 8-88　形成局部皮瓣、关闭创面

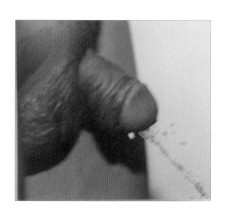

图 8-89　术后排尿像

　　2. **注意事项**　当同时在一个区段存在几个瘘口时，可以将它们合并，然后按照一个大瘘同时进行修补。当同时有数个部位修补时，对于阴茎皮肤需求量较大，设计皮瓣时要统一考虑，以免组织转移时出现过大张力，影响伤口愈合。

（李　强　李森恺　李峰永）

第四节　巨大尿瘘修补手术

尿道成形术后，当再造尿道裂开较长的部分，愈合后就可能表现为巨大尿瘘。从本质上讲，巨大尿瘘实际上就是较大范围的尿道缺损，其治疗与尿道缺损的治疗相似，均应从组织移植入手，采用游离移植或局部皮瓣转移的方法再造部分尿道，并将远端与近端尿道吻接在一起。

一、局部皮瓣修补复杂尿瘘的缝合方法

由于会阴部皮肤组织薄弱，复杂性尿瘘采用一般的拉拢缝合，不易在需要的部位愈合，容易导致尿瘘的复发。为了提高手术疗效，必须采用立体缝合的方法，增加创缘的接触面积，以促进愈合。

1. **手术方法**　探查尿道排除狭窄，环绕尿瘘口的边缘切开皮瓣，皮瓣对缘内翻缝合闭合瘘口。其缝合方法的要点在于：缝合皮肤时必带上较多的皮下筋膜组织，使对合的皮瓣具有一定的厚度。转移局部筋膜瓣，增加瘘口组织厚度和血供。设计并形成局部皮瓣，转移覆盖创面（图8-90~98）。

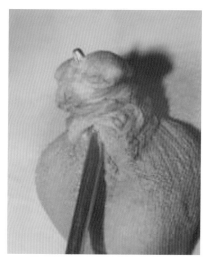

图 8-90　尿道探子探查尿道排除狭窄

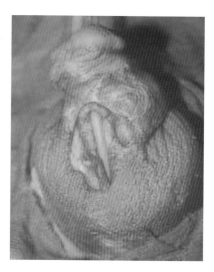

图 8-91　插入尿管，切开并松解瘘口周围组织

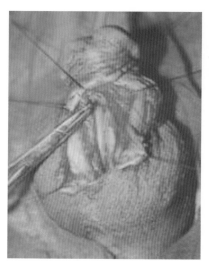

图 8-92　缝针穿过瘘口对侧皮肤

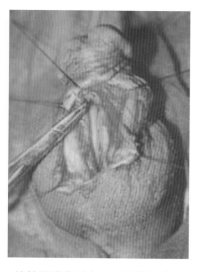

图 8-93　缝针继续穿过瘘口对侧的筋膜组织、出针

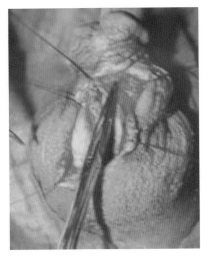

图 8-94　缝针穿过瘘口同侧的筋膜组织

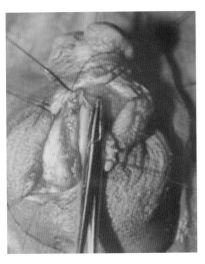

图 8-95　缝针继续穿过瘘口同侧的皮肤、出针

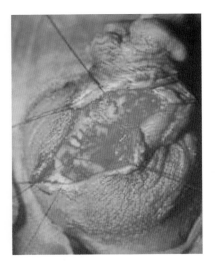

图 8-96　内翻打结闭合瘘口、组成尿道壁

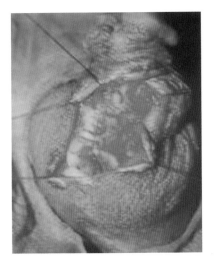

图 8-97　严密缝合黏膜筋膜层

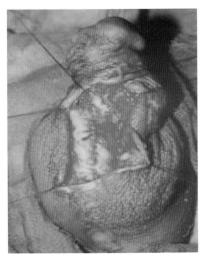

图 8-98　转移筋膜瓣包绕尿道成形后创面

2. 注意事项　复杂性尿瘘的修补必须注重两点，即保证远段尿道的通畅和提供尿瘘区足够的组织覆盖层次和组织量，其缝合要尽量把平面（X 轴）的筋膜组织缝合、拉向切口部位，堆积成垂直（Z 轴）方向的排列，使之增加切口部位的组织厚度和防水性。

二、阴囊区尿瘘修补术

阴囊区血运相对丰富，发生尿瘘的机会较小，但阴囊会阴交界或阴囊阴茎交界区则是尿瘘的相对高发区，但这些区域组织量相对丰富，尿瘘的修补也比较简单，一般只要分层缝合后适当转移皮瓣覆盖即可。阴囊区组织相对丰富，可以分离出多个筋膜层次，也可采用多层组织重叠的方法矫治尿瘘。

1. 手术方法　探查尿道排除尿道狭窄，插入导尿管。靠近尿道瘘口边缘设计环行切口，沿切口切开皮肤，内翻缝合封闭瘘口，线结留在尿道内。松解局部筋膜组织，可吸收线缝合一层。采取邻位的筋膜瓣覆盖局部瘘口，增加局部血运。最后转移局部皮瓣覆盖创面（图 8-99～109）。

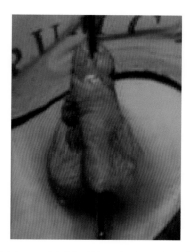

图 8-99　尿道探子探查尿瘘远端尿道

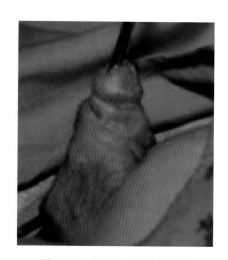

图 8-100　探查排除尿道狭窄

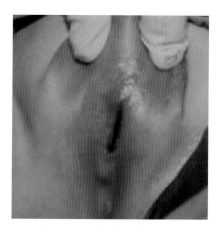

图 8-101　阴囊区瘘口腹侧

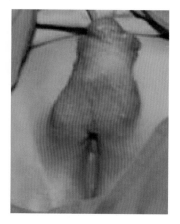

图 8-102　插入导尿管

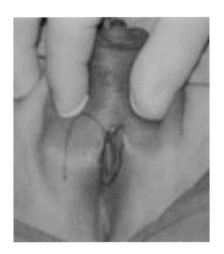

图 8-103　瘘口边缘环形切口设计

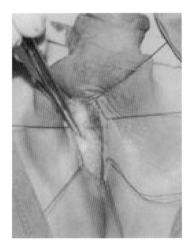

图 8-104　松解瘘口周围、形成筋膜瓣

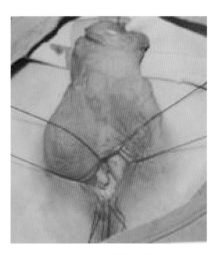

图 8-105　内翻缝合尿道黏膜、封闭瘘口

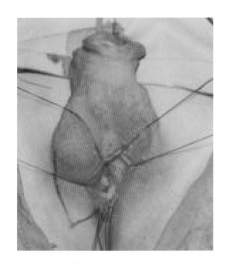

图 8-106　转移缝合筋膜瓣、覆盖瘘口

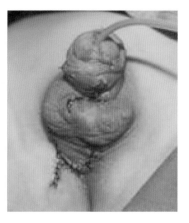

图 8-107　转移局部皮瓣、关闭创面

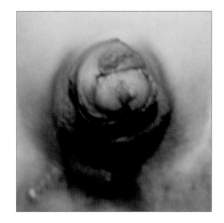

图 8-108　术后 7 天、正位

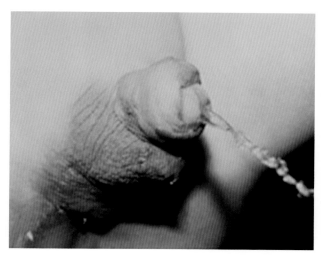

图 8-109 术后排尿像

2. 注意事项 阴囊会阴交界处的尿瘘转移皮瓣时要注意保存阴囊的皮肤量，以便保证较好的阴囊形态和睾丸存在环境。

三、阴茎阴囊区瘘修补术

瘘口发生区由于靠近阴囊，如果阴囊组织量丰富，可以考虑应用阴囊筋膜瓣或皮瓣转移来修复尿瘘。当阴囊发育较差，瘘口较大时，也可转移邻近皮瓣，如阴股沟皮瓣来修复瘘口。

1. 手术方法 探查尿道排除狭窄，插入导尿管。测量瘘口大小，沿尿道瘘口周围设计局部皮瓣，翻转皮瓣对合缝合卷成尿道，松解局部筋膜瓣，转移并缝合覆盖瘘口。转移局部皮瓣或邻位皮瓣，覆盖尿道创面（图 8-110～115）。

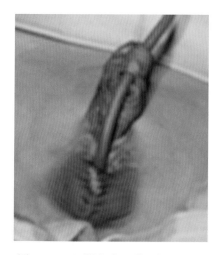

图 8-110 经阴茎头尿道口插入尿管

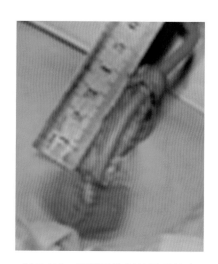

图 8-111 测量需修复的尿道长度

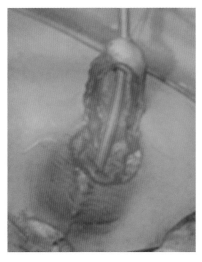

图 8-112　沿瘘口周缘切开皮肤以形成尿道

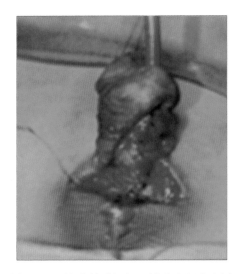

图 8-113　缝合筋膜组织、转移腹股沟皮瓣

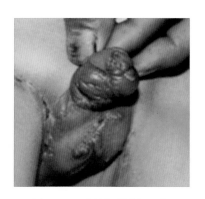

图 8-114　拆线后阴茎正位

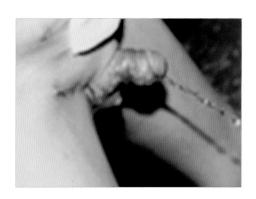

图 8-115　术后排尿

2. 注意事项　当尿道缺损较大而局部材料不足时，可以考虑采用邻近皮瓣转移的方法修补尿瘘。如果转移后形态欠佳，可等半年后进行修整。

四、阴茎后段尿瘘修补术

阴茎后段尿瘘发生率较高，究其原因，多因局部组织量不足、血运较差所致。修复时应注意补充足够的组织量，可考虑采用阴囊筋膜瓣或皮瓣覆盖局部瘘口。

1. 手术方法　探查尿道，排除狭窄，插入导尿管。设计环绕瘘口的切口，切开皮肤内翻缝合闭合瘘口，松解、转移邻近筋膜组织瓣，增加局部组织厚度、血供和防水性。转移局部皮瓣覆盖创面（图 8-116~121）。

2. 注意事项　阴囊区组织丰厚，血运良好，只要尿道前端不存在狭窄，且阴囊发育良好，尿瘘修补比较简单。

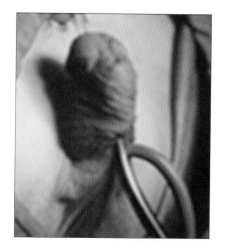

图 8-116　尿道探子探查瘘管大小

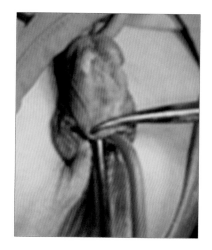

图 8-117　探子探查远端尿道的狭窄

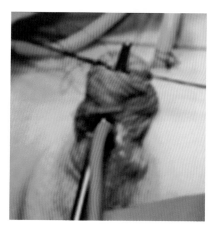

图 8-118　开大尿道外口，解除狭窄

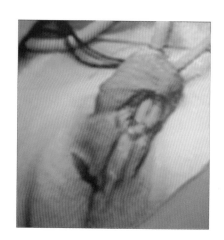

图 8-119　瘘口周围设计局部皮瓣

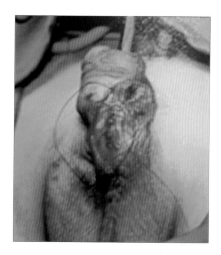

图 8-120　局部皮瓣内翻缝合闭合瘘口

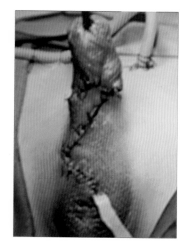

图 8-121　转移局部皮瓣覆盖创面

五、阴茎区尿瘘合并阴茎腹侧覆盖组织短缩矫治术

阴茎区尿瘘组织匮乏比较明显，多因组织量不足、局部缝合张力较大或局部血运不良而形成狭窄或尿瘘，有时由于尿道腹侧覆盖的皮肤量不足，造成一定程度的阴茎下弯。治疗应以解除尿道狭窄，补足局部组织量为主线，可转移较大的皮瓣，在修补尿瘘的同时延长阴茎腹侧。

1. 手术方法　探查尿道，排除狭窄，插入导尿管。切开局部皮肤，充分矫直阴茎，沿瘘口设计并切开环形皮瓣，翻转缝合瘘口蒂皮瓣，修补瘘口，进行部分尿道成形。松解邻近筋膜瓣，覆盖局部瘘口，增加瘘口组织覆盖。转移较大的邻近皮瓣，覆盖创面的同时延长阴茎的腹侧（图 8-122~124）。

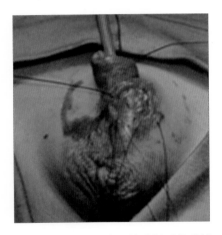

图 8-122　修补尿瘘、转移邻近筋膜瓣

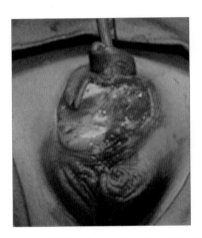

图 8-123　设计并掀起局部皮瓣、覆盖创面

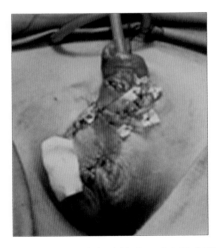

图 8-124　采用间断褥式缝合、减少缝合张力

2. 注意事项　当存在阴茎腹侧短缩和阴囊发育不良时，可以考虑设计阴茎旁或阴股沟区皮瓣。转移较大的皮瓣，可在修补尿瘘的同时，延长阴茎腹侧。

六、阴茎区尿瘘合并阴茎阴囊转位的修补术

1. 手术方法　尿瘘患者有时合并阴茎阴囊转位，覆盖创面转移的皮瓣，要强调设计在横轴上，以宽补长（图 8-125、126）。因为转位阴囊的血供较好，可在修补尿瘘的同时纠正阴茎阴囊转位，可利用其转位的皮瓣来覆盖尿道腹侧创面。

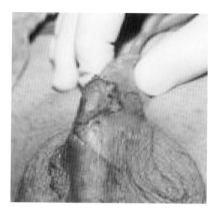

图 8-125　沿瘘口设计横轴线宽大皮瓣

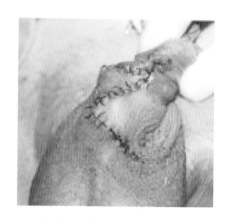

图 8-126　转移皮瓣修复尿瘘、矫治阴茎阴囊转位

2. 注意事项　阴茎阴囊转位畸形的主要表现是：阴茎组织下移，阴囊上移，使其宽度增加而长度不足。将上极宽裕的阴囊皮瓣转移到阴茎腹侧，以增加阴茎的长度是简单有效的矫治方法。同时合并尿瘘时，可一并解决。

七、局部皮瓣修补尿瘘同时矫治阴茎下弯

部分尿道下裂患者初次阴茎矫直时不充分，存在一定程度的阴茎下弯，在修复尿瘘过程中可以充分矫直阴茎，同时解决阴茎下弯和尿瘘。

1. 手术方法　探查尿道排除狭窄，确定瘘口数量和位置，插入导尿管。在尿瘘处横向切开皮肤，去除纤维索条，充分矫直阴茎。设计并掀起局部皮瓣，皮瓣翻转缝合形成尿道，并与远端尿道吻接，闭合瘘口。松解、转移邻近筋膜瓣，覆盖再造尿道段，以增加组织覆盖和血供支持。转移局部皮瓣覆盖尿道腹侧创面（图 8-127~133）。

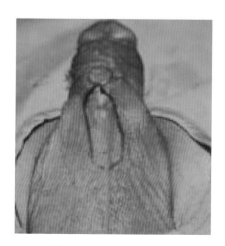

图 8-127　设计局部皮瓣

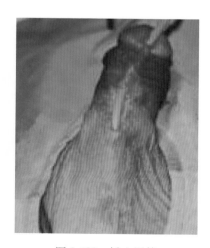

图 8-128　插入尿管

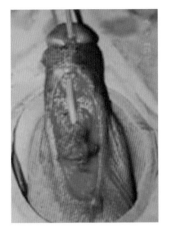

图 8-129　充分矫直阴茎下弯

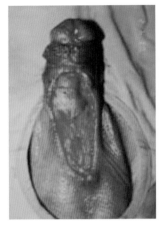

图 8-130　翻转皮瓣成形部分尿道

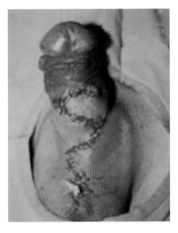

图 8-131　转移局部皮瓣覆盖创面

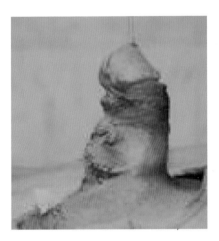

图 8-132　拉直阴茎、观察矫直情况

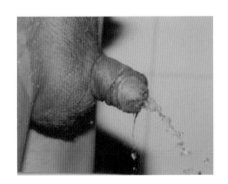

图 8-133　术后排尿像

2. 注意事项 阴茎的彻底矫直是取得良好疗效的基础，如果早期矫直不彻底，往往造成后期手术的困难。因此，借助于修补尿瘘的机会来矫直阴茎是非常可取的。

（李森恺 周 宇 周传德）

第五节 尿道外口狭窄矫治术

尿道外口狭窄是尿道狭窄中最常见、较好处理的一种，多由于皮瓣尖端血运不良、阴茎头隧道过窄或局部瘢痕挛缩所致，尿道外口狭窄可分为单纯的外口狭窄，尿道外口伴部分远端尿道狭窄两大类，单纯的外口狭窄原则上讲只要开大尿道外口即可，可尝试应用尿道扩张的方法进行矫治；但后者则需再造部分尿道。一般尿道外口开大的方法有两类，即：向背侧开大尿道外口，需要游离组织移植覆盖，否则形成创面容易复发；向腹侧开大尿道外口，则往往破坏阴茎头的形态，造成远段尿道缺损，需采用一定的措施，以延长尿道到阴茎头顶端。

一、腹侧切开尿道外口，狭窄矫治，局部皮瓣翻转尿道成形术

1. 手术方法 以探针探查尿道狭窄的区域和程度，纵向切开尿道外口的腹侧组织达正常尿道部位，修整后缝合创缘。设计并掀起尿道口局部皮瓣，翻转卷成尿道。剖开阴茎头腹侧组织，将新尿道的远端置于阴茎头顶端，尿道外口成形，阴茎头成形。调整局部皮瓣覆盖尿道创面（图 8-134～139）。

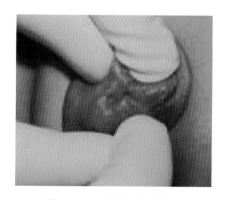

图 8-134 狭窄的尿道外口

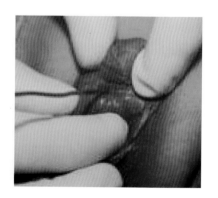

图 8-135 探针探查尿道狭窄的区域

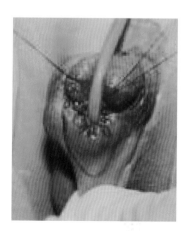

图 8-136 纵向切开狭窄尿道外口达正常尿道

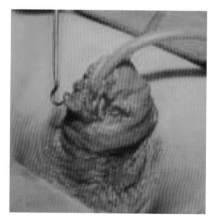

图 8-137 设计、掀起局部皮瓣、形成尿道

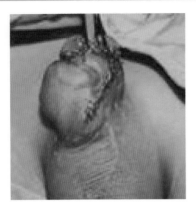

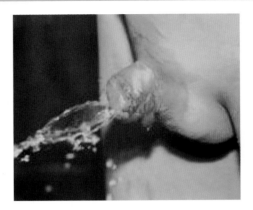

图 8-138 转移局部皮瓣覆盖创面 　　　　　　　　图 8-139 术后排尿像

2. 注意事项 尿道狭窄的矫治要彻底，到达正常的尿道口径后再考虑尿道重建的问题。再造尿道的局部皮瓣可以设计腹侧皮瓣翻转或横向皮瓣转位来成形尿道，也可以设计两侧的包皮瓣成牛角状合拢形成尿道。阴茎头腹侧的皮肤覆盖比较匮乏时，可暂时将阴茎头和阴囊皮瓣缝合在一起，等 3 个月后断蒂修整。

二、背侧切开尿道外口，游离移植尿道成形术

1. 手术方法 对于尿道外口狭窄较短者，可以采用阴茎腹侧冠状沟水平的横向切口，分离切断尿道后，纵向切开部分阴茎头背侧海绵体，达正常尿道水平，彻底纠正外口狭窄，然后在尿道隧道中形成的创面上，游离移植口腔黏膜（图 8-140～145），给予尿道支架管支撑，修整尿道外口，分层缝合阴茎腹侧的切口。该手术的优点在于外口比较自然，不必动用较大的皮瓣进行覆盖。

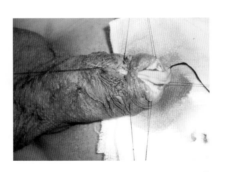

图 8-140 阴茎背侧切开植入口腔黏膜

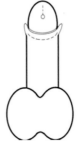

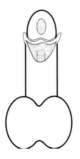

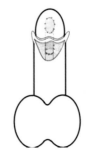

图 8-141 设计切口 　　　　图 8-142 切除尿道狭窄部开大外口 　　　　图 8-143 再造部分尿道

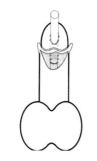

图 8-144　植入尿道支架管

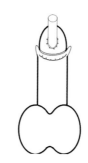

图 8-145　缝合冠状沟部切口

2. 注意事项　尿道外口狭窄的治疗，关键在于判断尿道狭窄的程度和范围，轻者可以通过局部组织调整而矫治，重者则必须补充适当的组织，进行部分尿道再造。当尿道狭窄段较长时，可以进行阴茎皮肤脱套，纵向破开狭窄的尿道，达正常口径的尿道水平，补充口腔黏膜再造部分尿道，在尿道支架管支撑下，进行尿转流，复位阴茎皮肤，缝合冠状沟切口（图 8-146~151）。

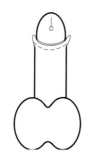

图 8-146　切口设计

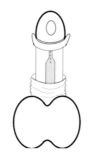

图 8-147　阴茎皮肤脱套

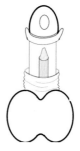

图 8-148　切除狭窄尿道

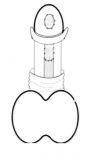

图 8-149　再造部分尿道

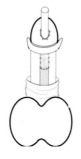

图 8-150　植入尿道支架管

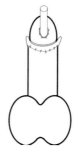

图 8-151　缝合切口

（李　强　曹玉娇）

三、埋没导引缝合技术在尿道外口及远端尿道狭窄矫治中的应用

尿道外口或远端尿道狭窄是尿道下裂术后主要并发症之一，或继发于反复包皮感染导致远端尿道狭窄。传统的治疗方法如尿道扩张术主要是用金属尿道探子在非直视下进行扩张，因扩张具有盲

目性，容易造成尿道黏膜损伤，引起尿外渗和黏膜下感染，加重狭窄程度，甚至有可能造成假道、外括约肌损伤、尿道穿孔及尿道直肠瘘等并发症。尿道狭窄的本质是组织缺损，根据整形外科原则，应该利用合适的材料行组织移植以弥补组织缺损，可采用口腔黏膜游离移植纠正，手术中应用埋没导引缝合技术辅助可获得良好的效果。

1. **手术方法**　根据造影资料、患者主诉和探针探查结果判断狭窄的部位和范围，标记狭窄长度后，以11#尖刀和12#钩刀于尿道口背侧纵向切开以开大狭窄尿道，直至可顺利通过合适的尿道探子止，形成狭窄尿道背侧创面，充分止血。根据创面的大小于口腔颊部取全厚颊黏膜游离移植于创面。由于操作空间小，深部的缝合比较困难，遂利用改变缝合线方向的板式尖后孔导引器辅助缝合（见示意图 8-152～153 和实际手术图 8-154～166）。

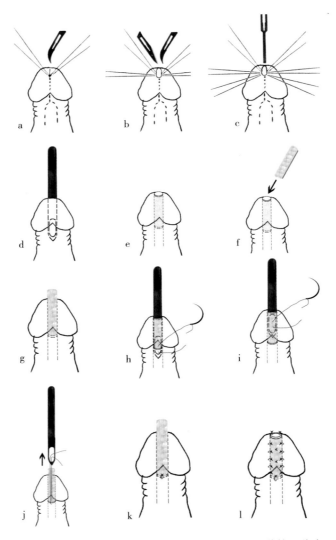

图 8-152　埋没导引缝合法口腔黏膜移植矫正尿道外口狭窄

a～c. 狭窄尿道背侧切开以矫正狭窄；d～g. 示意尿道背侧创面和黏膜移植；h～i. 缝合：
利用板式尖后孔导引器插入尿道内，从阴茎腹侧皮肤进针，尿道外口内纵向出针引出缝合线；
j～k. 拉出缝线并打结；l. 缝合完毕

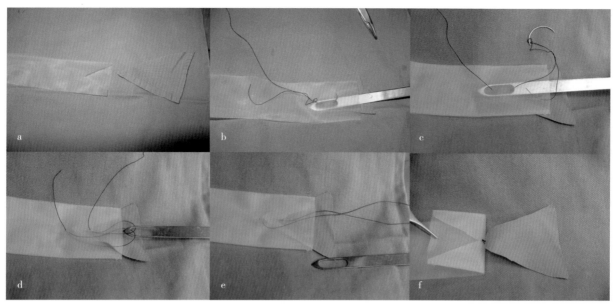

图 8-153　埋没导引缝合技术模拟训练

　　模拟缝合：a. 示意背侧切开后形成的创面和切取的口腔黏膜；b~c. 利用板式尖后孔导引器从阴茎腹侧进针，尿道内纵向出针，将黏膜缝合于创面上；d. 尿道内将缝线拉出；e. 缝合完毕，待打结；f. 第一针缝合打结完毕

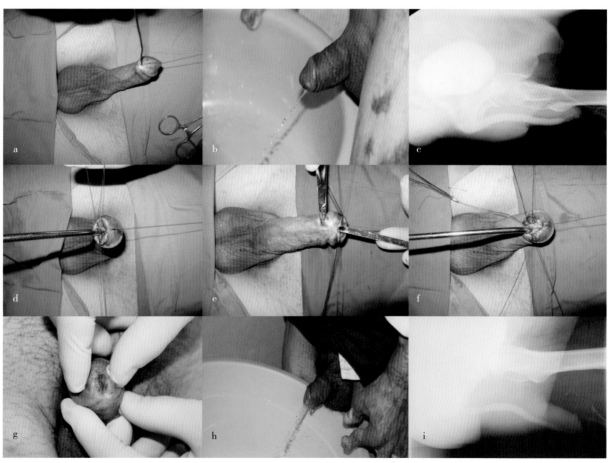

图 8-154　埋没导引缝合法口腔黏膜移植矫正尿道外口狭窄

a~c. 远端尿道狭窄；d~f. 术中；g~i. 术后 4 年

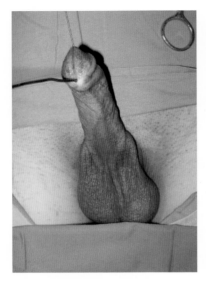

图 8-155　探针探查狭窄的尿道

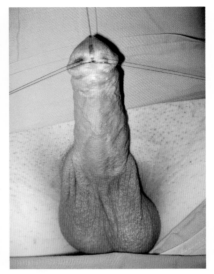

图 8-156　尿道外口向背侧切口示意

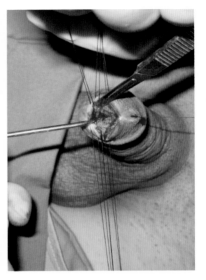

图 8-157　狭窄段向背侧切开

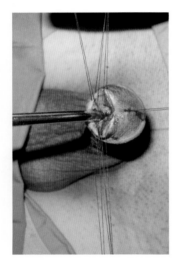

图 8-158　狭窄矫正完全

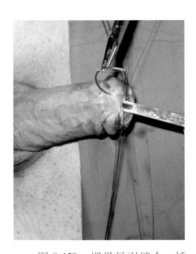

图 8-159　埋没导引缝合：插入板式尖后孔导引器阴茎腹侧进针

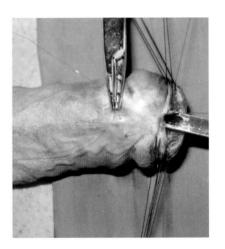

图 8-160　从尿道外口内出针

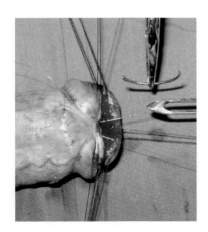

图 8-161　从尿道内将缝好的线拉出

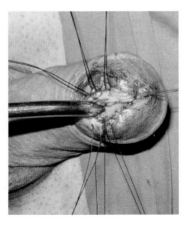

图 8-162　黏膜缝合完毕

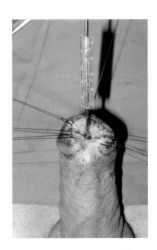

图 8-163　放入支撑管

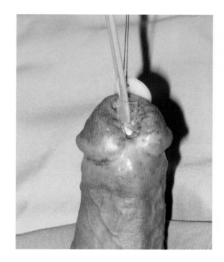

图 8-164　支撑管内尿管引流

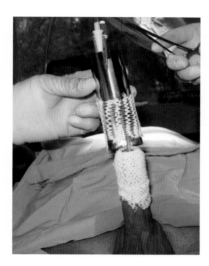

图 8-165　弹力网套包扎

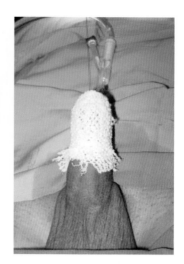

图 8-166　包扎完毕

2. 注意事项　术中远端尿道需置入硅胶支架管，以 5-0 单丝尼龙线缝合固定于阴茎头。置入双腔导尿管留置导尿。阴茎术区以美皮贴及弹力网套适当压力包扎。支撑管放置时间为 3 周~3 个月。

尿道狭窄术式的选择应根据狭窄部位、长度和是否有合并症来决定。根据我们的经验，本术式最佳的适应证是：阴茎头或包皮炎反复感染致外口瘢痕性狭窄；尿道下裂修复术后因组织量不足致狭窄；狭窄段长度自尿道外口开始，在 3cm 以内；狭窄段周长不小于 3mm，以利于探查及切开。

（李　强　丁　健　李森恺　曹玉娇）

第六节　阴茎覆盖材料不足问题的矫治术

尿道下裂手术治疗的难点在于局部组织匮乏，这一方面是由于局部先天发育不足，且有组织移位；另一方面是手术失败，皮瓣瘢痕、感染或坏死导致组织量的损失。实际上，在尿道下裂的矫治过程中，组织量不足的问题贯穿始终。当组织缺乏不是很多时，在手术中感觉不是很强烈，通过周围组织的动员，一般可以顺利完成治疗。但面对反复治疗失败的患者，如何补充组织就成为一个必须考虑的问题。

阴茎具有勃起功能，进行尿道成形时必须考虑到适应勃起功能的需要，这就更加加重了局部的组织不足。组织匮乏一个是表现为尿道成形的材料不足，一个是表现为再造尿道腹侧的覆盖不足。对于前者，主流的解决方法是游离组织移植，如口腔黏膜、膀胱黏膜或阴囊皮肤等，如有条件，可以考虑局部皮瓣；对于后者则以局部或邻近皮瓣转移为主，也可适当采用游离皮肤移植的方法进行矫治。

一、转移包皮组织覆盖阴茎腹侧创面

对于初次手术的患者，包皮组织相对丰富，尿道成形术后，可以转移包皮组织来覆盖阴茎腹侧

创面。常用的手术方法有四类，即：①包皮瓣中间劈开法：自阴茎头两侧向阴茎腹侧转移包皮瓣（图 8-167～171）。②整个包皮瓣自阴茎一侧向腹侧转移（图 8-172～173）。③纽孔法：包皮中间打孔，阴茎头自孔中穿出，包皮瓣自远而近覆盖阴茎腹侧（图 8-174～178）。④阴茎皮肤瓣纵向劈开，两侧转移到阴茎腹侧，阴茎背侧植皮覆盖（图 8-179～182）。

　　1. **手术方法**　进行阴茎脱套、矫直和尿道成形，将包皮瓣展开，透过灯光观察包皮上走行的阴茎背浅动静脉，避开血管走行区，将包皮自远向近纵向劈开，保留适当的长度以保证阴茎背侧覆盖的要求，将两侧的包皮瓣转向腹侧，调整皮瓣位置，缝合覆盖新建尿道；也可以将整个包皮瓣自一侧转向阴茎的腹侧。对于包皮瓣丰富的，可以在适当位置避开包皮的主要血管打孔，将阴茎头自孔中穿出，然后将远端部分包皮瓣直接转移到阴茎腹侧，来覆盖阴茎腹侧创面。如果必要，也可以将脱套的阴茎皮肤整个纵向劈开，从两侧转移到阴茎腹侧，而采用游离植皮的方法覆盖阴茎背侧创面。

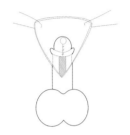

图 8-167　矫直阴茎

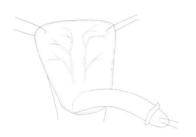

图 8-168　阴茎皮肤脱套

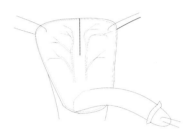

图 8-169　观察血供设计切口

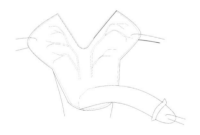

图 8-170　纵向劈开包皮

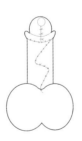

图 8-171　转移包皮到腹侧缝合

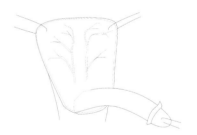

图 8-172　脱套阴茎皮肤

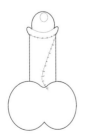

图 8-173　包皮转移到阴茎腹侧缝合

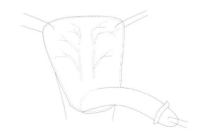

图 8-174　脱套阴茎皮肤

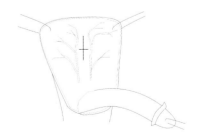

图 8-175　设计十字切口

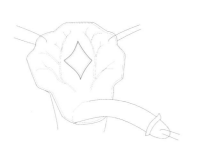

图 8-176　切开包皮形成纽孔

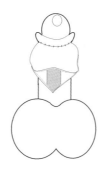

图 8-177　转移包皮到腹侧

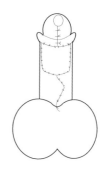

图 8-178　调整局部皮瓣缝合

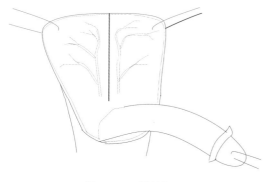

图 8-179　设计切口

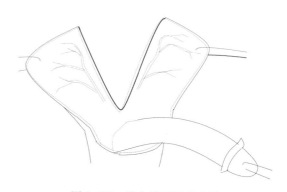

图 8-180　纵向劈开阴茎皮肤

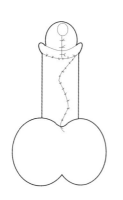

图 8-181　包皮转移到腹侧缝合

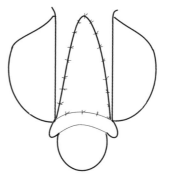

图 8-182　阴茎背侧创面植皮

2. 注意事项　转移包皮瓣时阴茎背侧要保留足够的皮瓣覆盖，纵劈法应用较多，优点是比较对称，组织分布的调整比较方便，缺点是，缝合的切口较多，尿瘘的机会较大。采用整个皮瓣一侧转移时，容易出现阴茎方向的扭转，但尿瘘机会减少。使用纽孔技术时，打孔不宜过小，优点是组织覆盖完整，尿瘘较少，但外形略显臃肿，可能需要再次手术修整。

二、转移阴囊皮瓣覆盖阴茎腹侧创面

阴囊组织量相对丰富，如果阴囊发育良好，可以适当动员阴囊皮瓣覆盖阴茎腹侧创面（图 8-183~199）。但是，阴囊的血供存在分层供应现象，采用阴囊皮瓣时要注意血供走行方向，尽可能采取轴行皮瓣，以免出现皮瓣部分坏死。

1. 手术方法 尿道成形后尽量采用包皮瓣覆盖阴茎腹侧创面，剩余创面，则在阴囊上设计一个血供可靠的皮瓣或者筋膜蒂皮瓣，使之略大于创面面积，形成皮瓣，保留较多的皮下筋膜血供，将阴囊皮瓣转移到阴茎腹侧创面，调整皮瓣的位置和方向，分层缝合切口。对于阴茎腹侧远端皮肤小面积缺损，可采用筋膜蒂阴囊皮瓣或带蒂阴囊皮瓣转移覆盖，后者术后 3 个月断蒂修整。

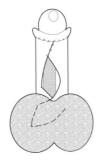
图 8-183　设计阴囊局部皮瓣

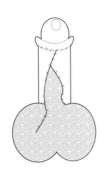
图 8-184　转移皮瓣覆盖尿道

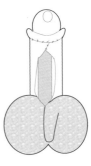
图 8-185　设计阴囊轴型皮瓣

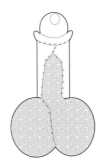
图 8-186　转移皮瓣覆盖尿道

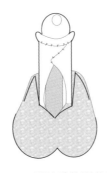
图 8-187　设计蹼状阴茎切口

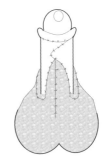
图 8-188　转移皮瓣覆盖尿道

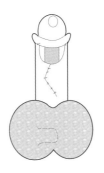
图 8-189　设计阴囊皮瓣

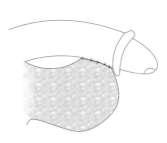
图 8-190　阴囊皮瓣转移缝合

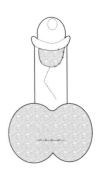
图 8-191　断蒂修整

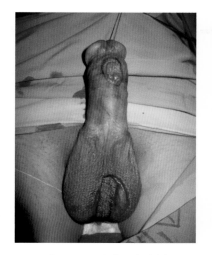

图 8-192　设计阴囊皮瓣

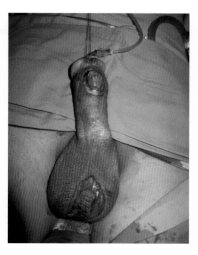

图 8-193　形成两个部位的皮瓣

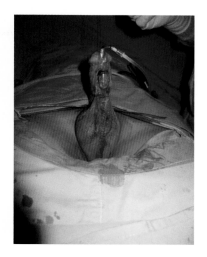

图 8-194　连接两个创面

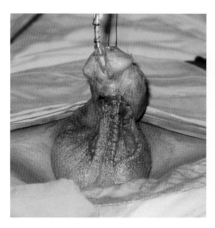

图 8-195　将阴囊皮瓣覆盖阴茎创面

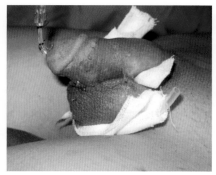

图 8-196　缝合后包扎

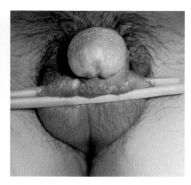

图 8-197　带蒂皮瓣夹蒂训练

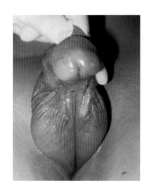

图 8-198　创面愈合正位

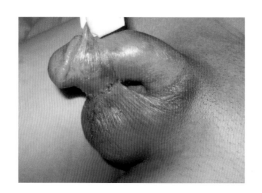

图 8-199　创面愈合侧位观

2. 注意事项 阴茎下段的皮肤缺损一般采用任意皮瓣进行设计，多半效果不错，但对于阴茎中远段的皮肤缺损，则要尽量设计轴型皮瓣，剥离时要尽量保护筋膜上的血供，以免出现皮瓣的部分坏死。存在阴茎阴囊转位时，可以转移转位的阴囊皮瓣覆盖阴茎中下段缺损。当阴囊发育不良时，则要避免应用阴囊皮瓣，以保护睾丸。

三、阴股沟皮瓣转移覆盖阴茎腹侧创面

当阴囊组织明显匮乏时，可以转移阴股沟皮瓣来修复阴茎腹侧缺损（图 8-200~207）。

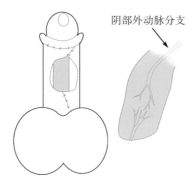

图 8-200 设计阴股沟皮瓣

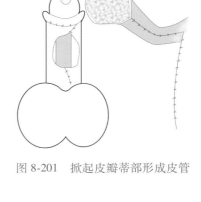

图 8-201 掀起皮瓣蒂部形成皮管

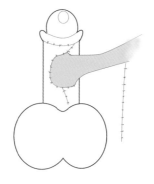

图 8-202 转移皮瓣覆盖创面

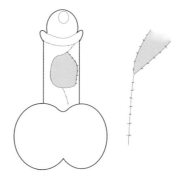

图 8-203 断蒂修整

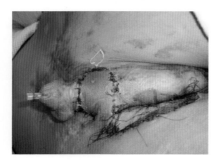

图 8-204 转移阴股沟皮瓣覆盖阴茎腹侧创面，供瓣区植皮覆盖

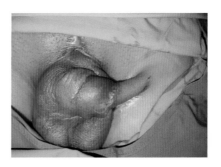

图 8-205 阴股沟皮瓣覆盖阴茎头部创面

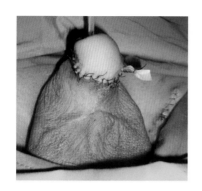

图 8-206　术后 3 周断蒂修整

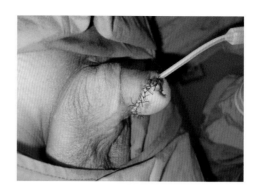

图 8-207　术后侧面观

　　1. 手术方法　在阴股沟区域，阴部外动脉的阴股沟分支与阴囊后动脉的吻合血管为轴心，设计一个蒂在上方宽约 3~4cm 的阴股沟皮瓣，在深筋膜掀起皮瓣，转移皮瓣远端覆盖阴茎腹侧创面，其近端可以缝成小皮管以封闭创面，7~10 天拆线，4 周断蒂修整。

　　2. 注意事项　阴股沟皮瓣系轴型皮瓣，术前要用超声多普勒探测血管并标记走行。掀起皮瓣后要观察皮瓣远端血运，如果有渗血，说明血供可靠，可以转移应用，如血供不可靠，则应缝回原处作皮瓣延迟，两周后，再次掀起皮瓣应用。

（李　强　曹玉娇　魏蜀一）

第七节　远端尿道缺损修复问题

　　尿道下裂的核心问题之一就是进行远端尿道的修复，当面对初治的患者，由于组织材料相对丰富，尿道成形相对简单，可以采用包皮瓣、阴茎皮肤、口腔黏膜或者阴囊组织进行尿道成形。但是，如果患者治疗反复失败后就诊，尿道成形就困难得多，因为多次手术造成的组织匮乏，明显影响到尿道重建的方法和质量。这时一般采用阴茎皮肤、游离黏膜或皮肤以及阴囊组织进行远端尿道的重建。

一、阴茎局部皮瓣法远端尿道成形术

　　当阴茎局部皮肤相对丰富时，如果不存在阴茎弯曲，则可以采用阴茎局部皮瓣直接卷管成形尿道。但是，如果阴茎有明显弯曲，则应首先进行阴茎矫直，然后再考虑尿道成形。

　　1. 手术方法　当阴茎皮肤比较丰富时，在阴茎腹侧，自现在的尿道外口到阴茎头之间设计宽约 1.5~2cm 宽度的局部皮瓣，自两侧切开皮肤，向两侧剥离皮下筋膜蒂，卷成尿道，置入尿道支架管和导尿管后，分层缝合皮肤和皮下筋膜层，调整邻近组织覆盖再造尿道（图 8-208~210）。

　　2. 注意事项　应用阴茎皮肤再造尿道时设计皮瓣宽度应在皮肤松弛状态下设计，而不应在绷紧状态下设计，以免设计皮瓣过窄。选择尿道支架管要与再造的尿道相适应，不宜张力过大。剩余阴茎皮肤覆盖新建尿道时，要把阴茎勃起的宽度预留出来，否则容易出现刀口愈合不良。如果局部皮瓣不能在张力不大的前提下对合，则应考虑转移邻近皮瓣覆盖，不宜勉强缝合。

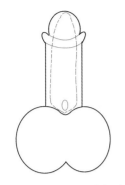
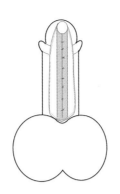
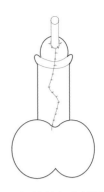

图 8-208　设计阴茎腹侧皮瓣　　　　图 8-209　掀起设计皮瓣成形尿道　　　　图 8-210　调整局部皮瓣覆盖尿道

二、游离组织移植法远端尿道成形术

当阴茎皮肤量不足时，很难同时实现阴茎段尿道的重建和新建尿道的覆盖，这时可以考虑应用游离组织进行移植来重建尿道（图 8-211～215）。游离组织移植的方法有两类：一类是在阴茎腹侧做隧道，采用游离组织卷成尿道，重建尿道，主要适用于阴茎没有明显弯曲，阴茎腹侧没有明显瘢痕挛缩需要矫治者；另一种方法是游离组织直接移植到阴茎腹侧创面，主要适用于存在阴茎弯曲和阴茎腹侧覆盖不良，需要切除部分瘢痕挛缩者。

1. **手术方法**　当阴茎矫直充分，皮肤覆盖良好时，在现有尿道口的远端做横向切口，切开皮下至白膜浅层，沿白膜向阴茎头部作潜行剥离，到冠状沟时，剥离层面稍深，在尿道海绵体深面与阴茎海绵体之间的间隙向上分离，自阴茎头顶端穿出，使得隧道宽度达到 2cm 左右，可容 14～16Fr 尿管轻松穿过，适当止血。按照隧道长度采取口腔黏膜或者阴囊皮肤围绕尿道支架管缝成远端尿道，植入预留的隧道中，进行尿道外口成形和近端缝合，可直接吻合尿道或者等 6 个月后再进行尿道吻接，调整局部皮肤进行覆盖。

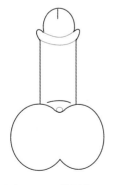
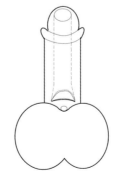
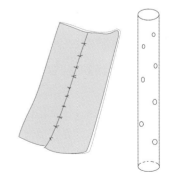

图 8-211　设计切口　　　　图 8-212　潜行剥离尿道隧道　　　　图 8-213　采取口腔黏膜

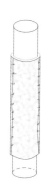

图 8-214　包绕支架管卷成管状

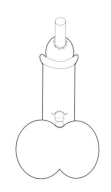

图 8-215　植入隧道成形尿道

　　如果阴茎矫直不够充分或阴茎腹侧有明显的瘢痕挛缩需要矫治，则首先充分矫直阴茎，切除阴茎腹侧的增生性瘢痕，松解局部挛缩。自现在的尿道外口到阴茎头部纵向切口切开阴茎腹侧皮肤，将阴茎皮肤向两侧适当松解推向侧方，使得创面宽度达到 2~3cm，根据创口的长度采取口腔黏膜或阴囊皮肤，植于阴茎腹侧创面上，6 个月后将游离组织卷成远端尿道，调整局部皮瓣覆盖新建尿道。

　　2. 注意事项　做隧道行游离组织移植远端尿道成形者，以分期手术为宜，这样有利于移植组织的成活，可减少术后尿道狭窄的风险。游离组织的量要足够，要能适应阴茎勃起的需要，因此，最好采用弹性良好的组织进行尿道重建，以口腔黏膜为首选，也可应用包皮或阴囊皮肤，当组织缺损量较多时，亦可考虑其他来源的皮肤。游离组织重建尿道后最好留置尿道支架管 3~6 个月，这样可以防止术后组织挛缩，保证再造尿道的宽度。

三、阴囊组织移植远端尿道成形法

　　阴囊组织的组织量相对丰富，当阴茎皮肤组织匮乏严重时，可以考虑采用阴囊组织形成尿道（图 8-216~219）。但是阴囊组织本身有毛发生长，采用阴囊组织形成尿道时，必须要对其毛发进行处理，我们常用的方法有：①电解脱毛；②改良阴囊纵隔瓣。

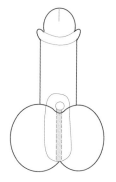

图 8-216　设计皮瓣及阴茎头切口

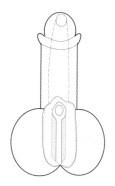

图 8-217　掀起皮瓣两翼的皮片，中间的蒂不剥离

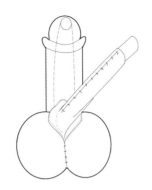

图 8-218　掀起皮瓣卷成尿道

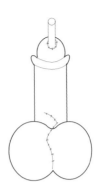

图 8-219　通过隧道尿道成形缝合切口

1. 手术方法　将设计皮瓣形成尿道的区域进行适当处理，永久性脱毛，按照远端尿道缺损的长度，设计宽约 2~3cm 阴囊皮瓣，将皮瓣掀起适当进行剥离，注意保留血供和皮下筋膜层，试转移可以达到阴茎头区后，直接转移到阴茎腹侧或做皮下隧道达阴茎头部，充分止血后转移局部皮瓣覆盖新建尿道。

改良阴囊中隔瓣尿道成形术：适用于阴囊以远部分尿道缺损，根据尿道缺损的长度，设计宽约 2~3cm 的阴囊中隔区皮瓣，由于阴囊中隔区域毛发很少，我们可以以阴囊中线区 0.5~0.8cm 为蒂，而皮瓣的两侧区域均掀起，修成带真皮血管网的皮肤。按照设计宽度切取皮瓣，剥离使得皮瓣可转移到阴茎头头区域，注意保护血供和转移较宽的皮下筋膜蒂，将皮瓣转移到阴茎腹侧，修薄区域的皮肤围绕尿道支架管缝合成新尿道，而两翼的筋膜蒂则缝合到阴茎海绵体白膜上做成防水层，转移局部皮瓣覆盖新建尿道。

2. 注意事项　阴囊区域的组织不宜动用太多，以免影响睾丸的功能。设计阴囊皮瓣不要太窄，以免皮瓣收缩影响排尿。设计皮瓣时一定要处理好毛发问题，如果实在难以处理，不如用阴囊组织作为阴茎腹侧的创面覆盖，以免将来形成结石等问题。

（李　强　曹玉娇　李峰永）

第八节　前尿道缺损修复问题

前尿道全程缺损主要见于会阴型尿道下裂和部分阴囊后端的尿道下裂患者，由于局部组织匮乏，早期手术一般着重在阴茎矫直的处理，有时术后全程尿道裂开也可造成整个前尿道的缺乏，有些患者需要做阴茎再造术，由于条件限制或术后出现问题，也可表现为整个前尿道的缺乏。前尿道缺乏的处理一般主张多种组织联合应用，分次手术进行尿道重建。一期手术，对于阴茎段尿道，以游离组织移植成形尿道为首选，如条件允许，也可采用局部皮瓣成形尿道；对于阴囊段尿道，只要条件允许，一般选用阴囊皮瓣卷管成形尿道。二期手术，将两段尿道进行吻接，动用局部皮瓣覆盖吻合口处新建尿道。分期手术的优点在于，一期手术采用游离组织重建远端尿道比较安全，成功率高，可以防止术后尿道狭窄。二期手术时如果发现远端成形的尿道存在问题，如尿瘘或部分狭窄，可在尿道吻接时同时修复。且每次手术时均可对阴茎矫直问题进行验证，如果不够充分，可再次进行阴茎矫直手术。

1. 手术方法

（1）期手术：充分矫直阴茎后，在阴茎腹侧与阴囊交界区做横向切口，切开皮肤皮下组织，沿白膜浅层向阴茎头部做隧道，宽度约 2cm，直达阴茎头顶端，充分止血后备用。根据阴茎段尿道隧道的长度，采取口腔黏膜、膀胱黏膜或皮肤，围绕尿道支架管卷成管状，植入隧道缝合两端创面成形远端尿道。自尿道外口向阴茎阴囊交界处设计宽度 2~3cm 的阴囊段尿道，切开两侧的皮肤，插入导尿管后，围绕导尿管缝合皮瓣卷成管状成形近段尿道，缝合筋膜和皮肤覆盖新建尿道（图 8-220~222）。术后 6 个月以后，考虑行二期手术。

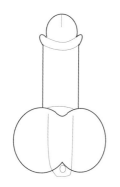 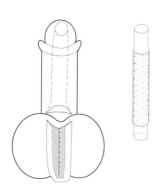 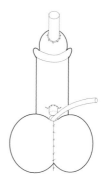

图 8-220 设计局部皮瓣切口　　　图 8-221 作隧道采取黏膜卷管　　　图 8-222 尿道成形缝合创口

（2）期手术：人工勃起试验再次确认阴茎已充分矫直，使用尿道探子检查分别检查再造的远端和近段尿道的口径、质量，有无尿瘘及狭窄。设计局部皮瓣将两段新建尿道吻接在一起，取局部皮瓣覆盖新建尿道（图 8-223~225）。

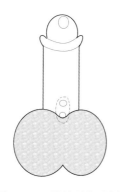 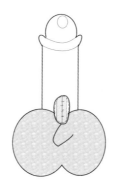 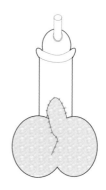

图 8-223 设计局部皮瓣　　　图 8-224 吻接尿道设计阴囊皮瓣　　　图 8-225 转移阴囊皮瓣覆盖尿道

2. 注意事项　前尿道整个缺损治疗比较困难，最主要的瓶颈在于组织量的匮乏，因此，要把重点放在如何才能补充足够的组织量方面，如果存在阴茎弯曲，则要充分矫直，阴茎腹侧的创面可以游离移植覆盖。阴囊的利用要控制切取量，如果动用较多的阴囊组织，可以通过游离植皮或邻位皮瓣来进行修复，以保证阴囊的体积和外形。当手术难度较大时，要善于将复杂的手术分解为比较简单的几个部分，分期进行。

（李　强　曹玉娇　赵　阳）

第九节　憩室矫治术

尿道憩室是尿道下裂手术后常见的并发症之一，主要表现为再造尿道的一部分明显增宽，局部有尿液的潴留，有时有结石形成。尿道憩室形成的主要原因在于憩室远端存在尿道狭窄或折叠，尿流阻力增大，使得近端尿道逐渐增宽。另外，当局部有毛发生长，形成尿流的涡流，并逐渐形成结石时，也可由于结石的挤压，在局部形成憩室。尿道憩室的危害主要有三个方面：①尿液潴留可以引发尿路反复感染；②尿液潴留可以导致尿道结石；③局部容积增大可以影响精液的排出。

尿道憩室的治疗主要是解除尿道远端的狭窄或折叠，切除部分增宽的憩室部尿道，清除尿道的结石和毛发，使得尿路通畅。

1. 手术方法　在尿道憩室的侧方阴茎皮肤上设计切口或按照原切口切开，局麻下逐层切开阴茎腹侧的组织到达增宽的憩室部尿道，在尿道探针的指引下，切开狭窄或折叠的尿道。转移游离组织或局部组织增宽狭窄部尿道，去除尿道内的结石和毛发，切除部分过宽的憩室部尿道，围绕尿道支架管缝合尿道的切口。最后转移局部皮瓣覆盖尿道（图 8-226～230）。

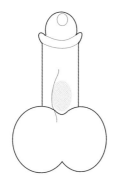　　　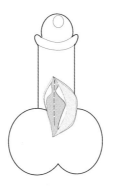　　　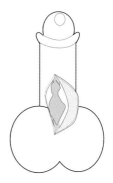

图 8-226　设计切口　　　　　图 8-227　掀起皮瓣暴露尿道　　　　图 8-228　切开尿道憩室部及狭窄部

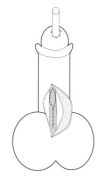　　　　　　　　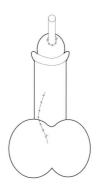

图 8-229　纠正狭窄切除憩室　　　　　　　图 8-230　缝合切口

　　2. 注意事项　尿道憩室的皮肤属于扩张后的皮肤，因此切除时不宜去除过多，以免扩张力量消失后皮肤回缩造成尿道狭窄。如果局部感染较重，可以先进行局部造瘘，等感染控制后再考虑局部的尿道成形。如果局部的毛发较多，可以通过电解脱毛或将局部带毛的皮瓣修成全厚皮片，再回植在原位，以控制毛发再生。

（李　强　曹玉娇　刘立强　徐家杰）

第九章 失败的尿道下裂再修复手术步骤流程 ——名称与释义表

失败的尿道下裂，表现形式多种多样。本章只选择常见的、具有代表性的典型病例，叙述其再修复流程。核心手术前阶段共通手术步骤流程——名称与释义表、核心手术后阶段共通手术步骤流程——名称与释义表与第六章相同。

一、应用阴茎皮肤脱套法修复阴茎段小尿瘘手术步骤流程——名称与释义表

进程	名　称	释　义
	确认尿瘘位置与数量	去注射针头注射器吸入稀释 2 倍亚甲蓝溶液，经尿道外口注入，阻断近端尿道，确认尿瘘位置与数量
	插入导尿管 肿胀麻醉	插入导尿管，作支撑用 阴茎皮肤浅筋膜下局麻浸润，肿胀麻醉
	阴茎皮肤浅筋膜下整体筒状脱套（流程表 14、15）	自冠状沟下方切口 0.5~1cm，阴茎皮肤浅筋膜下整体脱套，越过尿瘘 2cm。推向根部，暴露尿瘘口和阴茎体
	安置双股导引丝线环	拔除作支撑用的导尿管。自尿道外口插入带孔探针，出尿瘘口，引出双股丝线环
	尿道内壁瘘口缝合	可吸收缝合线反向缝合尿瘘内壁，长线结结在尿道内，全部尿瘘长缝合线，都套入丝线环内。自尿道外口拉出丝线环，引出尿瘘内壁缝合线，适当拉紧，使尿瘘内壁外翻。尿瘘筋膜层 8 字加固缝合
	冲洗创面、脱套的阴茎皮肤浅筋膜瘘口缝合	可吸收缝合线缝合尿瘘的皮肤浅筋膜层及瘘口皮肤
	脱套的阴茎皮肤浅筋膜整体筒状旋转复位	脱套的阴茎皮肤浅筋膜整体旋转复位，错开阴茎皮肤浅筋膜瘘口
	置入软弹带侧孔硅胶支撑管及尿液引流系统（流程表 86）	直探针导引支撑，置入软弹带侧孔硅胶支撑管，越过瘘孔 2cm，支撑管内放置导尿管，进入膀胱，留置导尿，持续引流尿液，以便于实现早期自主排尿和双弹力包扎
	调整缝合冠状沟切口	应用免拆线可吸收缝合线

二、应用阴茎皮肤脱套法及皮片/黏膜游离移植修复尿道狭窄手术步骤流程——名称与释义表

进程	名　　称	释　　义
	切口设计	用亚甲蓝沿冠状沟下方0.5~1cm设计阴茎皮肤环形切口线
	肿胀麻醉	阴茎皮肤浅筋膜下局麻浸润，肿胀麻醉
	阴茎皮肤浅筋膜下整体筒状脱套（流程表14、15）	自切口线环形切开皮肤至浅筋膜下层，在浅筋膜下层将阴茎皮肤浅筋膜游离至阴茎根部，暴露阴茎海绵体及尿道海绵体
	确认尿道狭窄段切开狭窄尿道	以槽式探针自尿道外口插入狭窄段尿道于尿道腹侧，纵向切开狭窄尿道，直至正常尿道
	置入软弹带侧孔硅胶支撑管及尿液引流系统（流程表86）	直探针导引支撑，置入软弹带侧孔硅胶支撑管，越过切口近端2cm，支撑管内放置导尿管，进入膀胱，留置导尿，持续引流尿液，以便于实现早期自主排尿和双弹力包扎
	皮片/黏膜游离移植（流程表44~46）	测量狭窄尿道缺损的组织量，切取相应大小的皮片/黏膜游离移植，移植物皮肤面贴附支撑管表面，可吸收线缝合尿道内壁与移植物
	筒状脱套的阴茎皮肤浅筋膜缝合复位	将脱套的阴茎皮肤原位缝合，注意避免出现阴茎扭转
	调整缝合冠状沟切口	应用免拆线可吸收缝合线
	双弹力包扎（流程表90）	阴茎皮肤表面使用相应型号高弹管型网状绷带包扎固定

三、应用埋没导引技术联合黏膜游离移植修复尿道外口狭窄手术步骤流程——名称与释义表

进程	名　称	释　义
	切口设计	用亚甲蓝于尿道外口背侧向尿道近端方向设计纵向切口线
	肿胀麻醉	沿切口线浸润麻醉
	松解狭窄尿道	应用12#钩刀片于尿道背侧，自狭窄尿道外口向尿道近端切开、松解至正常尿道
	黏膜游离移植应用埋没导引技术（第八章第五节）	狭窄尿道切开松解后，测量缺损区域大小，切取口腔黏膜游离移植，应用埋没导引针将移植的黏膜于白膜处行门钉缝合
	置入软弹带侧孔硅胶支撑管及尿液引流系统（流程表86）	直探针导引支撑，置入软弹带侧孔硅胶支撑管，越过切口近端2cm，支撑管内放置导尿管，进入膀胱，留置导尿，持续引流尿液，以便于实现早期自主排尿和双弹力包扎
	双弹力包扎（流程表90）	阴茎皮肤表面使用相应型号高弹管型网状绷带包扎固定

四、应用局部皮瓣法修复阴茎腹侧瘢痕再矫直阴茎下弯残留手术步骤流程——名称与释义表

进程	名　　称	释　　义
	判断瘢痕紧张程度	行人工勃起实验，判断瘢痕的紧张度及阴茎是否仍存在弯曲，在弯曲最严重处标记画线
	肿胀麻醉	阴茎皮肤浅筋膜下局麻浸润，肿胀麻醉
	松解阴茎腹侧挛缩瘢痕	沿阴茎腹侧切口线切开并充分松解牵拉的瘢痕，再次行人工勃起实验确认松解效果
	设计阴茎或阴囊皮肤筋膜瓣（流程表77~80）	亚甲蓝于创面周围设计阴茎或阴囊皮肤筋膜瓣，根据皮瓣组织量及血运，可设计双侧错位皮瓣、单侧皮瓣或双蒂皮瓣以覆盖创面
	皮肤筋膜瓣切开、松解、转移（流程表77~80）	沿线切开皮肤筋膜瓣皮肤层，于浅筋膜深层剥离松解至可无张力覆盖阴茎腹侧创面，同时保证皮肤筋膜瓣血运可靠
	双弹力包扎（流程表90）	阴茎皮肤表面使用相应型号高弹管型网状绷带包扎固定

五、应用阴囊皮瓣带蒂转移修复阴茎阴囊交界大尿瘘及阴茎腹侧组织缺损——名称与释义表

进程	名　称	释　义
	阴囊皮瓣设计	评估阴囊皮肤的组织量及血运分布，于瘘口两侧分别设计尿道部分皮瓣及覆盖用皮瓣；或者在阴茎腹侧组织缺损区一侧设计皮瓣
	肿胀麻醉，分离皮瓣	局麻肿胀，沿线切开皮肤，自肉膜下疏松组织层掀起皮瓣，仅切断影响皮瓣转移的乏血管组织，尽量保留包含血管的筋膜组织
	置入软弹带侧孔硅胶支撑管及尿液引流系统（流程表86）	直探针导引支撑，置入软弹带侧孔硅胶支撑管，越过切口近端2cm，支撑管内放置导尿管，进入膀胱，留置导尿，持续引流尿液，以便于实现早期自主排尿和双弹力包扎
	皮瓣修补瘘口	可吸收缝合线反向缝合尿瘘内壁，长线结结在尿道内，全部尿瘘长缝合线，都套入丝线环内。自尿道外口拉出丝线环，引出尿瘘内壁缝合线，适当拉紧，使尿瘘内壁外翻。尿瘘筋膜层8字加固缝合
	筋膜层缝合形成防瘘层（流程表83、84）	游离瘘口周围筋膜组织或转移睾丸鞘膜瓣以覆盖瘘口周围切口，形成防瘘层
	阴囊皮瓣覆盖创面（流程表79、80、85）	将设计好的阴囊皮瓣转移覆盖于创面，修复皮肤组织缺损

六、应用阴囊皮瓣带蒂转移修复远端尿道缺损修复问题——名称与释义表

进程	名　　称	释　　义
	远端尿道缺损修复	尿道材料可应用口腔黏膜或皮片游离移植，也可选用局部皮瓣再造。此时测量阴茎远端尿道缺损范围
	切口设计	于阴囊部设计以近端为蒂的皮瓣，大小比较皮肤缺损面积大 10%
	肿胀麻醉，分离皮瓣	局麻肿胀，沿线切开皮肤，自肉膜下疏松组织层掀起皮瓣，仅切断影响皮瓣转移的乏血管组织，尽量保留包含血管的筋膜组织
	置入软弹带侧孔硅胶支撑管及尿液引流系统（流程表 86）	直探针导引支撑，置入软弹带侧孔硅胶支撑管，越过切口近端 2cm，支撑管内放置导尿管，进入膀胱，留置导尿，持续引流尿液，以便于实现早期自主排尿和双弹力包扎
	阴囊皮瓣带蒂转移（流程表 79、80）	将阴茎与阴囊创面之间的皮肤做隧道，将准备好的阴囊皮瓣由隧道引出并覆盖于阴茎皮肤缺损区
	阴囊皮瓣覆盖创面、二期断蒂	当阴囊皮肤不足以支持形成岛状皮瓣时，可以将阴囊皮瓣掀起三边，留置一边作为血管蒂，将阴茎直接趴在阴囊上，将阴囊皮瓣切缘与阴茎皮肤缺损区创缘间断缝合；留置引流条。术后二次手术断蒂

七、憩室矫治术手术步骤流程——名称与释义表

进程	名　称	释　义
	确认憩室的位置	尿道探针探查确认憩室的位置
	切口设计	在尿道憩室的侧方阴茎皮肤上设计切口或按照原切口切开
	肿胀麻醉，憩室切开	局麻肿胀。沿线逐层切开阴茎腹侧的组织到达增宽的憩室部尿道，并在尿道探针的指引下，切开狭窄或折叠的尿道，去除尿道内的结石和毛发
	置入软弹带侧孔硅胶支撑管及尿液引流系统（流程表86）	直探针导引支撑，置入软弹带侧孔硅胶支撑管，越过切口近端2cm，支撑管内放置导尿管，进入膀胱，留置导尿，持续引流尿液，以便于实现早期自主排尿和弹力包扎
	憩室切除、尿道成形	切除部分过宽的憩室部尿道，转移局部组织或游离组织移植增宽狭窄部尿道，包绕尿道支撑管缝合形成尿道
	筋膜层缝合形成防瘘层（流程表83、84）	分离周围筋膜组织层缝合覆盖尿道，以增加防瘘性
	局部皮瓣覆盖创面（流程表77～80）	设计局部皮瓣转移覆盖创面

（李森恺　李鹏程　李峰永　周　宇　赵　阳　张思娅　曹玉娇　魏蜀一）

第十章　尿道重建材料选择切取及其重建尿道远期效果比较

第一节　重建尿道的组织材料

尿道下裂是男性泌尿生殖系统最常见的先天性畸形之一，且仍在逐年上升。主要表现为男性尿道外口异常，尿道外口可以位于阴茎腹侧、阴囊或者会阴中线的任何一个位置；同时该病常伴有阴茎腹侧弯曲、阴茎头扁平、阴茎短小；阴茎包皮在阴茎腹侧缺如而在阴茎背侧堆积成头巾状；阴茎阴囊转位、阴囊发育不良呈分裂状；睾丸发育不良和睾丸未降。手术是唯一的治疗方法。理想的手术治疗要达到以下要求：①彻底矫直阴茎弯曲；②新建尿道有正常口径，内壁光滑、无毛发生长，能随阴茎同步生长；③新建尿道外口位于阴茎头顶端；④术后阴茎外形良好，有正常排尿、勃起功能；⑤手术并发症低。

先天性尿道下裂手术方式很多，据文献报道手术方法已多达 350 余种，而衍生多种手术方法最主要的原因之一就是尿道成形及创面覆盖的材料不足。

尿道再造材料多种多样，如阴茎阴囊局部皮瓣转移、皮肤游离移植及口腔黏膜游离移植等。选择一个理想的、合适的尿道替代物一直是泌尿外科学者追求的目标。各种材料形成尿道后，其组织变化目前国内外尚缺乏系统研究。

一、重建尿道的临床选材

尿道下裂一般包括阴茎弯曲（阴茎下弯或阴茎头下曲）和尿道外口异常。1874 年 Duplay 总结前人经验，首次报道采用手术方法矫直阴茎弯曲的方法，这标志着现代尿道下裂修复史的真正开始。这个时期也是现代外科学的开始阶段，一系列外科理论的初步建立和技术的发展为尿道下裂的治疗提供了理论和实践的基础，同时只有将阴茎矫直后，重建尿道才变得有意义和有必要。因此，手术时应按照"先复位，后重建再移植"的原则，先行阴茎矫直，将移位的尿道外口复位，若存在分叉异位的远端尿道海绵体也需将其复位、重建，再根据尿道缺损长度、局部组织及瘢痕情况选择材料进行组织移植。

组织移植重建尿道的材料可分为两类：①阴茎阴囊局部皮瓣带蒂转移；②黏膜/皮片游离移植。游离移植物包括：口腔黏膜（唇、颊、舌）、膀胱黏膜、肠黏膜、阴囊皮片、包皮内板皮片等。

二、组织移植重建尿道材料的选择原则

1. 组织移植重建尿道的方法分类及其适应证选择

（1）带血管蒂局部皮瓣转移法成形尿道：

适应证选择：①发育没有成熟的尿道下裂患者首选；②凡尿道下裂患者首选。

选择顺序：①阴茎内外板皮瓣；②阴茎皮瓣；③阴囊中隔岛状皮瓣（成年人电解脱毛、未成年人飞蝉状皮片/皮瓣）；④阴囊皮瓣（成年人电解脱毛后）。

（2）黏膜片/皮肤片游离移植法成形尿道：

适应证选择：①发育成熟的成年人尿道下裂患者；②没有合适皮瓣重建尿道的尿道下裂患者；

选择顺序：①包皮内板皮肤片；②口腔黏膜：颊、唇、舌——不适合重建暴露的尿道板，因其不耐干燥；③阴囊皮肤片——量少；④阴囊侧方皮肤片。

（3）带血管蒂局部皮瓣转移与黏膜片/皮肤片游离移植耦合法成形尿道

适应证选择：重建尿道材料匮乏的尿道下裂患者首选。

选择顺序与前述黏膜片/皮肤片游离移植法及带血管蒂局部皮瓣转移法成形尿道材料选择顺序相同。

2. 重建尿道方法的适应证选择依据　①成形尿道的带血管蒂局部皮瓣，可以随着身体的生长发育而发育，不会收缩。②成形尿道的黏膜片/皮肤片游离移植后，均会有程度不同的收缩，需要支撑管支撑重建的尿道。③皮肤基底细胞层内的性激素受体含量高者首选：顺序为——包皮皮肤、阴茎皮肤、阴囊皮肤、口腔黏膜、阴囊侧方皮肤。用其重建外生殖器，终生受雄激素调控。

三、局部皮瓣带蒂转移

局部皮瓣带蒂转移是尿道下裂修复手术中，重建尿道的首选，用血供充分、宽度适合的皮瓣重建尿道，可显著减少尿瘘、尿道狭窄等并发症，而且随着阴茎的生长发育而同步协调发育。重建尿道的带蒂转移局部皮瓣多取自阴茎或阴囊，同时要兼顾阴茎腹侧创面的覆盖。不可以一厢情愿，无限分解解剖拆分，以至于顾此失彼，重建了尿道，且使阴茎腹侧创面的覆盖材料不足。必须注意整体皮瓣的血液供应，追求整体效果的最优化。也就是无限分解解剖拆分的"还原论"思维，必须接受"整体论"思维的约束，即运用综合集成方法论思维。

尿道下裂作为一种先天畸形，存在解剖异常，因此，在进行畸形的修复术时不应基于正常解剖选择及裁剪皮瓣，应针对不同患者制订个性化的治疗方案，以提高手术成功率。

1. 包皮内外板皮瓣　包皮内外板皮瓣重建尿道兼做阴茎腹侧创面的覆盖是尿道下裂修复术的最常用选择。阴茎背浅动静脉在浅筋膜内，供应阴茎皮肤和包皮内、外板皮肤，尽管血管的分布方式有多种，但是绝无缺如，血液供应丰富。学者们根据其血管分布方式，对于重建尿道的岛状皮瓣的裁剪、切取应用，有多种选择，如 Duckett 的横行皮瓣、众多学者改良的斜行皮瓣、陈绍基的纵行皮瓣、双分转移、纽孔转移等。均以血管分布为依据进行设计，包括重建尿道及阴茎创面覆盖的皮瓣，两者必须兼顾。在选择包皮岛状皮瓣时，应先行逆光下观察掀起的包皮皮瓣内血管走行，设计过程中不必过分拘泥于皮瓣所在位置，如包皮内板、外板或阴茎皮肤。

2. 飞蝉状阴囊中隔皮瓣/皮片联合成形尿道　是以阴囊中缝为中轴，形成宽度 1cm 的皮瓣，两侧阴囊皮肤相连各扩展为 5mm 的阴囊中厚皮片，毛囊剔除在阴囊真皮-浅筋膜（肉膜）侧，这样形成的阴囊中隔皮瓣联合皮片，展开后，状如飞蝉，中隔皮瓣浑如蝉体，两侧皮片薄如蝉翼。这样的阴囊中隔皮瓣/中厚皮片，完整卷管成形尿道后，不会再有毛发生长，也避免了阴囊浅筋膜（肉膜）的环形连续性，不会随着环境温度的降低，由于阴囊浅筋膜（肉膜）的环形收缩而导致排尿不畅。

本方法是李森恺在著名已故整形外科专家李式瀛 1985 年报告的阴囊中隔血管神经蒂岛状皮瓣再造尿道一期完成尿道下裂修复手术的基础上，加以改良而成。应用整形外科学的原则与技术，把没有毛囊的阴囊中隔的皮肤形成带有血管蒂的皮瓣，再造尿道的腹侧，而阴囊中隔皮瓣两侧锐性剥离含有毛囊的阴囊浅筋膜（肉膜），掀起阴囊中厚皮片，再造尿道的背侧，紧贴阴茎腹侧白膜，成形完整的尿道，修复尿道下裂。

飞蝉状阴囊中厚皮片内不含有毛囊的依据：①对于阴囊的阴毛，激光脱毛无效，因其位置较深；②对于阴囊阴毛丰富的成年人，切取阴囊中厚皮片时，肉眼可见阴毛被保留在阴囊真皮下，浅筋膜

（肉膜）侧；③光学显微镜观察，没有发现过在阴囊中厚皮片内有毛囊。

掀起阴囊中厚皮片的技术可行性：遵循整形外科学技术操作要求，用锋利的刀片（纳米刀或宝石刀）可以掀起中厚皮片，也可以使用精细刀头的射频电刀。

（1）适应证：适合于全部阴囊发育完善的、有阴茎下弯类阴茎阴囊型尿道下裂患者。没有做过手术的原发初治阴茎阴囊型尿道下裂患者，伴有阴茎下弯，阴囊发育良好，即刻矫直后同时一期完成尿道下裂修复手术；做过手术的阴茎阴囊型尿道下裂再治病例，阴囊发育良好者，也可以一期完成尿道下裂修复手术。

（2）手术要点：①掀起阴囊中隔岛状皮瓣必须使用专用花生米钳夹持提前准备好的纱布"花生米"，用其钝性剥离，推开精索内外筋膜的神经血管，仅仅切断牵拉阴囊中隔皮瓣的矢状纤维隔组织。即保证了阴囊中隔皮瓣的血运，又最大限度地松解了阴囊中隔皮瓣，增加了皮瓣的可转移性，也不会造成再造尿道折叠，形成隐窝。②飞蝉状阴囊中隔皮瓣/皮片设计精准，标记清楚，采用整形外科操作技术，用锋利的刀片（纳米刀或宝石刀）掀起中厚皮片，必要时可以使用眼科弯剪刀修剪皮片真皮。③术毕采用双弹力包扎。④术后应用阴囊提举吊带，避免向下牵拉皮瓣。

（3）不良反应与注意事项：飞蝉状阴囊中隔皮瓣/皮片，形成完整的尿道，浑如蝉体的阴囊中隔皮瓣成形再造尿道的腹侧半，是轴行带血管蒂皮瓣转移，不能过度压迫；两侧薄如蝉翼的皮片成形再造尿道的背侧半，是皮片游离移植，与海绵体腹侧白膜缝合固定，需要压迫制动，否则影响成活。两厢兼顾，不可偏颇。只要规范操作，手术成功率较高。

四、组织游离移植尿道成形

从整形外科学的角度来揭示尿道下裂的本质是既有组织移位，又有组织缺损，不存在组织过多。对于严重的或经过多次手术的尿道下裂患者，组织缺损严重，需采用多种手段的组织移植修复与重建。

1. 皮肤游离移植　1897年游离皮肤首次用于治疗男性尿道狭窄，游离皮肤移植重建尿道，手术简单，但术后有时需长期尿道扩张。

（1）包皮内板：Devine报道应用包皮内板皮肤游离移植一期修复尿道下裂。正常成人阴茎的周径约为12cm。从系带处开始，取环形移植皮片，即使只需要部分皮片，也应取环形皮片，这样可使阴茎修复后外形美观。切取包皮内板的游离全层皮片，所取皮片面积应大于待移植面积10%。

用全层游离包皮作尿道，从胚胎发育及解剖部位看，包皮与尿道最接近。包皮具有容易成活、伸展性强，柔软，不易形成瘢痕收缩，无毛发生长，取材方便，便于设计和修剪等优点。

（2）阴茎皮肤：Rober指出可以应用阴茎皮肤游离移植修复近端尿道下裂，但是游离移植有较高的小尿瘘发生率，往往再次需要小的修补手术。Webster分析了22例应用皮肤游离移植修复尿道下裂的术后随访情况，认为应用髂部、腹股沟、颈部、上臂内侧皮肤重建尿道，由于移植皮肤厚，再造尿道效果欠佳，并发尿道狭窄率高，而采用包皮和阴茎皮肤重建尿道患者，移植皮肤薄、柔韧，术后形态佳，采取方便和移植后成活率高，再造尿道通畅，尿道能随患者发育生长，比身体其他部位的皮片更适合尿道的重建，他建议即使阴茎皮肤量不足，也应当采用阴茎皮肤重建尿道，用身体其他部位中厚皮片修复阴茎的创面。

（3）耳后皮片：耳后皮片是指耳郭中部至发际之间的皮肤而言，以耳郭后侧皮肤为佳。耳后皮片无毛发生长，皮肤薄而细腻，皮下脂肪少，皮下组织易剔除，皮肤质地柔软，组织韧性强，耐磨性好，有较强的抗感染力，所形成的皮片易于成活，是刀厚或中厚皮片的比较理想的供区。Bracka应用耳后皮肤片状游离移植分期再造尿道，发现有令人惊异的美观效果。随访6个月~10年，尿瘘及尿道狭窄发生率仅为7%。

2. 口腔黏膜游离移植　早在 1941 年，整形外科医师 Humby 首先将口腔黏膜应用于尿道下裂。由于当时无抗生素应用，黏膜作为游离移植物易发生感染坏死，此方法旷置多年未用。

Dessanti 在 1992 年再次报道应用口腔黏膜游离移植修复尿道下裂，他在膀胱黏膜游离移植修复尿道下裂时，为了防止再造尿道外口膀胱黏膜脱垂，应用口腔黏膜游离移植再造阴茎头段尿道，并与膀胱黏膜再造近端尿道吻接。之后，他又单独采用口腔黏膜修复尿道下裂。

同时 Burger 也在 1992 年报道采用口腔黏膜游离移植再造尿道的动物实验和临床修复 6 名尿道下裂患者。先进行了 2 条犬实验。3 个月后，显微镜观察口腔黏膜愈合好，无瘢痕及皱缩迹象。光镜下显示黏膜完整伴有轻度鳞形上皮萎缩。2 条犬均排尿通畅。在随后的 6 例男性患者进行了口腔黏膜重建缺损尿道，取得了满意的结果。以后应用口腔黏膜修复尿道下裂报道逐渐增多，Fichtner 在 1998 年报道应用口腔黏膜与阴茎腹侧尿道板耦合修复尿道下裂。因口腔黏膜取材有限，单侧黏膜片卷成管状口径较小，常需双侧取材才能满足再造尿道口径需要。

口腔黏膜代尿道具有以下优点：①口腔黏膜弹性好，具有较强的抗感染力，成活力较高，易生长修复。②颊黏膜取材容易，供区可直接拉拢缝合，也可以不必缝合，口腔创口恢复快，一般术后即可进食，无明显疼痛。取材位置可因人而异，可取颊黏膜或上、下唇黏膜舌黏膜。在随访患者中也未发现黏膜增生。目前应用口腔黏膜游离移植重建尿道已经成为尿道下裂修复中基本手术方法，不仅在曾经多次手术、局部缺乏组织的复杂型尿道下裂，而且在一期修复各型尿道下裂中得到广泛应用。

Baskin 对颊黏膜、阴茎皮肤及膀胱黏膜进行组织学观察，发现颊黏膜上皮层含有丰富的弹力纤维，使其具有强于皮肤及膀胱黏膜的韧度，且弹性良好，因此用于尿道再造不易扩张形成憩室。Schonwette 发现口腔黏膜上皮能分泌抗菌肽，有抗感染效果，认为口腔黏膜湿润与尿道环境接近最适于尿道再造。Gerald 对比皮肤、膀胱黏膜及口腔黏膜的血供系统，发现口腔黏膜固有层毛细血管丛最为密集，移植后也最易成活。Barbagli 发现颊黏膜比下唇黏膜厚且更有顺应性，建议使用颊黏膜再造尿道。Morey 与 Fichtner 相继应用口腔颊黏膜重建尿道后认为口腔黏膜采取容易，操作简单，成活好，供区隐蔽不影响张口功能。El-Sherbiny 等对比应用颊黏膜、膀胱黏膜及皮肤分别以片状和管状移植再造尿道，实验发现三种材料导致尿道狭窄发生率分别为 12%、37%、62%，片状与管状移植的狭窄发生率分别为 8%、66%。

3. 膀胱黏膜游离移植　1947 年 Memmelar 首先采用膀胱黏膜游离移植修复尿道下裂，1955 年 Marshall 报道了膀胱黏膜修复尿道下裂中，大部分病例出现吻合口和重建尿道外口狭窄，以后该方法既被废弃不用。

20 世纪 70 年代在国内，膀胱黏膜游离移植修复尿道下裂是泌尿外科常用手术方法。

20 世纪 80 年代后，国内与国际学术交流增加，膀胱黏膜游离移植修复尿道下裂重新被国外学者重视。Keating 指出膀胱黏膜为泌尿系统固有黏膜上皮，能耐受尿液环境，上皮结构与尿道黏膜相似，膀胱黏膜代谢率低而再生能力强，移形上皮层薄，能在移植后迅速与受植床建立血运联系，很适合曾经手术，阴茎腹侧瘢痕明显、血运不良的病例。采用膀胱黏膜重建尿道的缺点是膀胱黏膜易于收缩，需要超量移植，形成的尿道柔韧，排尿时尿道会像气球样膨起，重建尿道外口处的膀胱黏膜易发生增生、脱垂，造成尿道口狭窄，应用膀胱黏膜修复尿道下裂的并发症为 40%，其中 2/3 的情况是不用修整或只需小的修整即可解决。

针对于再造尿道外口膀胱黏膜脱垂，Ehrlich 在 1989 年采用在术中，将阴茎头创缘一部分皮下组织切除，尿道外口的阴茎头皮肤内卷，使膀胱黏膜不暴露于尿道外口，同时术中先将膀胱黏膜与阴茎头端缝合，向近端牵拉膀胱黏膜后，再与原尿道口吻合，避免了过多的黏膜组织堆积于尿道外口。Ransley 在 1987 年应用包皮皮片游离移植再造阴茎头段尿道，并与膀胱黏膜再造的近端尿道吻合，避免膀胱黏膜暴露于尿道外口。King 在 1994 年报道在阴茎矫直时，将尿道板横行切断后向上推移，应用尿道板重建阴茎头端尿道，并与膀胱黏膜形成的后段尿道吻合。

膀胱黏膜尿道成形术后远期随访发现，电镜下，上皮细胞形态及细胞内部超微结构均有明显改变，移行上皮有向复层扁平上皮分化的趋向，可能改变前者的生理特性，使移植后的膀胱黏膜所形成的尿道更近似于正常尿道组织，证明膀胱黏膜是一种安全可靠的组织材料。尿道狭窄及尿瘘是手术后最常见的并发症，采用多孔硅胶管作尿道支架及膀胱引流，有助于减少狭窄及尿瘘的发生。

从生理角度看正常膀胱是处于无菌状态，膀胱黏膜虽能耐受尿液浸渍，但抗感染能力差，发生泌尿系感染后可发生腺性或出血性膀胱炎、乳头状瘤等并发症；从组织学角度看膀胱黏膜为移行上皮，结构薄弱，受损后修复能力差。因此膀胱黏膜不宜作为尿道再造首选材料。

从整形外科美学及心理学角度看，尽量不要在尿道下裂患者的腹部留下可见的、具有不愉快记忆的瘢痕。

4. 睾丸鞘膜　作为理想的尿道移植材料，应具有以下特点：①很快被移植部位接受，愈合快；②合并症较少，如囊肿、毛发和结石的形成；③无瘢痕形成；④易取材，操作容易。

睾丸鞘膜作为腹膜间质组织有许多潜在的特点，早期的实验和临床结果是令人鼓舞的，最突出的是能够防止瘢痕形成。随访 1 年里未发现瘢痕。

1984 年，Roemer 报道应用游离睾丸鞘膜移植片行狗的尿道成形的实验结果。术后电镜检查可见正常移行上皮化，移植区除较厚及上皮下有胶原纤维束外，其余部位与邻近尿道上皮无区别。实验证明鞘膜片可作为一个稳定的支架，随后被长入的尿道上皮所覆盖。

1987 年，芬兰学者也在家兔上进行实验，分别采用睾丸鞘膜补片和包皮补片，发现术后尿道狭窄的发生率睾丸鞘膜（6.6%）明显低于包皮（20%）。

5. 结肠黏膜　长期来，复杂性长段尿道狭窄或闭锁的处理一直是泌尿外科的一个难题。对于一些初次或再次治疗失败后的患者来讲，可替代尿道的组织常已被利用。因此，寻找一种新的尿道替代物迫在眉睫。

Lebert 于 1995 年报道将老鼠的结肠黏膜替代尿道黏膜的实验研究，在移植后 6 周~3 个月，移植到尿道的结肠黏膜已转变为典型的尿路上皮。徐月敏等报告了将 10 只雌性杂种成年犬的结肠黏膜替代尿道黏膜的实验结果，移植到尿道的黏膜全部成活，在术后 8 周处死的犬，结肠表面黏膜皱襞存在，被覆单层低柱状吸收细胞和杯状细胞，而术后 12 周处死的犬显示结肠表面黏膜皱襞消失，被覆的单层吸收上皮和杯状细胞大部分已化生为假多层移行上皮，固有膜腺体有不同程度的萎缩。随后将此技术运用到 19 例复杂性较长段尿道狭窄的患者，尿道狭窄或闭锁段从 10~17cm，均获得成功。临床结果提示，结肠黏膜是一种可行的尿道替代物。结肠黏膜具有材源丰富、黏膜剥离容易、有弹性和轻度缩卷的特点，特别适合于长段尿道缺损（>10cm）的患者。但是对于前尿道缺损的尿道下裂患者，不宜采用，需严格掌握手术适应证。

五、局部皮瓣带蒂转移耦合法皮肤/黏膜片游离移植尿道再造

2000 年，李森恺根据整形外科学原理和创新原理提出采用耦合法进行尿道成形，其基本原理在于尿道成形需要的组织量较大，为了避免供区局部组织量的不足，可以多种组织共同应用，如局部皮瓣带蒂转移、口腔黏膜、皮片游离移植耦合法再造尿道，修复尿道下裂。该方法的优点在于可以提供充足的组织量重建宽敞的尿道。缺点在于手术比较费时，缝合的尿道存在数个吻合处。由于该手术是依据阴茎局部的解剖生理特点设计，并有配套的专利器械和包扎方法配合应用，手术成功率较高，是治疗组织匮乏的严重型尿道下裂和治疗失败型尿道下裂的良好选择。

六、其他

目前在尿道成形中所应用的材料，基本都是自体的非尿道组织。这在手术的操作中，其实多增加了一次手术，相应地就增加了住院天数和局部取皮部位的并发症。合成的非降解材料，如聚硅氟、聚四氧乙烯等，由于材料易腐蚀等原因而不是理想的替代物。目前，尚有组织工程等方法。组织工程通过获取正常组织细胞或替代细胞，在体外调控细胞进行生长增殖，以合成支架或生物支架作为载体，植入体内使细胞继续生长，最终塑造成所需正常组织和结构。目前的生物支架主要分天然细胞外基质、天然细胞外基质框架及人工合成支架。天然细胞外基质框架去除供体细胞及部分抗原，与细胞外基质非常接近，有利细胞黏附和生长，其代表有小肠黏膜下层（SIS）、膀胱黏膜下层（BAMG）。运用组织工程技术来实行尿道重建或修补，最初采用人工合成管型支架种上膀胱黏膜及平滑肌细胞，动物实验获得成功。组织工程现已成为最有前途尿道重建手段之一，包括仅使用基质网架，植入机体后依靠机体特性在网架上再生修复，或由基质网架指导尿路上皮化及组织再生以达修复目的。Atala等使用由供体膀胱黏膜下层胶原基质为支架，借助加盖皮瓣的术式来修复尿道下裂，已成功应用于实验及临床。可降解的生物材料和可直接获取的胶原蛋白基质最近已被用做诱导和促进尿道组织的再生。

先前曾有报道来自供体膀胱的去细胞的胶原蛋白基质的生物适应性和能被用于尿道修补。事实上，胶原蛋白基质在尿道下裂的修补术中已有多年，成形尿道从5~15cm，无论外形还是功能都收到了很好的效果，重建后的尿道呈现了正常的尿道组织结构。胶原蛋白基质对于尿道成形是一种非常好的生物材料，操作相对容易且有着非常好的生理特性，而去细胞胶原蛋白基质则由于避免了对其他部位组织的取材，从而减少了手术时间和供区并发症的发生。

除此之外，最近也有学者报道在2例患者中行带血管蒂小肠游离皮瓣移植，然后行显微外科手术血管吻合，2例患者都收到了良好效果，短期随访显示尿道管径正常，小肠段尿道能够存活，尿流率检查效果良好。当然，对此还需要长期的随访来观察其并发症情况，而广泛应用后更有益于我们对其优缺点的评判。作者认为，尽管在临床中已经有了多种尿道重建的方法，但在有的情况下，如许多患者先前已经经历了传统的手术方法或者是皮瓣黏膜缺乏以及存在传统手术绝对禁忌等情况，因此，凭借先前小肠段在泌尿外科中应用的经验，这代表了一种独一无二的尿道重建方法，或许，这将有助于发现对于尿道狭窄或其他长段缺失的更为有效的治疗方法。

总之，100多年的历史说明，选择一个理想的、合适的尿道替代物一直是泌尿外科学者追求的目标，各种尿道替代物各有所长，应根据患者的具体病情而进行合理选择，以期达到最佳的治疗效果。

（李森恺　李　强　周　宇）

第二节　再造尿道材料的生物学特征

尿道下裂畸形的特点是即有组织移位，又有组织缺损，但是绝对没有组织过多。组织的缺损首先是尿道组织的缺损，其次是阴茎头腹侧组织和阴茎腹侧组织的缺损。组织移位的表现在包皮呈头巾样堆积于阴茎头的背后方，个别患者有阴茎阴囊转位，阴茎根部包埋于阴囊中。阴茎头由于受到阴茎腹侧挛缩的条索组织的牵拉而发生的移位变形。尿道下裂绝对没有组织过多，千万不要被包皮的背侧堆积所迷惑，而予以切除，弃而不用。

对于组织的缺损应该采取组织移植的方法予以修复，再造尿道，同时修复阴茎头腹侧及阴茎腹侧的组织缺损，把向背侧移位的包皮组织向腹侧复位，把向阴茎腹侧牵拉移位的阴茎头向远端复位。按照整形外科组织修复的原则：①按照受区部位，创面性质及缺损组织的类别，范围和功能重建的要求来选择相适应的组织；②供区组织切取后对它的功能与外形无明显的影响，并尽可能选择隐蔽的部位。

单从组织的生物学性质上来说，尿道邻近的包皮瓣组织的结构性质与尿道的相近，术后功能恢复较好，是首选的修复材料，但组织量有限。使用阴囊瓣修复尿道，组织血运丰富，易于成活，但阴囊皮肤有毛囊及丰富的皮脂腺，成年后有尿道内毛发生长并可能形成结石，手术后由于皮瓣蒂部牵拉，容易形成阴囊阴茎粘连的外观，采用飞蝉样阴囊皮瓣既可继承优点又可最大限度规避上述风险。尿道板材料组织类型与尿道最为匹配，配合分叉海绵体使用，可充分发挥其先天优势。另外，在上述材料均不足的情况下，可加用或选用组织游离移植再造尿道。

一、再造尿道材料的性激素受体分布

性激素（sex hormones）包括雄性激素（androgens）、雌激素（estrogens）和孕激素（孕酮 progesterone）三类，后二者另外合称雌性激素。雄性激素主要为睾酮（testosterone）、双氢睾酮（dihydrotestosterone）及少量的脱氢异雄酮（dehydroepiandrosterone，DHEA）和雄烯三酮（androste-nedione）。雌激素则主要为雌二醇（estrodiol）及少量雌酮（estrone）、雌三醇（estriol）。从化学上看，所有性激素都是类固醇类激素。

性激素在性器官的发育过程中始终起着极为重要的调控作用，再造尿道材料受性激素调控的程度，在一定意义上决定着材料的发育潜力。为了了解体表皮肤与口腔黏膜雄激素受体随年龄分布的趋势，雄性激素与雌性激素之间的互相调节作用，探讨它们成形尿道后生长潜力的不同。我们采用鼠抗人雄激素受体（AR）雌激素受体（ER）孕激素受体（PR）单克隆抗体；免疫组化染色试剂盒，对我院部分尿道下裂患者常用的再造尿道材料上分布的性激素受体进行了研究。以胞核及胞质中见棕黄色颗粒沉淀的多少来判定其性激素受体的含量。

1. 人体各部位雄激素受体比较　我们在试验中发现了外生殖器以及尿道的发育生长与性激素有密切的关系。从图 10-1 中可见包皮内板、阴囊皮肤及腹股沟皮肤的雄激素受体表达均比较丰富，高于口腔黏膜和耳后皮肤，图 10-2 以直观和数据的形式显示了人体雄性激素随年龄分布而出现的变化。图中可见到在青年期前的各年龄段中，外生殖器周围皮肤的雄激素表达比口腔黏膜与耳后皮肤丰富。

理想的尿道，除了在形态和功能上应接近正常外，还应具有随外生殖器同步发育的生长潜能。在男性发育过程中，睾丸的下降、精子的发生、完全的男性化需要睾酮、双氢睾酮、米勒管抑制因子（Müllerian inhibiting substance，MIS）等正常行使功能。双氢睾酮能够诱导阴茎和阴囊的发育，双氢睾酮和它的前体睾酮都是通过雄激素受体（AR）而分别作用于它们的靶器官：前列腺、外生殖器、中肾管。AR 在胚胎 8 周时即开始表达，其对男性外生殖器的发育具有重要的作用。Kim 利用免疫组化的方法研究了人类 12~20 周胚胎 AR 的分布，发现从胚胎 12 周开始，AR 在外生殖器皮肤、包皮内板、尿道黏膜及海绵体组织均有丰富的表达，表明雄激素的作用是通过 AR 介导的。AR 的缺陷会导致雄激素不敏感综合征（AIS）。完全型雄激素不敏感综合征（CAIS）表现为外生殖器女性化；而部分型雄激素不敏感综合征（PAIS）的表现多种多样，其表现可以是在婴儿期为完全女性表型，青春期后才显现出少许对雄激素的反应，也可以基本上为男性表型，但男性化程度不足，表现为会阴尿道下裂、小阴茎、隐睾等。

我们发现 1 例阴茎型尿道下裂患者尿道腹侧 AR 缺乏，该患者阴茎段尿道为一膜状，考虑是由于 AR 缺乏，致该段尿道发育不良而形成的。外生殖器周围的皮肤 AR 表达丰富，在雄激素的作用下具有潜在生长的能力。患者在幼年手术，成年后成形尿道继续发育生长，可避免发生尿道短缩。

2. 性激素对外生殖器皮肤生长的调节　性激素对外生殖器周围的皮肤作用是一个复杂的过程。除了雄性激素以外，雌性激素同样具有十分重要的作用。

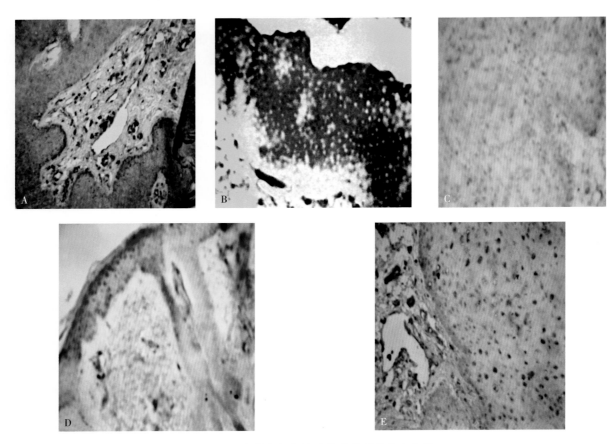

图 10-1　身体各部位皮肤雄激素受体分布情况

A. 阴囊皮肤；B. 包皮皮肤；C. 腹股沟皮肤；D. 耳后皮肤；E. 口腔黏膜

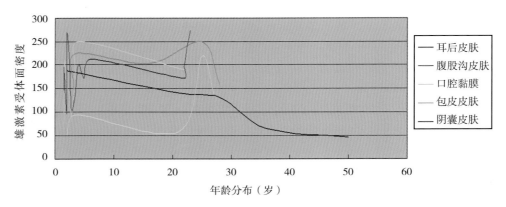

图 10-2　人体各部位组织雄激素受体年龄分布图

早在 20 世纪 30 年代，人们就已发现孕期妇女如接触高剂量的雌激素可造成男性胎儿生殖系统发育异常。机制还有待深入研究。由于雌激素主要是通过 ER 发挥效应，因而探讨 ER 在雄性生殖系统的分布及作用有着重要的意义。最近研究发现在雄性外生殖器阴囊阴茎上也有 ER 表达，越来越多的研究者认为在阴茎组织的发育过程中，雌激素除参与性腺轴系的反馈调节外，还具有重要的直接调控作用。由于孕酮为类固醇激素合成的中间代谢产物，受体含量受雌激素调节，因此孕酮的绝大部分作用都必须在雌激素作用的基础上才能发挥。

由图 10-3~5 对比中可看出在阴囊皮肤成年后性激素受体的密度及分布较小儿的增加。

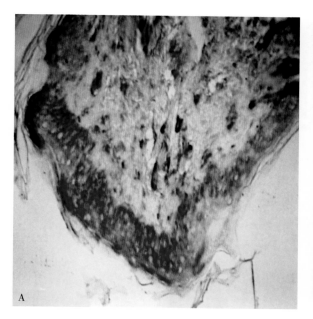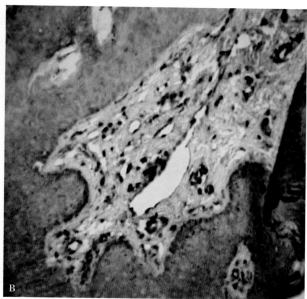

图 10-3　不同年龄阴囊皮肤雄激素受体分布变化

A. 小儿阴囊皮肤；B. 成人阴囊皮肤

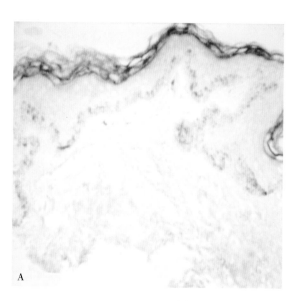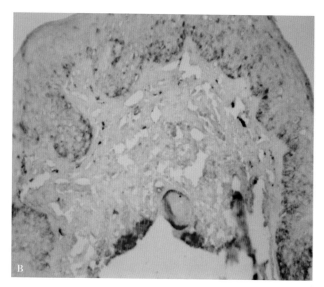

图 10-4　不同年龄阴囊皮肤孕激素受体分布变化

A. 小儿阴囊皮肤；B. 成人阴囊皮肤

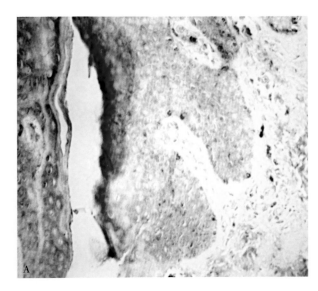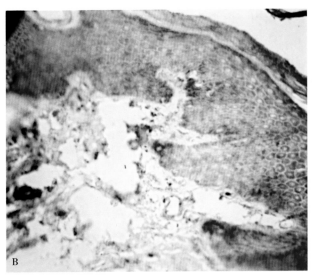

图 10-5 不同年龄阴囊皮肤雌激素受体分布变化

A. 小儿阴囊皮肤；B. 成人阴囊皮肤

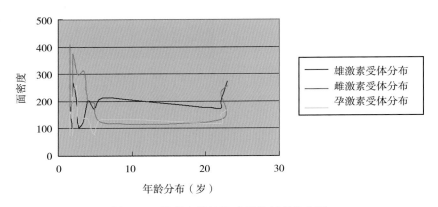

图 10-6 阴囊皮肤性激素受体年龄分布图

　　图 10-6 中还显示在青年期以前，随着年龄的增长，雄激素、雌激素与孕激素受体表达逐步增加，趋势是一致的。在各个年龄段，AR 与 ER、PR 通过雄激素与雌性激素的协调作用，依赖着正负反馈，共同调节着外生殖器周围皮肤的生长。外生殖器的发育和分化与体内雄激素水平密切相关。Akinbemi 等对 ER αKO 小鼠研究发现，其间质细胞产生睾酮量是野生型小鼠的两倍，血清睾酮水平也相应升高。用抗雌激素药物处理所得的结果与此相似。这一结果表明，ERα 对间质细胞产生雄激素的功能具有调控作用。相应的，对于外生殖器的发育也具有间接的影响。Crescioli 等将 $17\beta\text{-}E_2$ 与胎儿阴茎平滑肌细胞孵育 24 小时，发现细胞增殖率呈剂量依赖性下降，这与雄激素引起的时间和剂量依赖性的细胞增殖正好相反。显示着雌雄性激素的作用是互相依赖的。用外生殖器周围的皮肤成形尿道，能保持着成形的尿道与周围皮肤的同步生长，避免了尿道过长和过短的情况发生。

　　3. 雄激素在阴囊皮肤的分布特点　雄性激素在阴囊皮肤各层次之间的分布是不平均的。研究显示：表皮内雄激素受体表皮比真皮分布密集。表皮各层都可见到雄激素受体分布，尤其以基底层为最明显。图10-7阴囊皮肤表皮与真皮雄激素受体比值年龄分布图提示：表皮雄激素受体数量远多于真皮，表皮与真皮的雄激素受体含量比值平均约为2.361 141。

Blauer等研究了雄激素受体在人体皮肤的分布，发现雄激素受体广泛分布于人体生殖部位及非生殖部位的皮肤，区别仅在于，在生殖部位皮肤，AR分布于基底细胞层、棘细胞层及颗粒层，而在非生殖部位，AR仅位于基底细胞层。而以放射性双氢睾酮检测发现，非生殖部位皮肤的双氢睾酮结合能力远低于生殖部位的皮肤。Hodgins和Winter曾报道5个部位取材的表皮基底层、棘层和颗粒细胞AR染色均阳性。性激素受体的结合位点分Ⅰ、Ⅱ、Ⅲ型，Ⅰ型为经典型，位于细胞核内，Ⅱ和Ⅲ型位于胞质内。提示分化成熟程度高的角朊细胞胞质AR含量高，以Ⅱ和Ⅲ型AR为主；分化成熟程度低，增殖活跃的角朊细胞核AR含量高，以Ⅰ型AR为主。雄激素可促进表皮细胞增殖，增加颗粒细胞数目和促进表皮角朊细胞角化。

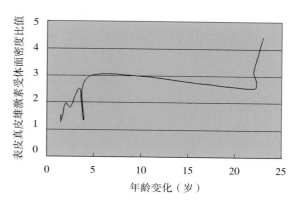

图10-7 阴囊皮肤表皮与真皮雄激素受体比值年龄分布图
平均2.361 141，标准误差0.310 705，最小值1.265 726，最大值4.425 609
$P \leq 0.05$，各年龄组间差异显著

由于表皮中雄激素受体数目远多于真皮，表皮的生长潜力远大于真皮，我们在手术中若重点考虑应用尿道材料的生长潜力时，可尽量削薄真皮，移植于创面之上时，除了不影响它的生长潜力外，由于移植物比较薄，容易建立血运，并且提高了存活率，减少了并发症。

二、再造尿道材料组织中胶原纤维及弹性纤维比较

尿道成形后要适应阴茎勃起和排尿的要求，其生理功能的良好发挥，需要尿道再造材料具有一定的弹性和韧性。为了解皮肤与口腔黏膜的胶原纤维与弹力纤维含量多少，胶原弹力纤维的走行排列与其机械生物力学的关系，探讨其韧性与弹性变化，我们采用丽春红、酸性品红、天狼星红、维多利亚兰等染料对再造尿道材料进行了HE染色、Masson三色染色、天狼星红染色、维多利亚兰染色，同时对部分样本进行了透射电镜超微结构研究。

1. 从正常的排尿生理过程分析尿道壁的生物力学特点　正常排尿是一种受意识控制的神经性反射活动。在正常情况下，膀胱逼尿肌在副交感神经紧张冲动的影响下，处于轻度收缩状态，使膀胱内压经常保持在0.98kPa（10cm H₂O），因为膀胱具有较大的伸展性，导致内压稍升高后可以很快回降。当尿量增加到400~500ml时膀胱内压才超过0.98kPa（10cm H₂O）而明显升高。如果膀胱内尿量增加到700ml，膀胱内压随之增加至6.86kPa（70cm H₂O）时，逼尿肌便出现节律性收缩，并正反馈加强以致不得不排尿。排尿开始中间有一个潜伏期，当逼尿肌收缩时，所有膀胱各肌层，除基底圈外，均同时活动，但基底圈紧张性的收缩，仍能维持底盘扁平的形状。因此，膀胱颈仍然是关闭着的。在这一潜伏期间，内外纵肌层的收缩，对三角区肌的牵拉，使底盘开放，开始排尿。此时尿道内突然充满尿液，尿道内压迅速增加，待膀胱近乎排空，仍有少量残余尿时，尿道旁横纹肌的收缩能打开底盘，通过尿道海绵体肌肉收缩，可将残留于尿道的尿液排出体外，使尿液排空。

按照排尿的生理过程分析，正常的尿道壁应具有如下生物力学特点：尿道壁材料比较柔软，能

适应尿道内压的突然增加；尿道黏膜结构，光滑平整，耐受尿道内压时不会受力不均；需要有一定的张力强度，能耐受持续的尿道内高压。尿道壁材料必须有高弹性，排尿后能完全回缩到原状态并协助挤出排尿末期的残余尿液。

理想再造尿道内壁的标准：①管径均匀，接近正常，管腔内壁光滑；②管壁有一定的支持应力及弹性回缩力；③管壁比较柔软，顺应性比较好；④管腔内壁经长期演变后，组织性质能接近正常的尿道黏膜；⑤材料具有稳定的生长潜能，能耐受尿液的长期浸渍。

生物力学的性质由真皮来决定，真皮中的组织结构成分不同决定了不同的生物力学变化。真皮由结缔组织组成，其主要成分为胶原——一种纤维性蛋白，占干燥皮肤重量的70%，而另一种的主要成分是弹力纤维——约占10%~20%。胶原纤维和弹力纤维的含量和走向决定了所取材料的生物力学性质。

2. 再造尿道材料的生物力学特点分析　我们在试验中选择了再造尿道材料的胶原纤维的含量、Ⅲ/Ⅰ型胶原的比例及弹性纤维的含量等方面进行比较，从其组织结构的特点来分析它们的机械生物力学性质。

（1）再造尿道材料的弹性纤维含量：图10-8及图10-9显示：口腔黏膜、阴囊皮肤的弹力纤维含量最高，高于腹股沟皮肤和耳后皮肤，并且口腔与阴囊皮肤的弹性纤维走向大致平行，与力的方向一致。我们都知道，弹性纤维由弹性蛋白构成，具有橡皮样弹性，能被拉长数倍，并可恢复原样，它是结缔组织弹性的主要因素。真皮的弹性纤维在胶原束之间，形成厚网。如果再造尿道材料的弹性纤维的含量高、弹性良好，成形尿道后不易扩张形成憩室，排尿后能完全回缩到原状态并协助挤出排尿末期的残余尿液。而且形成尿道内壁柔韧，随尿流变化有一定的伸缩，可减少尿道狭窄的发生率。生殖器以外区域采取的皮肤再造尿道，皮肤弹性差，形成的尿道顺应性不佳，缺乏正常尿道的伸缩性；上皮组织弹性差，不耐摩擦，易发生破溃和挛缩。

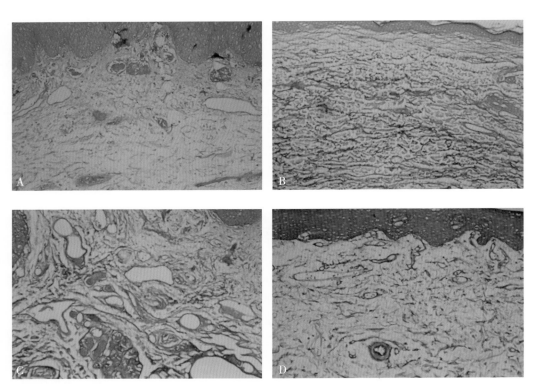

图10-8　身体各部皮肤弹性纤维染色
A. 口腔黏膜；B. 阴囊皮肤；C. 腹股沟皮肤；D. 耳后皮肤

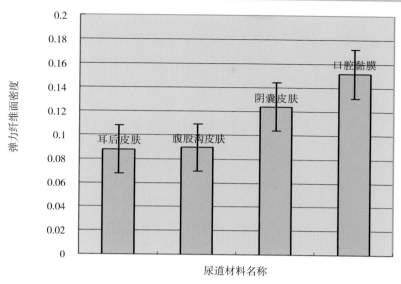

图 10-9　尿道材料弹力纤维比较

方差间检验 F=4.896 282 F crit=2.682 809，$P \leqslant 0.05$，各组间差异有显著性

（2）再造尿道材料中胶原纤维Ⅲ型与Ⅰ型的比例：由图 10-10 中可见：阴囊皮肤Ⅲ/Ⅰ比例最高，次之为耳后皮肤与口腔黏膜，最后则是腹股沟皮肤。皮肤胶原纤维主要由Ⅰ型与Ⅲ型胶原组成，

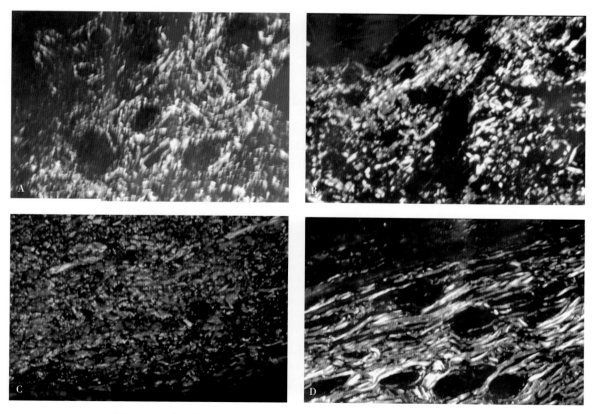

图 10-10　身体各部皮肤胶原纤维Ⅲ型与Ⅰ型的比例（天狼猩红染色）

A. 口腔黏膜；B. 耳后皮肤；C. 腹股沟皮肤；D. 阴囊皮肤

Ⅰ型胶原较粗大，Ⅲ型胶原较细小，Ⅲ／Ⅰ比例越高，则皮肤弹性越好，柔软度越高。阴囊皮肤的弹力纤维虽然较口腔黏膜略少，但Ⅲ／Ⅰ比例大大高于其他材料。使得阴囊皮肤除了具有高弹力的特性外，此外还比较柔软，则顺应性较好，能适应尿道内压的突然增加，随尿流的扩张有一定的伸缩，并且在静息状态下，尿道内壁贴合良好，也保持了尿道内无菌状态，避免了与外界的交通，防止发生感染。

（3）再造尿道材料中胶原纤维的含量：由图 10-11、图 10-12、图 10-13 及表 10-1 中可见：胶原纤维的含量：阴囊皮肤、腹股沟皮肤、耳后皮肤和口腔黏膜由高到低依次排列。胶原蛋白（collagen）是蛋白质中的一种，它是由三条肽链拧成螺旋形的纤维状蛋白质。胶原分子间依靠氢键、离子键、疏水作用来维持构象稳定，除这些作用外，分子内和分子链间的交联赋予胶原高度的物理化学稳定性。同时，胶原的这种结构特点有利于组织在受到外力作用时，使作用的能量耗散，避免胶原破裂。胶原蛋白是胶原纤维的组成成分，胶原纤维在真皮的浅层集成粗壮的束，束有分支交织成网，束的分支大致平行于皮肤表面。相邻的纤维相交成角度以适应各方向的拉力。由胶原纤维的组成，结构看出胶原的主要功能是作为皮肤的支持物，赋予组织以张力。但皮肤的张力变化除了与胶原纤维的数量变化有关外，还与胶原纤维的排列，走向有关，由图 10-13 中我们可以看出耳后、口腔黏膜与阴囊皮肤的胶原纤维平行排列，走向与张力的作用方向较一致，而腹股沟皮肤的胶原纤维排列杂乱，抵消了顺其轴向的皮肤张力，其支持应力也受到一定的影响，并且显得皮肤较僵硬。不适于尿道组织的生物力学。

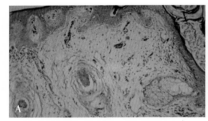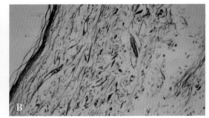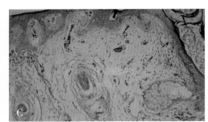

图 10-11　Masson 染色显示胶原纤维

A. 口腔黏膜；B. 阴囊皮肤；C. 耳后皮肤

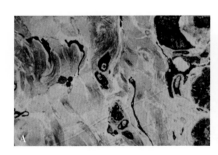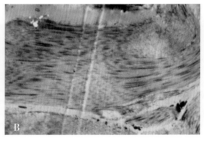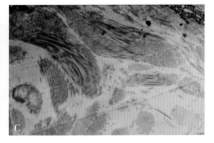

图 10-12　透射电镜显示胶原纤维

A. 口腔黏膜；B. 阴囊皮肤；C. 腹股沟皮肤

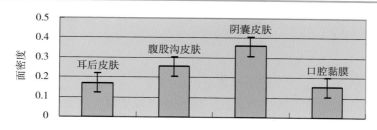

图 10-13 尿道材料胶原纤维比较

方差分析中得出 F = 7.826289 > F crit = 3.238872，所以各组间的胶原纤维面密度差异有显著性，$P < 0.05$

表 10-1 尿道材料弹力胶原纤维面密度比较

尿道材料	弹性纤维含量	胶原纤维含量	Ⅲ/Ⅰ型胶原比例
耳后皮肤	0.087 755±0.059 762	0.171 485±0.014 827	0.159 458
腹股沟皮肤	0.089 628±0.057 301 377	0.256 506±0.042 62	0.063 061
阴囊皮肤	0.124 234±0.087 032	0.358 817±0.113 674	0.346 535
口腔黏膜	0.151 516±0.091 58	0.153 296±0.087 281	0.152 878

三、与再造尿道材料移植成活的相关因素

尿道再造材料移植后的成活质量直接影响其功能，为研究移植物游离移植成活的机制，我们采用组织学切片显微测距尺测量观察的方法，对部分用于尿道成形的皮肤与黏膜的厚度、毛细血管数目等进行了研究，并以 EXCEL 软件进行统计学分析，以了解其代谢率高低与不同修复材料之间关系，寻找易于成活的修复材料。

1. 移植材料毛细血管数目与其成活的关系　皮片移植后，经过初期的血清吸取阶段，皮片与受皮创面间通过血管再形成，渐渐建立直接的血管联系以最终恢复血液循环供应。

皮片再血管化的方式有三种：①皮片的血管与受区的血管互相直接吻合；②受区的血管直接长入移植物原有的血管内皮管道内；③受区的血管通过移植物内的已失活的血管导管穿入移植物的真皮内，形成新的血管。

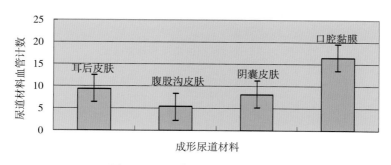

图 10-14 尿道材料血管计数比较

统计数据：耳后皮肤 9.42±4.21 个/高倍视野，腹股沟皮肤 5.28±1.67 个/高倍视野，阴囊皮肤 8.24±5.06 个/高倍视野，口腔黏膜为 16.65±4.42 个/高倍视野方差检验 F 69.3668 > F crit 2.65164，耳后皮肤，腹股沟皮肤，阴囊皮肤、口腔黏膜间有统计学差（$P < 0.05$）

图 10-14 中，显示了耳后皮肤、腹股沟皮肤、阴囊皮肤及口腔黏膜组织断面的血管计数的比较。我们知道血管联系建立的早晚与移植物断面内的血管断端多少有关，血管断端越多，创面上长入的血管与之相遇吻合的机会越多，越容易早期建立血运。

研究显示：根据组织断面血管计数的多寡及组织厚度，口腔黏膜应该最早建立血管联系，其次是耳后皮肤、阴囊皮肤，最后才是腹股沟皮肤。很明显，越早建立血管联系，则移植物越容易成活。若不能早期建立血运，血供没及时达到真皮的乳头层，可出现表皮或浅层真皮的坏死，移植皮片可表现为浅层瘢痕，甚至引起瘢痕挛缩。此外，在皮片血供重建时期内，移植物还可出现代谢和结构上的退行性变，其恢复进程取决于缺血期的长短和血管重建速度。血液循环建立以后，则退行性变消失。而这些术后所发生的并发症则或多或少会影响到尿道材料的生物学性质，影响尿道下裂的术后效果。

2. 移植组织弹力纤维含量与其成活的关系 植皮成功的先决条件是：①受皮区创面血管化良好；②有活力的皮片准确地与创面接触。当这些条件具备时，皮片与创面黏着便是它建立血运与生长的重要因素。一旦皮片黏着后创面上的细菌数即大为减少。Burleson 设计一种弹簧秤来测定皮片的黏着力，他发现在植皮后 24 小时，自体皮与异体皮在各种不同的创面黏着力差异都不大。但在无论是全身或局部应用肝素时，则皮片下即无粘连产生。肝素的作用即为阻滞纤维蛋白的产生。用弹性蛋白酶作用于肉芽创面时，植皮的黏着力也大为减弱。所以作者认为黏着的作用主要是纤维蛋白与弹性蛋白的作用。纤维蛋白主要是由创面渗出的，而移植物在贴附于创面上初期，移植物处于缺血的状态，部分组织会发生降解，弹力纤维降解析出弹性蛋白，加强了创面的黏着作用。

可知，弹力纤维丰富的组织如口腔黏膜，阴囊皮片降解的弹性蛋白越多，那么它们的黏着作用也就越强，移植组织感染、坏死的可能性也就越小、移植组织也越容易成活。

3. 移植组织厚度与其成活的关系 移植组织包括皮肤和黏膜两类，皮肤由表皮和真皮组成，黏膜由上皮和固有层组成，我们测量了皮肤、黏膜的移植组织厚度以及它们浅深两部分相对厚度比。由表 10-2 皮肤黏膜浅层深层厚度比较数据的分析可见，阴囊皮肤最薄，最厚的是腹股沟皮肤，位于中间的是口腔黏膜和耳后皮肤。依据移植组织成活的机制，我们知道皮肤或黏膜的厚度越小，则它们的总代谢相对就越低，需氧及营养就越少，就越容易成活。如果真皮部分越薄，则创面的血管越容易穿过真皮达到表皮层，移植组织越早建立稳定的血运，那么移植组织也就越容易成活，移植术后不易发生并发症，皮肤或黏膜的术后生物，组织学性质就保存的越好。另外，移植组织越薄，移植后组织结构越完整，术后出现材料收缩的程度也越轻。所以，推荐临床上使用最薄的包皮内板、相对较薄的阴囊皮肤或口腔黏膜，而不是耳后皮肤或腹股沟皮肤来再造尿道。

表 10-2 皮肤黏膜浅层深层厚度比较

组织材料	表皮厚度（mm）	真皮厚度（mm）
耳后皮肤	0.10±0.02	2.0±0.1
口腔黏膜	0.04±0.01	1.4±0.1
腹股沟皮肤	0.12±0.02	2.0±0.1
阴囊皮肤	0.08±0.01	1.7±0.1

4. 移植组织的皮肤附属器与功能 皮肤的附属器的分布对形成尿道的功能影响很大。例如，阴囊皮瓣由于其皮瓣厚、血运好，术后并发皮瓣坏死、尿瘘率极低，在尿道成形中曾得到了广泛的应用。但由于其内有较多的毛囊、皮脂腺、汗腺等分布，术后有毛发生长，可以引起尿道狭窄、堵塞，

即使采用阴囊纵隔区的皮肤也不能完全保证无毛发留存。

由图 10-15 可以看出阴囊皮肤的毛囊位于皮下层，而皮脂腺、汗腺都位于真皮的中下 1/3 之处，我们采用阴囊中厚皮片成形尿道，破坏了皮肤的附属器，术后就排除了毛发生长，皮脂腺残留的问题，又同时保留了良好的机械力学性能，在临床上得到了越来越广泛的应用。

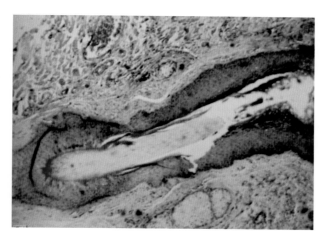

图 10-15　阴囊皮肤上皮肤附属器所在的组织层次

总之，我们通过组织学检查，电镜检查等方法从机械生物力学及材料的生物学性质等方面对常用的尿道下裂尿道再造材料进行了多方面的比较，我们认为：各种尿道再造材料各有其优缺点，必须按照其尿道下裂的类型，所需再造尿道的性质，必须解决的实际问题及创面的情况来灵活选用各种尿道材料，配合以实用方便的手术方法切实解决患者的问题。

四、小结

我们经过实验检测和数据的分析比较认为：阴囊皮肤是一种理想的尿道修复再造材料。在各种常用的尿道修复材料中，阴囊皮肤弹力纤维丰富，具有高弹力的特性，同时其胶原含量高，胶原排列方向规则，柔韧性好，适合于尿道的生物机械力学。雄激素受体丰富，具有良好的生长潜力，雄激素受体和雌性激素受体生长趋势一致，保证阴囊皮片能与周围外生殖器同步协调生长。阴囊皮肤薄，血管丰富，移植后容易成活，可减少手术后的并发症发生。阴囊皮肤在尿道下裂修复方面将有广阔的应用前景。

（周　宇　林　煌　徐家杰）

第十一章　尿流改道手术

尿道下裂修复手术同时进行暂时性尿流改道，对于困难型尿道下裂和经过多次手术修复而反复失败的患者手术的成功是毋庸置疑的保证措施。常用的尿流改道手术包括膀胱切开造瘘术、膀胱穿刺造瘘术、会阴切开造瘘术、会阴穿刺造瘘术等。随着手术修复技术的提高和术后管理措施的改进，尿流改道手术不再是不可或缺的步骤。

第一节　膀胱穿刺造瘘术

膀胱穿刺造瘘术是用膀胱穿刺造瘘引导器械在耻骨上穿刺膀胱插入导尿管的尿流改道术。膀胱穿刺造瘘引导器械包括普通膀胱穿刺造瘘引导针和穿刺导引器两种。由于穿刺造瘘引导器械的不同，穿刺造瘘方法略有不同。穿刺造瘘的导管应避免过于接近耻骨和膀胱颈部（图 11-1），因为较长的导管会刺激膀胱三角区，引起膀胱痉挛。

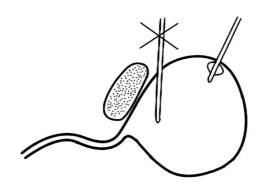

图 11-1　膀胱造瘘管应置于膀胱最高位置

一、普通膀胱穿刺造瘘引导针耻骨上膀胱穿刺造瘘法

普通膀胱穿刺造瘘引导针由穿刺针和套管组成，其套管内径通常允许 10Fr 或 12Fr 普通导尿管自由通过。膀胱穿刺造瘘法只能在膀胱内留置普通导尿管。

1. 器械准备　膀胱穿刺造瘘引导针、与套管内径相应的等长普通导尿管两根（其中 1 根导尿管的侧壁上剪两个孔，孔距导尿管的尖端在 2cm 以内）、钢尺（图 11-2~3）。

2. 手术步骤

（1）经尿道内的导尿管向膀胱内注入生理盐水，使膀胱充盈至膀胱底与脐平。

（2）耻骨联合上 3cm 处，横行切开皮肤 1cm。

（3）以带针头的注射器经皮肤切口垂直穿刺，抽出尿液，证实为膀胱，并且测量皮肤至膀胱的厚度。

（4）以膀胱穿刺造瘘引导针经皮肤切口刺入膀胱，拔出穿刺针芯，固定套管，经套管向膀胱内插入尖端剪侧孔的导尿管，拔出套管（图11-4~5）。

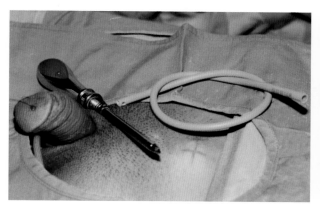

图11-2　膀胱穿刺造瘘引导针

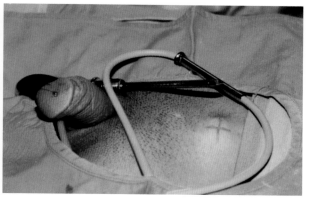

图11-3　导尿管可自由通过引导针套

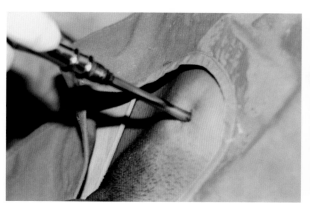

图11-4　造瘘引导针穿刺膀胱

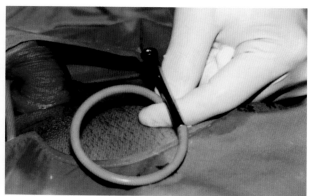

图11-5　插入导尿管后拔出套管

（5）以另一等长的导尿管为尺，使自皮肤插入膀胱的导尿管长度为：3cm+腹壁厚度；3cm为留置在膀胱内的导尿管长度，一管带三孔；腹壁厚度为用注射器针头穿刺时测量到的腹壁皮肤至膀胱的距离。

（6）在皮肤上缝合固定导尿管。

二、穿刺造瘘引导器耻骨上膀胱穿刺造瘘法

膀胱穿刺造瘘引导器由带尖端盲管的固定部分和滑动部分组成（图11-6）。应用穿刺造瘘引导器目的在于把蕈状（蘑菇头）导尿管通过腹壁—膀胱穿刺，留置在膀胱内。蕈状（蘑菇头）导尿管是耻骨上腹壁—膀胱造瘘后，在膀胱内留置的各型导尿管中的最佳选择，因其引流通畅，便于护理和更换。这种方法同样适用于Foley导尿管。

膀胱穿刺造瘘引导器的使用方法：打开膀胱穿刺造瘘引导器，将蕈状（蘑菇头）导尿管置于中央管内，利用其弹性，将导尿管的蘑菇头挤压在穿刺造瘘引导器的尖端盲管内，并使穿刺造瘘引导器的两部分合成完整、光滑的一体。握住穿刺造瘘引导器，经皮肤切口刺入充盈的膀胱。一手扶住穿刺造瘘引导器的固定部分，另一手向上提拉其滑动部分，同时向下推进导尿管，则被挤压变形的导尿管的蘑菇头即可因弹性而恢复原状，从滑动部分和固定部分错开的尖端孔内弹出，并且向下方推进。

手术步骤：

1. 将蕈状（蘑菇头）导尿管装入膀胱穿刺造瘘引导器内，使其成为完整、光滑的一体。

2. 经尿道内的导尿管向膀胱内注入生理盐水，使膀胱充盈至膀胱底与脐平。

3. 耻骨联合上 3cm，横行切开皮肤 1cm。

4. 以带针头的注射器经皮肤切口垂直向下腹部穿刺，抽出尿液，证实为膀胱，并测其深度，即皮肤至膀胱的距离。

5. 以装有蕈状（蘑菇头）导尿管的膀胱穿刺造瘘引导器经皮肤切口穿刺，控制深度，并有空感，可知进入膀胱（图 11-7）。

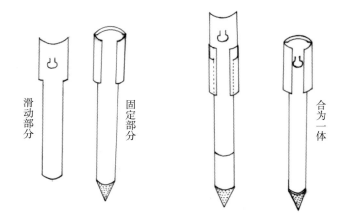

图 11-6 膀胱穿刺造瘘引导器

6. 依上述之使用方法，向上提拉膀胱穿刺造瘘引导器滑动部分，同时向下推进导尿管，导尿管的蘑菇头即可从滑动部分和固定部分错开的尖端孔内弹出，并且向下方推进（图 11-8）。

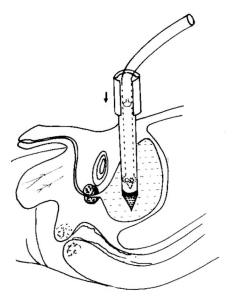

图 11-7 以装有蕈状导尿管的膀胱穿刺造瘘引导器穿刺膀胱

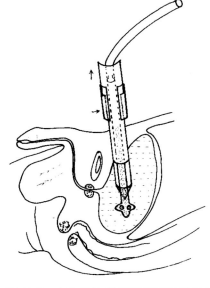

图 11-8 向上提拉穿刺造瘘引导器滑动部分，导尿管的蘑菇头弹出

7. 拔出穿刺造瘘引导器固定部分，将导尿管的蘑菇头部分留置在膀胱（图 11-9~10）。
8. 在皮肤上缝合固定导尿管，覆盖敷料。

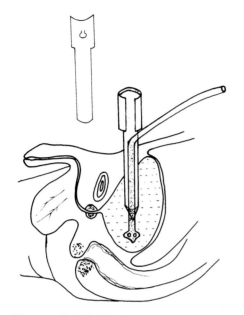

图 11-9　拔出穿刺造瘘引导器的滑动部分

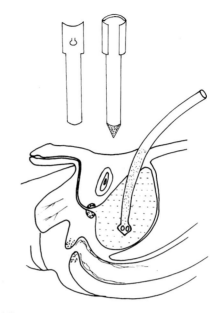

图 11-10　拔出穿刺造瘘引导器的固定部分

第二节　会阴尿道造瘘术

　　会阴尿道穿刺造瘘引导器由李森恺教授设计，获得国家实用新型专利的器械（图 11-11）。应用会阴尿道穿刺造瘘引导器进行会阴尿道造瘘，可以在 1 分钟之内完成手术，准确、可靠，副损伤降到最低限度。可以通过会阴尿道穿刺造瘘引导器在膀胱内留置普通导尿管和 Foley 导尿管。

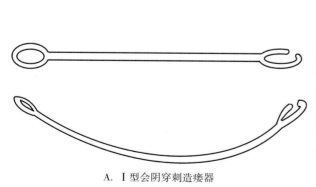

A. Ⅰ型会阴穿刺造瘘器

B. Ⅱ型会阴穿刺造瘘器

图 11-11　经会阴尿道穿刺造瘘器

一、使用Ⅰ型会阴穿刺造瘘器会阴造瘘

手术步骤：

1. 左手握持Ⅰ型会阴尿道穿刺造瘘引导器的环形手柄，经尿道外口将穿刺造瘘引导器放入尿道至会阴部。下压环形手柄，使会阴尿道穿刺造瘘引导器的椭圆形裂口环在尿道内顶起尿道前壁及会阴皮肤，右手触摸，感觉明显，亚甲蓝标记切口（图 11-12～17）。

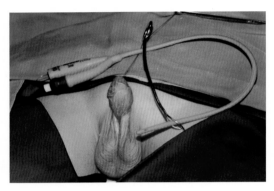

图 11-12　Ⅰ型会阴尿道穿刺造瘘引导器与穿刺造瘘引导器相匹配的导尿管

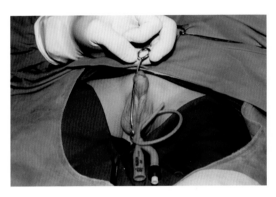

图 11-13　长度合适的Ⅰ型会阴尿道穿导器

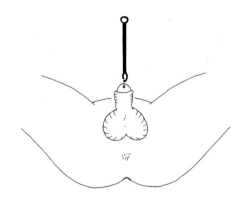

图 11-14　会阴尿道穿刺造瘘引导器准备插入尿道

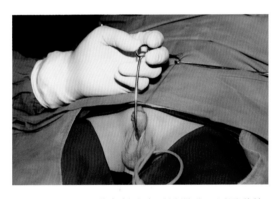

图 11-15　会阴尿道穿刺造瘘引导器进入原尿道外口

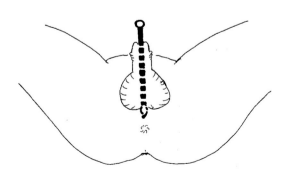

图 11-16　穿刺造瘘引导器放入尿道至会阴部

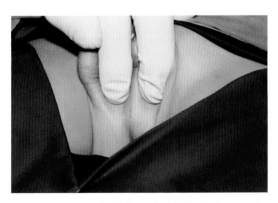

图 11-17　穿刺造瘘引导器椭圆形裂口环在尿道内顶起尿道前壁及会阴皮肤

2. 左手固定不动，右手用尖刀在椭圆形环的正中纵行刺穿皮肤及尿道的前壁，有空感即止，不可再深，以免伤及尿道之后壁（图 11-18~19）。

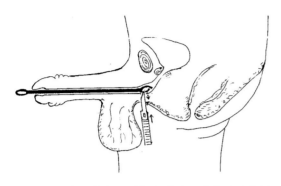

图 11-18 尖刀刺穿会阴部皮肤及尿道前壁示意图

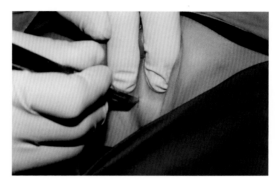

图 11-19 尖刀在椭圆形环的正中纵行刺穿会阴部皮肤及尿道的前壁

3. 用止血钳经皮肤切口，进入尿道触碰椭圆形环之两臂，证实会阴皮肤-尿道瘘口已经造成，左手仍然固定不动，右手持导尿管经皮肤-尿道瘘口及椭圆形环的中央，向后尿道的和膀胱的方向插入（图 11-20~21）。

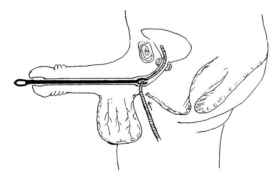

图 11-20 导尿管经皮肤-尿道瘘口及椭圆形环的中央进入膀胱示意图

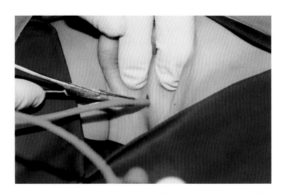

图 11-21 经皮肤-尿道瘘口及椭圆形环的中央置入导尿管

4. 以右手示、中指向耻骨联合方向挤压固定进入膀胱的导尿管，左手拉出会阴尿道穿刺造瘘引导器（图 11-22~23）。

5. 导尿管套囊内注水，调整导尿管在膀胱内的深度，缝合固定（图 11-24~25）。

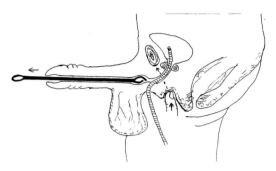

图 11-22　挤压固定导尿管，拉出会阴尿道穿刺造瘘引导器示意图

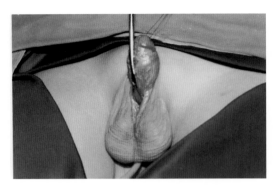

图 11-23　会阴尿道穿刺造瘘引导器自尿道内拉出

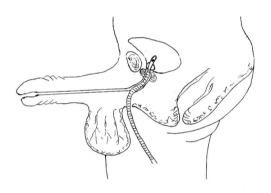

图 11-24　导尿管套囊内注水

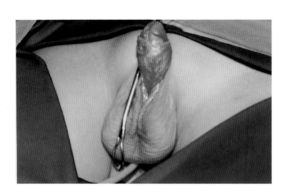

图 11-25　经会阴尿道导尿管留置完毕

二、使用Ⅱ型会阴穿刺造瘘器会阴造瘘

手术步骤：与Ⅰ型会阴穿刺造瘘器操作基本相同，只是在切开尿道时，由于有造瘘器后壁的保护，不会损伤尿道后壁，使得操作更加安全、可靠。现将操作图示如下（图 11-26 ~ 32）：

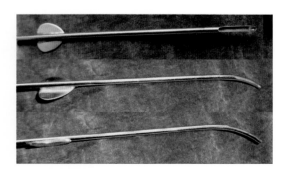

图 11-26　准备合适长度的会阴造瘘器

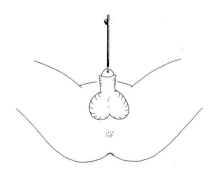

图 11-27　消毒、准备造瘘

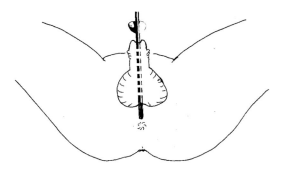

图 11-28　将Ⅱ型会阴穿刺造瘘器置入尿道中

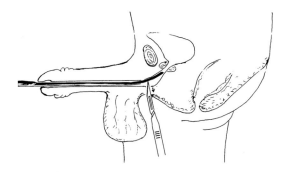

图 11-29　以手经皮触及造瘘器前段的凹槽，以尖刀紧顶凹槽行会阴部切开约 10～15mm

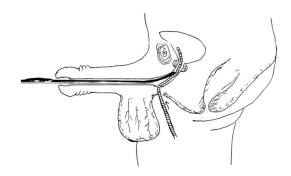

图 11-30　经切口向后插入造瘘导尿管

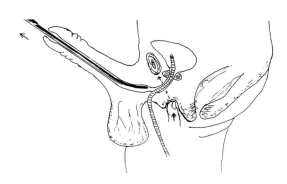

图 11-31　导尿管见尿后拔出穿刺造瘘器

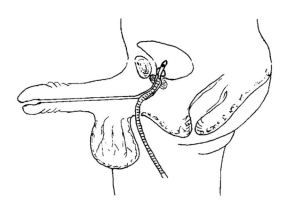

图 11-32　经会阴尿道留置造瘘导尿管

（李　强　谢林海　丁　健　王永前　李天牧）

第十二章　预防尿道下裂术后感染的措施

尿道下裂修复术后感染是导致手术失败的主要原因之一。感染可导致组织坏死，尤其是游离移植组织的坏死液化，继而发生尿瘘、尿道狭窄，增加再次手术的概率。应当采取综合性的预防措施，尽一切努力来预防术区感染。包括（但不限于）：使患者处于最佳状态，如控制糖尿病、改善营养不良状况、积极治疗原有感染、基础疾病，有先天性心脏病等合并症应先治疗等；尿道下裂的手术部位不清洁，位于会阴、靠近肛门，术前需要做好多方面的充分准备，如术野皮肤准备、清洁灌肠、术区预消毒、预防性应用抗生素等。术中要严格无菌操作，注意无创操作，爱护组织，彻底止血，预防血肿。术后要勤观察，及时换药清除分泌物、早排尿，尤其是对成人患者。

第一节　预　消　毒

预消毒的必要性：某些部位的整形手术，如外伤创口清创、感染创面处理、涉及呼吸道、消化道开口处、会阴、肛周、凹凸不平的瘢痕表面、多隐窝、多皱褶区域，若直接进行常规术区消毒，即以持物钳夹持碘附纱块进行消毒，可能因为操作不灵活而不能深入、彻底。最好能够进行术前的预消毒。

尿道下裂的手术部位特殊，仅凭常规的外科手术术区消毒往往不能达到满意的消毒效果。阴茎皮肤及包皮多皱褶，容易藏污纳垢，且邻近肛门。以往进行阴茎手术（如尿道下裂修复、包皮过长与包茎矫治）感染发生率较高（约8%~10%），实行预消毒措施后，感染率降至1%以下。

预消毒的含义是：手术野皮肤清洁准备、材料供区准备（如切取黏膜的口腔）、入手术室后常规术区消毒前，对术区的徒手擦拭消毒。

预消毒的操作：

1. 术野皮肤准备　术前3天患者每日洗澡1次，以肥皂彻底清洁皮肤。术前晚及术日晨清洁灌肠后各洗澡1次。有包皮内板-阴茎头粘连者（多为幼儿），需提前行粘连剥离术。粘连轻、剥离后无明显创面者，5~7天后安排手术，粘连严重、剥离时致阴茎头或包皮内板皮肤撕裂者，则需待创面愈合后手术，一般需时2周。

包皮内板-阴茎头粘连剥离术：目的是分离粘连的内板与阴茎头皮肤，使堆积的包皮组织得到充分的利用，减少术后的水肿及感染。徒手剥离即可，无需特殊器械，一般也不用麻醉，严重者可在吸入全麻下进行操作。对阴茎进行清洁消毒后，手持纱布块轻柔操作将包皮内板推向阴茎根部，分离粘连，直至冠状沟完全显露。以生理盐水冲洗，棉签去除包皮垢，涂以抗生素眼膏或混有地塞米松的利多卡因凝胶。之后每日进行翻开清洗、涂药1次。

备皮：传统的术前剃毛已被证明是一个误区。剃毛后细菌会自皮肤表面的小破损处定植，成倍地增加切口感染的机会。因此提倡手动或用电动推剪剪毛。必须用剃刀去毛时，应在手术开始前在手术室即时剃毛。

2. 口腔黏膜供区准备　术前3天患者每日用细丝软毛牙刷刷牙3次，用复方氯己定含漱液漱口1次，术日晨（若不禁食者则在餐后）刷牙及漱口1次。入室后术前以稀释碘附（0.1%~0.25%）

含漱 1 次。幼儿则在成人指导下漱口。口腔卫生较差的成年人，需在洗牙后再接受手术。

3. 术区预消毒　阴茎疲软多皱褶，若采用常规消毒方法用持物钳夹纱块消毒常不彻底，需徒手预消毒。操作者带清洁手套，以清洁纱块蘸碘附对阴茎进行彻底擦拭，应翻开包皮清洗，尤其是对皱褶处应展平进行涂擦。对阴囊皱褶处同样处理。清洗后不复位包皮，用干纱块拭去碘附泡沫，以便进行常规消毒。

口腔黏膜供区以血管钳夹小纱块蘸稀碘附预消毒，尤其要注意龈颊隐窝的消毒。

第二节　无菌与无创操作

一、无菌技术

感染能影响任何手术的结局，尤其是对整形手术，感染可能招致严重后果。尿道下裂修复术操作复杂、时间长、常有两处甚至多处术野、创面暴露机会多，招致感染的机会增多。移植组织重建尿道时尤其要注意预防感染，游离移植的组织早期只靠受区的组织液渗透而成活，更易感染，感染导致组织坏死浪费，使组织来源更加匮乏。因此，在尿道下裂修复术中严格遵守无菌操作规则非常重要。要实现无菌，重在提高认识、增强无菌观念、增加对无菌技术知识的理解与掌握。要牢固树立"只有无菌操作才是防止创口感染的最有效方法"的观念。正确应用抗菌药物对预防术后感染有一定作用，但抗菌药物不能替代无菌技术，绝不能将其当作为免除感染的保障。

（一）外科手术无菌原则

1. 正确做好手术人员及患者术区的术前消毒准备，按规范进行外科手消毒、消毒术野、穿戴无菌手术衣和手套。

2. 手术中要明确知道哪些部位属于有菌区，并时刻注意不能触碰，污染后立即更换手套、手术衣，以无菌布单包裹或覆盖污染区、渗湿区，乃至重新铺巾。一切怀疑触碰都要按确已触碰处理，不能心存侥幸。

3. 严格遵守手术人员换位规程。

4. 注意无创操作，爱护组织，彻底止血、消灭死腔，预防血肿。

（二）尿道下裂修复术的特殊无菌技术

1. 预消毒技术。

2. 遵循感染部位手术消毒顺序与范围，经预消毒后阴茎处可视同其他清洁部位，因而可以先消毒，但肛门、会阴处仍应最后消毒。

3. 消毒完毕铺巾前，在会阴区填塞一团纱布垫或治疗巾以托起阴囊，隔离遮盖会阴、肛门。

4. 需移植口腔黏膜再造尿道时，口腔视作污染区，切取口腔黏膜所用器械要与阴茎术区所用器械分开，取下的黏膜要用生理盐水漂洗 3 次，口腔组术者要到阴茎术区继续操作时，要更换手套，必要时（如有唾液沾染时）更换手术衣。

5. 组织移植前或关闭创面前，阴茎术区应以注射器抽生理盐水稍加压多次冲洗，以去除血凝块、纱布纤维等。不需用庆大霉素等抗菌药物冲洗创面，因无确切预防疗效，且容易产生耐药性，不符合抗菌药物临床应用原则。

6. 进入尿道后再取出的器械或物品（如尿道探子、导尿管、支撑管等），至少需要用碘附擦拭后才能再使用。尤其是成人尿道下裂患者，可能存在假阴道、双尿道、前列腺小囊、隐窝、憩室，这些部位可能积存前列腺液等分泌物，污染术区。

7. 创面是整形外科医师的三大敌人之一。无创面遗留是整形外科的基本原则。遗留创面无疑会增加感染、瘢痕增生和收缩的概率，进而导致尿道狭窄。引入口腔黏膜游离移植再造尿道后，尤其是在阴茎创面移植物的成活有了技术保障之后，尿道下裂修复术局部可用组织匮乏的窘境得到极大改善，即使是行尿道板切开卷管尿道成形（TIP），也可以考虑在尿道板背侧纵切创面中镶嵌移植口腔黏膜，无遗留创面的任何理由；

8. 术后更换尿液引流袋时，接口处要先消毒。

9. 创口内留置低位有效引流，防止积血、积液。

二、无创操作

手术本身就是一种损伤，术中每个操作都可能使无数的细胞被破坏而死亡。所谓无创，是指在操作中尽量避免不必要的损伤，有意识地爱护组织。不仅要使用精良的器械轻柔、仔细地操作，还要让每个动作都正确、精确、有一定的目的。禁忌粗暴的、不经意的操作，避免对组织进行不必要的牵拉、钳夹、挤捏。这些操作都会加重组织损伤，影响其血供和活力，轻则影响切口愈合，重则导致组织坏死。

（一）尿道下裂修复术对器械的要求

所用器械要求精良，老旧、粗笨、代用的器械要弃用，以减少无效操作带来的不必要的损伤。尿道下裂修复手术器械要求专步骤专用。

刀：用锋利的15#小圆刀。如果有更精细、锐利的宝石刀、纳米刀则更好。

剪：采用锐利的眼科弯剪或手外科剪，要求要有钝头和尖头两种。

血管钳：弯蚊式血管钳，不能有松动、缺齿或齿对合错位。

组织镊：远端纤细、精巧的整形镊、眼科镊，有齿和无齿都需要，还要末端带竖槽的无损伤血管镊。各类型镊子均要求尖端精确对合，不能错位。

拉钩：组织拉钩（小甲钩）、创口钩（单钩，一爪锐）、神经拉钩、针钩（自制，将球后注射针头远端弯成？状）。

缝针与缝线：所用缝针要纤细、锐利、坚韧不易变形。缝线要光滑以减少线在组织中穿行时导致的摩擦损伤，尽量不用多股编织线，不用丝线缝合切口。建议用5-0或以下的嵌线型缝合针线，如缝合尿道及皮下用5-0或6-0单丝可吸收缝线（单乔线），缝合皮肤用5-0或6-0单丝尼龙线（普理灵线）。以4×10或5×12的三角针或圆针穿5-0丝线作皮瓣或筋膜瓣的牵引线。阴茎头支持线可酌情选用3-0或5-0丝线、5×12~8×20的圆针。

手术放大镜：尿道下裂修复手术是精细手术，应该在手术放大镜下进行操作。

（二）尿道下裂修复术对操作的要求

切开：做切口时尽量保持在阴茎浅筋膜下的水平，一气呵成，达到皮肤和浅筋膜同时切开，减少对切口的来回拉锯样切割。不要用电刀，以免损伤血管、神经，或不小心切断阴茎（曾有尿道下裂术中术者操作电刀不当导致幼儿阴茎被切断的报道）。

剥离：包皮和阴茎皮肤脱套时阴茎背侧在浅筋膜和深筋膜（Buck筋膜）之间分离，以免损伤阴茎背血管和神经，腹侧则在阴茎海绵体白膜表面分离。少用钝性分离，多用锐性分离，减少对组织的撕裂损伤。

创面：切开皮肤切口后，应以湿生理盐水纱布接触创面。创面不宜过长时间暴露于空气中，可用湿盐水纱布覆盖，不用热盐水纱布包裹组织。

止血：用有纤细尖头的双极电凝止血，夹持组织要精确，除出血血管外的组织夹持越少越好，减少副损伤。禁用高频电刀止血。不得已要用电刀止血时，应先用纤细尖头的镊子夹住出血点后以电刀接触镊子放电止血，能量要小，避免电刀直接接触组织。放电时要确保镊子没有直接或间接（通过其他金属器械）接触皮肤，以免灼伤皮肤。可以使用射频刀。

牵引组织：禁用有齿镊直接夹持皮肤，可用无齿镊轻柔地扶持皮肤。尽量避免使用有齿镊、血管钳夹持创缘组织，可用有齿镊在创缘真皮层夹持。皮瓣应缝牵引线以避免反复在不同位置夹持。需要经常变换牵引点时应选用针钩。牵引尿道口时应使用神经拉钩而不能使用锐性的拉钩。夹持移植组织要用无损伤血管镊。

缝合：除了前述在不同层次缝合要选用不同种类的单丝线之外。缝合技巧对预防术后组织坏死、切口愈合不良、尿瘘等并发症有重要关系。如：

在缝合皮瓣与皮瓣边缘卷管成形尿道时，要在皮内或皮下进行缝合，使缝合后皮缘外翻（注：即翻向尿道管腔内），不可做皮肤全层缝合，以免尿液沿着缝线渗漏、上皮沿着缝线生长，最终形成尿瘘。采用三维立体缝合技术，使皮瓣深部组织接触面积增加，从而增加愈合机会，减少尿瘘。缝完第一层后，再在与第一层各缝合点错位的位置做第二层缝合。不用尼龙线缝合尿道内壁。

在阴茎背侧尿道板中央纵切（即紧贴阴茎海绵体白膜）镶嵌黏膜或其他游离移植组织时，应做几排"门钉"样缝合使移植组织紧贴受床，以免阴茎勃起和疲软交替导致移植组织移位，不能与受床建立新生血运，且这种缝合需使用 6-0 嵌线型圆针，以免白膜针孔渗血。

在缝合皮肤切口时，因阴茎皮肤或包皮薄而松软，不易对合，为防皮缘内翻，应间隔一段距离作一个褥式缝合。采用垂直褥式缝合优于水平褥式缝合，以免造成皮缘缺血，影响切口愈合。避免应用编织线缝合皮肤。

不论采用何种缝合方式，尽量做到边距不宽、针距不窄、打结松紧适度、不影响组织血供、缝合后不形成狭窄环、无创面遗留。避免缝合过密，打结过紧。

第三节　双弹力包扎及其意义

包扎是尿道下裂手术的重要环节，有时甚至是手术成败的重要影响因素。压力合适、固定稳妥的包扎能减少术后血肿、水肿，保证皮瓣及移植组织的血供而利于其成活，从而降低尿道瘘、尿道狭窄的发生率，而包扎不恰当可导致组织缺血坏死、感染、去除敷料时疼痛等。

由于阴茎的特殊解剖结构和生理特性，使得其包扎一直是个难题，勃起和软弱状态交替进行，而且勃起和疲软时的阴茎长度和粗细相差甚大，这就给阴茎手术后的包扎增加了难度，很难包扎固定，阴茎头是人体神经末梢最敏感的部位，术后伤口换药因疼痛给患儿带来较大痛苦和恐惧，因而寻找一种理想的既能包扎固定稳妥，又能促进创面愈合，有效缓解疼痛，减少术后并发症的包扎方法就显得尤为重要。

阴茎手术，特别是尿道下裂手术后早期，常由于阴茎勃起时使皮肤切口张力过大，从而造成切口裂开，导致手术失败。至于因包扎不当，使包皮的肿胀长时间难以消退，则屡见不鲜。

阴茎手术后包扎的大忌之一是纱布堆积过多的无效包扎，有时是自欺欺人，看似包扎，其实无用而有害。阴茎手术后包扎的大忌之二是近心端过紧，从而导致动脉供血不足，静脉及淋巴回流不畅，其后果轻则阴茎包皮肿胀，切口愈合不良，重则包皮坏死，甚至阴茎坏死。

双弹力包扎是指：尿道下裂修复手术后，在手术重建的尿道腔内放置了软弹带侧孔硅胶支撑管，形成由再造的尿道管腔向阴茎体组织内的持续均匀的弹力支撑；手术后阴茎体皮肤外采用软聚硅酮伤口接触层敷料（美皮贴）-高弹性管型网状绷带联合包扎，形成由阴茎体皮肤外向阴茎体组织内的持续均匀的弹性压力。两者相互作用，共同完成了尿道下裂修复手术后，对于重建的尿道-防瘘层筋膜覆盖-阴茎皮肤瓣覆盖的各个重建组织之间的持续均匀的双弹性压力包扎，使各个组织之间贴合紧密，没有死腔，没有淤血，没有错动，这也是黏膜/皮片游离移植成活的必需条件，从而保证了完善的愈合，保证了尿道下裂修复手术的成功。

对于阴茎的圆柱状外露部分，在修复尿道下裂时，除了阴茎海绵体之外，均经过手术进行了组织结构的重组。通过双弹力包扎，依附于阴茎海绵体，使之愈合成为有功能的整体阴茎。

尿道下裂手术后，采用软聚硅酮伤口接触层敷料（美皮贴）-高弹性管形网状绷带联合应用包扎法，符合理想包扎应具备的条件，完全可以达到尿道下裂手术后包扎的目的。这是因为：①软聚硅酮伤口接触层敷料（美皮贴）是单层、两面均有黏性的网眼纱布样敷料，为临床应用的定型产品，其通透性与引流效果好；②高弹性管形网状绷带具有充分的拉弹性，在伸展前，其宽度为1cm，拉伸后宽度增加，符合阴茎包扎时的要求；③软聚硅酮伤口接触层敷料（美皮贴）-高弹性管形网状绷带联合应用敷料具有弹性和通透性能，正好适合阴茎手术，特别是尿道下裂手术后的包扎；④由于软聚硅酮伤口接触层敷料（美皮贴）的两面均有黏性可使其与包裹的阴茎和外面的高弹性管形网状绷带形成一体，不会随着阴茎的生理性勃起和疲软状态的交替进行而脱落；⑤由于软聚硅酮伤口接触层敷料（美皮贴）-高弹性管形网状绷带联合应用敷料的良好弹性，敷料包扎后，可以保证压力均匀，从而使阴茎内手术创面紧密贴合，避免手术后出血，又可以在阴茎生理性勃起时，给予阴茎体积的涨大有充分的余地，同时控制阴茎皮肤切口缝合处张力过高，不至于切口裂开；⑥软聚硅酮伤口接触层敷料（美皮贴）-高弹性管形网状绷带联合敷料应用时，只有2~4层，而且均为网眼状，便于对阴茎手术后的出血和渗出进行观察。⑦软聚硅酮伤口接触层敷料（美皮贴）-高弹性管形网状绷带联合应用敷料的关键是敷料包扎后，形成自阴茎头向阴茎根部逐渐递减的压力梯度，既能减轻术后水肿，又能防止影响血液供应，有利于皮瓣成活。

应用软弹带侧孔硅胶支撑管对新建的尿道进行支撑，在支撑管内留置硅胶导尿管或剪侧孔的头皮针管作导尿管，避免行耻骨上膀胱造瘘，减少了患者的痛苦，护理也更加简便，无需挤压皮管内分泌物；行膀胱造瘘时，由于引流部位不在最低位，并不能完全排空膀胱内尿液，这时当膀胱出现激惹现象时，从支撑管及支撑管与重建尿道之间，强烈而迅速地排尿，其压力很大，加之膀胱造瘘后，膀胱内常有血凝块，堵塞支撑管或填充于支撑管与成形尿道之间，支撑管与成形尿道之间没有良好的间隙，这时再排尿往往会造成成形尿道出血、愈合不良或完全裂开。软弹带侧孔硅胶支撑管弹性良好，对新尿道的支撑效果好，有利于保持尿道外口的形状，有利于新建尿道组织与覆盖组织的良好愈合，尿道内的积血和分泌物也能够经侧孔溢入支撑管内，得以充分地引流，有效地减少了感染的发生率。我们主张早期拔尿管自行排尿，尿液经软弹带侧孔硅胶支撑管的侧孔持续低压冲洗尿道，可以将尿道内的积血和分泌物虹吸冲洗出来，防止新建尿道堵塞、感染。

软聚硅酮伤口接触层敷料（美皮贴）-高弹性管形网状绷带联合应用进行外弹力包扎，结合应用软弹带侧孔硅胶支撑管的内弹力支撑，应用简单、可靠、稳定、舒适、透明、防水、无过敏性。拆掉敷料痛苦小，在干燥和湿润环境使用皆有效，容易检查，适用于阴茎勃起和疲软状态，同时提供均匀适中的压力。它可促进伤口的愈合、组织的粘连、水肿的吸收，防止血肿的形成、渗出或感染。它能固定阴茎和导尿管不移动，不需要缝合，不导致局部缺血，不断裂且不受患者活动的影响。符合理想包扎应具备的要求，完全可以达到阴茎手术，特别是尿道下裂手术后包扎的目的。软聚硅酮伤口接触层敷料（美皮贴）-高弹性管形网状绷带联合应用包扎，结合应用软弹带侧孔硅胶支撑管是保证尿道下裂修复手术成功的重要措施。

高弹性管形网状绷带的安放，需借助于特制的高弹性管形网状绷带安放器。安放器由两部分构成：①鸭嘴形头部移行于圆筒状；②带豁口的圆筒状体部。头部圆筒状内径等于体部圆筒状的外径，头部与体部可以随意拆装。安放操作时，先把安放器装成一个整体，双层高弹性管形网状绷带，通过鸭嘴形头部套入，滑向体部，去除头部。套在带豁口的圆筒状体部外面的双层高弹性管形网状绷带的断面朝阴茎根部，圆筒状体部套入阴茎，通过豁口观察，一只手把双层高弹性管形网状绷带滑向阴茎根部，另一只手提起安放器体部，去除。双层高弹性管形网状绷带即套在阴茎外面，使其均匀，不可以有索带。阴茎根部的网状绷带纵行剪开 1~2cm，阴茎头端的网状绷带折叠部越过阴茎头。这就形成了自阴茎根部向阴茎头递增的压力梯度，不影响动脉供血和静脉回流，压力均匀、持续。对于婴幼儿，可以在阴茎根部阴阜处皮肤与网状绷带缝合 4 针，以免儿童躁动时滑脱。

第四节　手术后管理——早期排尿与换药

一、早期排尿

早期排尿是指，尿道下裂修复术后，成年人——第 3 天，婴幼儿——第 5 天，即经过重建尿道自主排尿（内冲洗法）与尿道外冲洗法。

早期排尿的依据是：

1. 重建尿道的微生态学　由于泌尿生殖道本身的生理特点，每天均有分泌物形成，重建尿道后，局部尿液转流使得分泌物不能被尿液冲刷排出体外，而是蓄积在尿道中，加上手术中、手术后渗出到尿道的渗出液及血液，则成为良好的细菌培养基，尿道微生态学观察发现，手术后第 3 天新建尿道中滋生的细菌达到高峰，进而引起局部感染。所以，早期排尿，冲洗新建尿道对于预防局部感染具有非常重要的作用。

2. 重建尿道内保证通畅的支撑管与内冲洗疗法　在尿道重建后早期，缝合创口间隙较大，尿液等排出物很容易通过伤口间隙进入组织间隙，可因尿液外渗造成局部组织水肿和感染。由于手术中，在重建的尿道内放置了软弹带侧孔硅胶支撑管，支撑管内放置了较细的留置导尿管，一般不会发生尿外渗的现象。即使拔除了留置导尿管，只要支撑管保持通畅，也不会发生尿外渗的现象（图 12-1）。

对于成年人，可以带管排尿（图 12-2~4），即在尿道重建后第 3 天，夹闭留置的导尿管（一般用比较细的导尿管或头皮针管），使患者在留置导尿管的同时，通过导尿管和尿道支撑管之间的间隙进行排尿，从而由内而外地冲洗重建尿道内分泌物——所谓内冲洗，手术后第 3、4 天，每天进行 1 次。虽然这种带管排尿可能会使得尿道内压力增加，有一定的尿外渗现象，但其排污效果远超过其负面影响，总体评价对尿道重建、预防感染有积极作用。

软弹带侧孔硅胶支撑管内快速排出的尿液，可以把支撑管与重建尿道之间的分泌物通过侧孔虹吸负压带出，随尿液排出体外。

3. 纤维蛋白原对创口的保护作用　创面愈合过程中，渗出的组织液和血液中的纤维蛋白，4 小时后即可转化成纤维蛋白原，呈胶状弥合创口，无阻力的尿液通过，不会导致尿外渗。而且健康人的尿液是无菌的，越冲洗，越能减少重建尿道内细菌的含量，利于预防感染。

4. 尿道外冲洗法　即在术后 2 天开始，以 10~20ml 抗生素盐水及 3% 过氧化氢溶液（软化血痂及尿道外口分泌物干痂）自尿道外口支撑管和导尿管之间的间隙，向重建尿道内冲洗，每天 1~2 次，使得尿道内分泌物被冲洗的液体带出，以减少局部感染的机会。如果同时置入数根导管（均带侧孔），亦可自 1 根管注入，自其他管排出。该方法操作比较简单，但是有将尿道外口处的细菌冲向尿道甚至膀胱的风险，可能引发尿路感染。因此，该技术的操作有两个基本要点：一是尿道支撑管与导尿管之间的间隙要比较大，冲洗时尽可能在支架管内插入头皮针管，使液体自内而外地冲洗；二是冲洗压力要小，以降低尿道内压，减少冲洗液渗入组织间隙和尿液反流。该方法只适合于成年人中有严重感染先兆者，与内冲洗法配合使用，效果更佳。

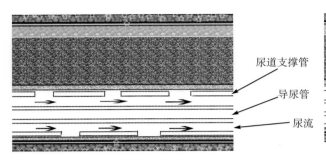

图 12-1　尿道支撑管引流及导尿示意图

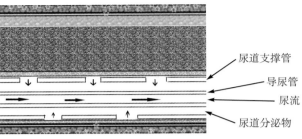

图 12-2　夹导尿管排尿示意图

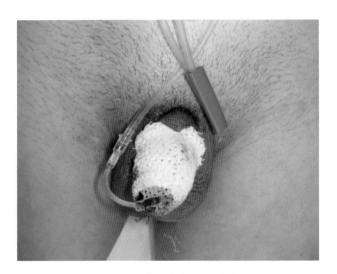

图 12-3　夹住导尿管拔开接头处

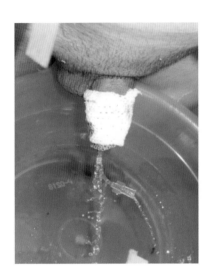

图 12-4　带导尿管和支撑管排尿

二、带重建尿道支撑管排尿

支撑管是医用硅胶材料制成，其规格与硅胶导尿管一致，执行法国（Fr）标准。软而有弹性，带有侧孔。如果没有成品，也可以用单腔硅胶导尿管或脑室引流管替代，用 1.5mm 咬骨钳咬侧孔。这种软弹带侧孔硅胶支撑管是在手术中，重建尿道时置入，近心端穿过尿道吻合口 2cm，远心端在阴茎头尿道外口外 1cm，以 5-0 单丝尼龙线和双孔纽扣缝合固定于阴茎头。

带支撑管排尿是尿道下裂手术后相关治疗的一大进步（图 12-5）。由于局部组织的生理勃起、尿流排出、分泌物污染、组织疏松、再造尿道组织量受限和血供不可靠等因素的影响，使得尿道下裂修复手术的疗效明显受限，尽管因轴型皮瓣的应用、黏膜组织的补充等手术方法的推出，使得治疗效果有所提高，但局部感染问题是始终存在的困扰，排尿时机问题一直存在分歧。带支撑管排尿是针对该问题的一个比较好的解决方案。它在减少了尿道阻力的同时充分利用了尿流的自洁冲洗作用，减少了重建尿道感染的机会。

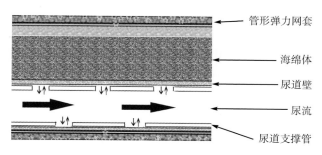

图 12-5 带尿道支撑管排尿示意图

带支撑管排尿的操作要点如下：①再造尿道中使用口径合适的尿道支撑管，口径过大会增加缝合尿道组织的张力不利于伤口的愈合，口径过小则会增加尿流的阻力，使得尿液更容易从创口渗入组织间隙；②尿道支撑管的管壁厚薄要合适，要阻力小并富有弹性，以便尿液的顺利排出；③尿道支撑管要有较大的侧孔，以方便冲洗和引流尿道内的分泌物；④新建尿道外应有比较丰厚的组织进行覆盖，以免流经的尿液渗出，形成尿瘘；⑤阴茎组织要有适当的弹性压力包扎，以减少再造尿道外的组织间隙，形成更加有效的防渗漏效果。

带支撑管排尿开始时，患者常有排尿痛的现象，可能系浓缩的尿液少量渗漏刺激所致，其解决方法在于多饮水、多排尿后自然缓解。有时带支撑管排尿可能出现渗漏现象，比较明显的可以考虑局部减张缝合以减少尿瘘的机会。如果带支撑管排尿 2~3 天无明显问题，患者可以出院。

三、拔除尿道支撑管排尿

尿道支撑管虽然可以支撑重建尿道，使之在手术后早期避免由于水肿和组织收缩引起的机械性阻塞，对于尿流排出和引流均有一定的好处。但是，支撑管毕竟是异物，在尿道内有一定的危害，引起阴茎勃起时的不适和造成生活的不便。因此，如无必要，尿道支撑管要尽早拔除，让患者自行排尿。

支撑管的携带时间根据再造尿道方法的不同而异：

1. 采用局部皮瓣带蒂转移重建的尿道，如果愈合顺利，没有血运障碍造成的皮瓣坏死和瘢痕收缩，术后 10~14 天，皮瓣水肿减轻后即可拔除支撑管自行排尿。

2. 采用局部皮瓣带蒂转移耦合黏膜/皮片游离移植重建的尿道，因为存在游离移植成活后的皮片收缩现象，一般主张 1 个月左右拔除支撑管排尿，这样可以减少早期移植物和少量残留创面的收缩，保证尿流的通畅。

3. 采用皮片或黏膜片游离移植重建的尿道，支撑管携带的时间还要更长一些，一般要 3 个月以上比较稳妥。这样可以避免皮片收缩造成的尿道狭窄。

如果拔除支撑管后，尿流迅速减小，出现尿道狭窄迹象，则可能存在两种情况：一是尚有皮瓣水肿或创口出现尿外渗，造成阻塞；二是皮瓣存在较大的坏死创面，创面收缩则出现尿道狭窄。此时的处理方法为：使用整套直杆状尿道探子，扩张重建的尿道，再在细尿道探子导引下，重新置入尿道支撑管，再尝试带支撑管排尿一段时间；如果难以插入支撑管，建议尿道造瘘，6 个月后，再次手术重建尿道。

四、术后换药

尿道下裂术后换药的目的主要有以下几个方面：①清除创口处的血痂，保持创面清洁；②观察局部皮瓣的血运，预判术后效果，做出相应的处理预案；③清理尿道内的渗血和分泌物，减少感染的机会；④保证导尿管和尿道支撑管的通畅和固定可靠，保持局部的清洁；⑤及时发现血肿、感染、渗尿等现象，及早处理。因此，尿道下裂的术后换药需要有一定经验的医生进行指导下进行，对判断不准的问题要严密观察。

一般情况下尿道下裂术后的换药以清洗为主，可分为内冲洗和外清洗两个部分。内冲洗即上文提到的带支撑管排尿、尿道外清洗包括用3%过氧化氢溶液去除血痂、用醋酸氯己啶或碘附消毒液清洁伤口局部。在术后1~2天内，渗血较多，可以适当包扎，拔除引流条后渗出明显减少，以暴露伤口为宜，这样方便随时的局部清洁和清洗。术后10天可以淋浴洗澡。

（李森恺 李 强 陈 文 王永前 谢林海）

第五节 尿道下裂术后并发症及其处理

尿道下裂手术后，经常会出现各种并发症，影响到手术的效果。因此，要熟悉各种常见并发症的表现及处理方法，以提高手术的成功率。尿道下裂的术后并发症主要分为术后早期并发症和晚期并发症。

一、早期并发症

指伤口愈合前出现的并发症。

1. 伤口出血　伤口渗血的主要原因有两个方面：一是术中止血不够彻底，孩子哭闹时，随着血压增高，伤口就会有一定的渗血，这种渗血一般持续时间不长，经过局部换药，适当加压和情绪安抚，1~2天即可控制，只要不形成血肿，一般不需特殊处理；二是患者术后阴茎勃起，使得创面再度出血，这种出血往往伴随着勃起而出现，多在术3~5天看到。这种渗血可能持续时间较长，多在夜间较重，对这类出血，如果出血量不大，多主张换药观察，如果判断为动脉性出血，已经形成血肿，则要重新清创止血。

尿道下裂手术后缺乏有效的压迫止血方法，所以，手术中的止血显得尤为重要，建议用双极电凝器，反复止血后再关闭创面（鉴于个别患者在阴茎手术中，使用单极电凝或电刀后出现了阴茎坏死，所以单极性的带电手术器械不宜用于阴茎手术）。

2. 导尿管不通　有效的尿转流对尿道下裂治疗效果有重要的影响，过早的尿流通过新建的尿道不利于伤口的愈合，所以术后要尽量保证导尿管的通畅。但有时因尿管移动、尿液浑浊阻塞或尿管折弯扎紧等原因，术后常见尿管不通畅的现象。其处理原则为：调整尿管位置、解除折弯或狭窄、冲洗尿管通道。一般经过处理可以解除导尿管的不通问题，如果无效，可以考虑更换导尿管，有时再次插入导尿管非常困难，则可拔除导尿管，带着尿道支撑管排尿。

一般来讲，如果构建尿道的组织比较丰厚，血运可靠，带支撑管排尿对最终疗效影响不大，但对于组织薄弱、血运较差的患者，早期排尿则可能造成尿外渗、甚至伤口裂开。对于后者，如有必要，可以考虑行腹壁膀胱穿刺进行尿液转流。

3. 水肿　尿道下裂术后包皮水肿一般都比较明显，这种水肿一方面是由于局部组织疏松，一方面也是由于存在一定的尿液外渗。水肿的存在影响局部组织的静脉回流，更加重了水肿，成为恶性循环。术后水肿不利于手术愈合，因此要及早防治。目前应用最为广泛的是术后弹性包扎技术，有些人采用的是弹性敷料包扎，我们主要应用管形网状弹性敷料，这种敷料弹性适中，引流通畅，便于观察，对术后水肿有明显的效果。

有些水肿出现在阴囊区域，首先考虑的应该是出现了尿外渗，应延长留置导尿时间，减少渗出，也可能是感染或血肿的征兆，要密切观察，发现问题及时处理。

4. 尿外渗　尿液外渗的主要原因在于新建尿道存在创面和较大的组织间隙，排尿阻力较大。因此，采用血运丰富的组织构建尿道、严密地缝合尿道、采用尿道支撑管配合弹力包扎等措施可以明显减少早期的尿液外渗现象。一旦出现明显的尿液外渗，建议：①如有可能，可重新插入导尿管继续引流 5~7 天；②全身应用抗生素，预防感染扩散；③局部拆除部分缝线，充分引流以免感染。总之尿外渗比较少见，但有时可能浸润到下腹壁，要警惕感染的风险。

5. 尿瘘　患者术后排尿时，伤口附近可能有明显漏尿现象，称之尿瘘。尿瘘出现的原因可能和局部感染、坏死，伤口愈合欠佳等因素有关。尿瘘的处理分为两类，早期如果局部组织丰厚，血运良好，可以自主排尿数日后行伤口二期减张缝合，部分患者可愈合，部分则会瘘孔缩小。如果局部组织比较薄弱、张力大、血运欠佳，则宜 6 个月以后行尿瘘修补手术。

6. 伤口裂开　有些患者局部血肿、感染比较明显，可能术后 5~7 天出现伤口裂开，严重者可能完全裂开。这类患者建议首先换药处理，等 1~2 周后，局部清洁后可以考虑二期缝合，如果组织比较薄弱，也可考虑二期修复。

二、晚期并发症

指阴茎表面伤口愈合后存在或继发的并发症

1. 尿道狭窄　是最严重的并发症，表现为患者的排尿困难、排尿时间延长，甚至可能出现尿潴留。处理建议为尽快解决狭窄，早期可以考虑尿道扩张，如果无效，则要切开尿道狭窄部进行造瘘或者修复。

2. 尿瘘　是最常见的并发症，表现为排尿时自尿道外口之外的其他部位漏尿，瘘孔可大可小、可多可少。治疗根据瘘孔的大小和多少，可采用局部皮瓣、邻位皮瓣、阴茎皮肤脱套、使用鞘膜瓣等方法。

3. 尿道憩室　多因远段尿道存在一定的狭窄，导致近端尿道压力较大，增宽形成憩室。憩室的存在可以引起感染、结石、排精困难等问题。处理原则是解除远段尿道的狭窄，切除部分憩室恢复尿道的通畅。

4. 阴茎弯曲　多因初期治疗时阴茎矫直不彻底，再造尿道挛缩、生长缓慢或局部瘢痕收缩等原因造成。处理原则：如果阴茎弯曲不超过 30°，则可以考虑行阴茎背侧缝合矫直，如果超过 30°，则必须再次进行阴茎矫直，并同时补充尿道组织。

尿道狭窄、排尿不畅、阴茎弯曲、性生活不快是远期尿道下裂随访中，患者最不满意的并发症，必须注意预防。

（李　强　陈　文　谢林海）

第十三章 整形外科学原则与技术在尿道下裂修复手术中的应用

第一节 整形外科治疗尿道下裂的特点

一、整形外科学治疗尿道下裂的姻缘与优势

从整形外科的角度看，尿道下裂疾病的本质是既有组织移位，又有组织缺损，而没有组织过多。整形外科的研究方向是组织移植，整形外科医师对于疾病治疗方案确定前的习惯性诊断思维方式，是首先要明确该疾病的本质是什么，是组织缺损、组织移位，还是组织过多。因此，整形外科医师治疗尿道下裂是理所当然的，势在必行。如果不能彻底矫正组织移位，足量补充缺损组织，即使能够勉强重建尿道，也不可能获得良好的形态和功能。整形外科技术操作保证组织移植的科学性和合理性，整形外科治疗尿道下裂，可以根据具体情况，采取多种不同部位来源的组织进行成功的移植。能够做到缺什么补什么，缺多少补多少，补了就能成活。成功的组织移植保证了尿道下裂畸形矫正的彻底性，是手术成功的关键。

二、整形外科医师具备精细手术的素质

尿道下裂表现的部位太小，需要精细准确的无创操作，整形外科医师经历了这方面严格的基本训练，具备这方面的素质要求。而且手术时习惯于带着手术放大镜进行操作，能够做到万无一失。

三、整形外科治疗尿道下裂没有年龄限制

整形外科收治患者没有年龄限制，整形外科治疗着从出生到成人各个年龄段的尿道下裂患者，因而整形外科医师有机会观察尿道下裂患者治疗的全过程，掌握各个年龄段的尿道下裂患者对治疗成败反馈的信息，掌握其心理变化，从而能够不断地反省、矫正自己的治疗方案和技术弱点。同一患者从儿童到成人都可以在整形外科接受综合序列的治疗，有利于进行长期疗效的评价与信息反馈。

四、整形外科医师具备多学科综合训练基础

整形外科的治疗内容包含了从头到脚的身体各个部位，治疗的疾病常常与其他学科交叉，整形外科医师善于向各科医师学习，汲取其优点。整形外科涉及多学科的基础和临床知识，从而可以相互借鉴、相互启发，可以广泛的整合相关学科的知识、技能，丰富自我、创新和发展手术技术与方法，解决尿道下裂治疗的难题。

第二节　整形外科的思维方式对尿道下裂治疗的影响

一、从单一组织再造尿道的尴尬到耦合法再造尿道成功的嬗变是哲学思维的进步

根据物以类聚，同物相济原则，再造尿道的材料首选会阴局部的组织，如阴茎阴囊皮肤、包皮等，因为其中雄激素受体的分布较高，生长潜力好，最适合修复与重建尿道，可以实现与阴茎同步发育。其次为口腔黏膜组织，包含唇、颊、舌黏膜，这类组织移植易成活，成活后弹性佳，有利于尿道功能的重建；而且供区隐蔽，切取后，无继发性的形态畸形和功能障碍。其他部位的皮肤也可以采用。鉴于会阴局部组织量有限，单一组织再造尿道常有不足，多种组织组合应用是一种良好的选择。

尿道下裂修复手术的瓶颈是采取单一组织再造尿道时的组织量不足。当今学术界再造尿道时，普遍采用的传统治疗方法，要么是局部皮瓣带蒂转移再造尿道，要么是黏膜/皮片游离移植再造尿道修复尿道下裂，均是单一求同思维。单一组织供区常难以提供充足组织材料以形成宽敞通畅的再造尿道，组织切取后供区的继发性的形态畸形和功能障碍等问题使手术实施者无可奈何。因此，单一组织再造尿道的材料来源不足为尿道下裂修复手术的瓶颈。即便单一组织供区可提供充足的组织量，要保证皮肤或黏膜游离移植形成管状尿道的成活，也需要深谙整形外科游离移植技术；局部皮瓣带蒂转移由平铺形成管状尿道时，其张力的增加和血流动力学的改变，对再造管型尿道的血液循环有影响。所以，以单一组织如局部皮瓣带蒂转移、皮肤或黏膜游离移植等再造尿道修复的尿道下裂患者，并发症发生率较高，如尿瘘、尿道狭窄、憩室等。甚至导致手术失败。

局部皮瓣带蒂转移耦合皮肤/黏膜游离移植再造尿道修复各型尿道下裂，是基于整形外科学原则、技术和组合创新学原理的新型治疗方法，缘于综合集成思维，其鲜明的优点是解决了尿道下裂手术修复中缺损尿道再造材料组织量来源不足的根本问题。局部皮瓣带蒂转移耦合皮肤或黏膜游离移植再造尿道是以整形外科学基本技术为支撑，将两种来源不同、结构相近的组织材料（局部皮瓣带蒂转移、皮肤或黏膜游离移植）耦合在一起，形成功能目的一致的新事物—新的再造尿道，充分体现了 1+1 大于 2 的系统论原理。

二、整形外科的综合集成方法论对尿道下裂治疗传统外科思维方式—还原论的影响

整形外科在综合集成方法论思维原则上强调整体和谐，不论在治疗时机的选择、疾病本质的理解或者整体方案的计划方面，还是在手术方案的实施、组织设计转移过程中，均以整体的、发展的视角为主导。如最佳手术时机与性心理发育、局部器官发育的关系，皮瓣的转移对供区的影响、不同转移方式对受区的效果和成活的保证等方面。

尿道下裂的传统治疗主要是遵循还原论的思维模式，强调的是单元的分解和独立。如皮瓣习惯上分解成作为成形尿道的部分、作为覆盖的部分，游离移植再造尿道时，则往往选择某一种组织作为一个重建单元等。

但是患者的情况表现的千变万化，过分地分解成单元时常存在困难，也很难保证每个单元功能的完善。现代整形外科治疗尿道下裂遵循综合集成方法论思维，则强调还原论思维必须接受整体论思维的约束，更容易实现整体和单元的兼顾，这对尿道下裂的治疗效果有一定的帮助。

第三节　尿道下裂治疗的整形外科理念

一、局部皮瓣带蒂转移耦合皮肤片或黏膜片游离移植再造尿道修复尿道下裂方法的提出背景

先天性尿道下裂修复手术，传统方法很多，据文献报道已多达350余种，重建尿道的材料可分为两大类：①阴茎阴囊局部皮瓣带蒂转移；②黏膜/皮片游离移植，当今仍然被临床医学界普遍采用。单一组织的供区不能提供形成宽敞通畅的再造尿道的充分组织材料，始终困扰着临床医师们。组织切取后给供区带来的继发性形态畸形和功能障碍，使手术实施者无可奈何，从而再造尿道材料来源不足成了尿道下裂修复术的瓶颈。即便是单一组织供区切取的材料是充足的，皮肤片/黏膜片游离移植形成管状尿道，要保证其成活，后期不收缩，需要深谙整形外科学游离移植技术的支持；局部皮瓣带蒂转移形成管状尿道时，原来平铺的皮瓣缝合成管状，其张力的改变和对于皮瓣局部血液循环的影响是不可不虑的。因此，单一组织供区成形尿道修复尿道下裂的并发症较多，如移植组织坏死、尿瘘、狭窄等。

鉴于对组织缺损严重的尿道下裂患者，特别是经过反复多次手术失败的尿道下裂患者，再造尿道材料匮乏，利用单一材料修复尿道，组织量来源不足的缺点和局限性，李森恺提出，"局部皮瓣带蒂转移耦合皮肤和黏膜游离移植再造尿道修复尿道下裂"的方法。该技术是基于整形外科学原则、技术和创新学原理的新的治疗方法，是多向求异思维的结果，将两种来源不同、结构相近的组织材料（阴茎、阴囊局部皮瓣带蒂转移、皮肤片或黏膜片游离移植）耦合在一起，形成功能目的一致的新尿道，充分体现了1+1大于2的系统论原理，其鲜明的优点是解决了严重尿道下裂手术修复中缺损尿道再造材料来源不足的根本问题。

衍生350多种手术方法的最主要的原因，就是直觉单一思维造成的对于尿道下裂畸形本质认识——尿道缺损及创面覆盖材料不足——手术修复的一味追求和急于求成。

二、顺势而为，先复位、后重建、再移植理念的建立

根据尿道下裂畸形患者出生后的临床表现：①阴茎包皮及皮肤堆积在阴茎头背侧，呈现头巾样改变；②无下弯类尿道下裂，异位尿道外口两侧分叉尿道海绵体的存在；③无下弯类尿道下裂，阴茎远端正中腹侧存在尿道板。参照正常男人的阴茎、阴囊腹侧正中，存在中缝，那是胚胎发育期组织最后融合，形成完善的阴茎、阴囊的迹象。可以断定，胚胎期阴茎的发育形成是一度有部分组织由背侧、两侧向腹侧转移的过程，由于受到某种因素的刺激，或是雄激素水平不足，而终止了完善的发育，形成尿道下裂畸形。因而尿道下裂患者出生后的手术修复原则应该是顺势而为，顺应自然——首先是把没有发育到位的组织，通过手术助其发育到位，也就是复位——把堆积在阴茎背侧，呈头巾样改变的阴茎皮肤-浅筋膜瓣，向腹侧转移。继而，利用复位后的阴茎皮肤-浅筋膜瓣组织进行尿道与阴茎腹侧组织的修复与重建。无阴茎下弯类尿道下裂患者，至此足矣，完全可以利用复位后的组织修复治愈。对于组织缺损严重的有阴茎下弯类尿道下裂，在矫正阴茎下弯的同时，也把堆积在阴茎背侧，呈头巾样改变的阴茎皮肤-浅筋膜瓣，向腹侧转移复位，继而，利用复位后的阴茎皮肤-浅筋膜瓣组织进行尿道与阴茎腹侧组织的修复与重建。不足的组织，则同时运用整形外科学的原则与技术，进行组织的移植和补充。如联合阴囊局部皮瓣带蒂转移，口腔黏膜（颊、唇、舌）、阴囊皮片、阴囊侧方皮片、包皮内板皮片等游离移植重建尿道板，形成再造尿道的背侧半。整形外科医师运用精细的整形外科操作技术，能够做到缺什么，补什么，缺多少，补多少，补了就能成活。这种综合集成的运用整形外科学——组织移植技术和创新学原理，将修复尿道下裂的众多传统手术方

法分解、糅合，集先人之长，集腋成裘，更新理念，重视细节，完全可以得心应手地修复各型尿道下裂。

三、整体优化理念

手术操作过程中，运用综合集成方法论——整体论控制下的还原论，避免组织分离时破坏血运，统筹兼顾，追求手术成功的整体优化。如带血管蒂包皮内板岛状皮肤瓣的分离，既要保证岛状包皮内板皮肤瓣的游离不损伤血管蒂，又要保证阴茎皮肤瓣的血运充分，从而使移植后的组织都能成活。手法操作困难，失手的不确定因素多，失败的确定因素也多，尤其是不熟练的手术操作者。

阴茎包皮-皮肤-浅筋膜下层完整脱套，阴茎背侧正中，避免损伤主干血管的前提下纵切，向阴茎腹侧旋转复位；或者通过阴茎包皮-皮肤-浅筋膜下层的钮孔，转移至阴茎腹侧，保持阴茎包皮-皮肤-浅筋膜的完整性，特别是浅筋膜的连续性，利用复位的组织重建尿道和阴茎创面覆盖，不足时运用整形外科学原则，应用组织移植（包皮内板、口腔黏膜游离移植耦合局部皮瓣带蒂转移，或皮片/皮瓣组织单纯移植）的办法进行重建和修复。

阴茎皮肤脱套后，阴茎背侧的皮肤与阴茎背侧浅筋膜确实存在各自独立的血运，也可以分离开而不影响它们的血运。但是毕竟分离阴茎背侧皮肤与其下浅筋膜的操作会有误伤，难于保证阴茎皮肤与其下浅筋膜的血运不受影响，从而有一定的误伤比例，导致手术失败。其思维基础是典型的还原论，分解、分解、再分解，结果是1+1<2。

而在阴茎皮肤脱套后，把脱套的阴茎背侧皮肤——阴茎浅筋膜以及连接的包皮内板作为一个整体旋转到阴茎腹侧，平铺皮瓣做重建尿道腹侧半，浅筋膜作为提供血运的防瘘层，阴茎皮肤也作为整体覆盖，这就保证了整体旋转转移皮瓣的成活，提高了手术成功率，其思维基础是整体论：1+1>2。

四、带血管蒂皮瓣转移的操作细节理念

尿道缺损的重建，需要自体组织移植。皮瓣带蒂转移是常用、首选的办法。

带血管蒂皮瓣切取后，其皮瓣面积大小，即刻有10%的收缩；而切取皮瓣供区的创面，其创面面积大小，即刻有10%的扩大。在皮瓣设计时，不可忽略，必须预算在内。

皮瓣带蒂转移的形式有两种：管型皮瓣（皮管）和平铺皮瓣。同一个带蒂皮瓣缝合成皮管（管型皮瓣）与只是平铺皮瓣，它们转移后，由于张力与血运的变化，其成活率与愈合率，会有不同。

管型皮瓣（皮管）成形后的血运风险：平铺皮瓣缝合成管型，需要皮瓣边缘剥离——不可避免地损伤血运；缝合成管，其内必有尿管支撑，张力的存在，会影响血运；两个皮瓣边缘相对缝合，会减少血运，其结果是愈合能力降低，甚至是皮管的坏死，导致重建尿道的失败。

带血管蒂平铺皮瓣转移没有管型皮瓣成形后的血运风险问题，因而其成活率就会比较高。

因此，凡遇到必须采用管型皮瓣重建尿道时，要考虑到剥离、相对缝合及张力因素对管型皮瓣血运减少的风险，把平铺皮瓣适当地做大一些，以便提高管型皮瓣的成活率。

五、整形外科学医师参与尿道下裂患者的治疗必须扬利抑弊

对于尿道下裂的治疗，首选科室是小儿泌尿外科和泌尿外科，小儿泌尿外科医师和泌尿外科医师的先贤和同行们做了艰苦的工作，付出了极大的努力，治愈了大量的患者。然而文献记载，整形外科医师很早就参与了尿道下裂的手术治疗，而且一直没有停顿过，不断地把整形外科学原则与技术应用于尿道下裂修复的手术治疗中。

整形外科学医师以其自身的学术特殊性赢得了治疗单纯性尿道下裂的优势。然而整形外科学医

师由于其自身的局限性，对于尿道下裂畸形患者的合并病，如隐睾、疝气、重复尿道、前列腺小囊等都不能治疗，只能治疗单纯性尿道下裂患者。整形外科学医师治疗尿道下裂畸形的弊病在于：微观精细有余，宏观统筹不足；局部重视有余，全身观念不足。必须充分认识，以免因小失大。

（李森恺　李　强　周传德）

第四节　整形外科技术在尿道下裂治疗中的应用

一、促进再造尿道组织的愈合

1. 再造尿道组织的愈合特点　再造尿道不易愈合，不单与局部细菌含量高、容易受性腺分泌液/尿液污染、组织疏松容易水肿等因素相关，而且与局部组织的缝合特点相关。一般说对合的创缘两侧组织接触面越厚、组织血供越好、覆盖组织量越多、缝合组织张力越小，就越容易愈合。

2. 再造尿道的三维立体缝合技术　缝合尿道是增加创缘两侧组织接触面厚度、预防尿瘘：将再造尿道组织进行三维定位，进行三维立体缝合，可以分别划定 X 轴、Y 轴和 Z 轴（图 13-1、2）。为了增加愈合机会，避免尿瘘出现，应该增加 Z 轴的组织缝合接触量，鉴于再造尿道组织的厚度是有限的，应该适当拉动 X 轴的筋膜组织，通过缝合使之转变成为 Z 轴的组织，以增加创缘两侧组织的接触量。

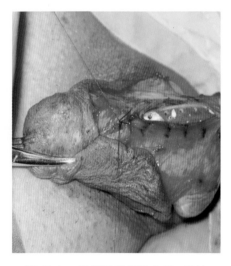 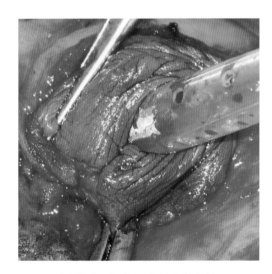

图 13-1　阴茎平面观设定 X，Y 轴　　　　　图 13-2　阴茎垂直观设定 Z 轴

　　皮片/黏膜片游离移植耦合局部皮瓣带蒂转移成形尿道的四点缝合法：采用皮片/黏膜片游离移植耦合局部皮瓣带蒂转移再造尿道时，必须注意其缝合方法，才能保证皮片/黏膜片的成活和预防尿瘘的产生，其具体操作要领就是要强调四点缝合法：即进针应该顺序穿过以下四点：皮片/黏膜片—阴茎白膜—皮瓣的皮下筋膜—皮瓣的皮肤。

3. 再造尿道的三维立体缝合线的提拉捻压打结法　尿道内壁的缝合要求对合严密，以增加其防水性能，除了适当地减小针距和三维立体缝合以外，进行 X-Z 轴缝合线的 Y 轴的提拉捻压打结法，可以保证两侧皮肤创缘的外翻对合，其具体操作见图（图 13-3）。

二、有助于提高尿道下裂修复手术成功的措施总结

我们通过大量的临床实践发现，尿道成形的成败，关键在于局部组织的成活、组织的防水性和感染问题的恰当解决。组织成活需要良好的血供、较低的组织张力和可靠的固定包扎；组织的防水性依赖于良好的缝合技术、多层次的覆盖；感染的解决方案关键在于充分的引流，可以采用术前充分的消毒、术中经常的冲洗、术后早期的尿液引流——内冲洗疗法、再造尿道支架引流、早期排尿冲刷尿道和合理应用抗生素等措施。创口全长的无创引流条放置和有效彻底引流，防止诱发感染的积液与血肿形成。

三、三维缝合技术图示

1. 三维设定。
2. 提拉、捻压三维缝合技术在尿道缝合中的应用（图 13-4~14）。

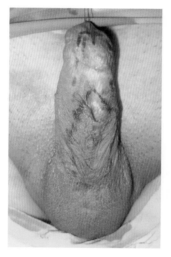

图 13-3 设计皮瓣

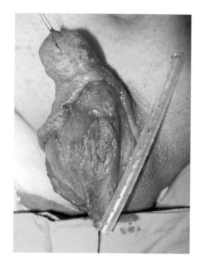

图 13-4 切开皮瓣，选择尿道支撑管

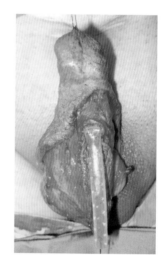

图 13-5 置入支撑管

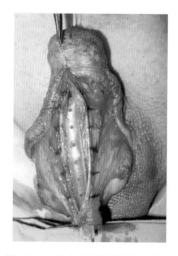

图 13-6 设定皮瓣两侧缝合位点

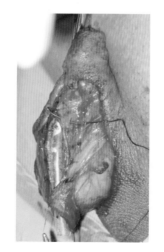

图 13-7 进针，由浅入深斜向
皮瓣缘

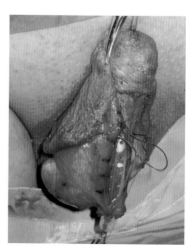

图 13-8 出针，由深而浅
斜向远离皮瓣缘

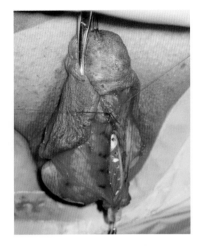
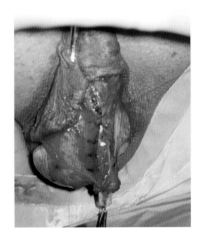
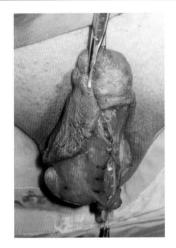

图 13-9　向上提拉打第一结　　图 13-10　向下捻压使皮瓣缘翻向尿道　　图 13-11　收紧线结，完成打结

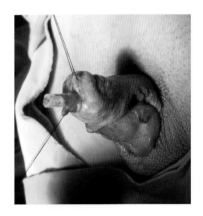
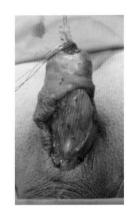
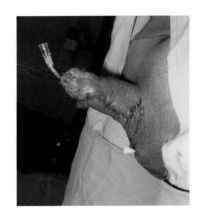

图 13-12　翻转成形尿道的皮瓣　　　　图 13-13　尿道口成形　　　　图 13-14　缝合创面

3. 尿道缝合外翻示意图（图 13-15）。

4. 带孔导引探针尿道内引线法外翻缝合治疗小尿瘘（图 13-16～24）。

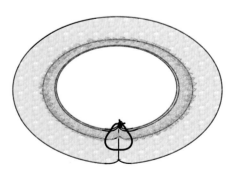
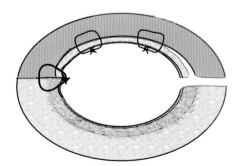

皮瓣-皮瓣
构成管腔两点外翻缝合

皮瓣-黏膜（皮片）-筋膜
构成管腔的三点外翻缝合

图 13-15　尿道成形时进针轨迹略呈梯形，力求组织缘向尿道内翻转（外翻）

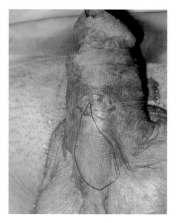

图 13-16　用带孔导引探针导引丝线出瘘孔引出线环

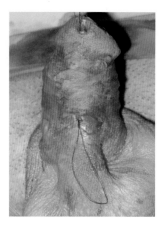

图 13-17　缝合瘘孔留长线尾

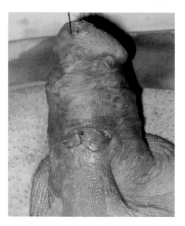

图 13-18　将线尾套在丝线环中

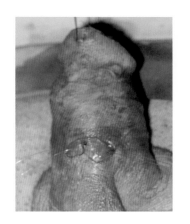

图 13-19　继续缝合并将线尾套入丝线

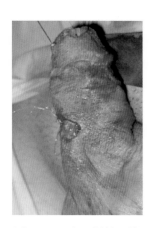

图 13-20　向上提拉丝线

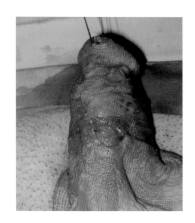

图 13-21　将所有线尾自尿道口拉出

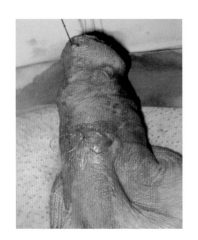

图 13-22　拉紧线尾实现外翻

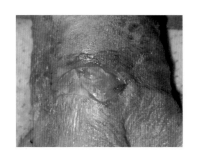

图 13-23　缝合皮下筋膜

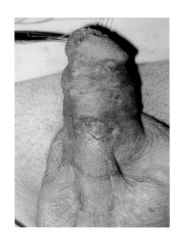

图 13-24　设计双蒂皮瓣覆盖创面

（李　强　谢林海　丁　健　王永前）

第十四章 阴茎延长术

第一节 概 论

对生殖器的崇拜，在很多古老的文化以及现代文明里都有反映。随着人们生活水平的提高，人们对自己的生活质量更为关注，有部分男性因为各种原因（尿道下裂、尿道上裂、阴茎的外伤、肿瘤、感染、先天性激素水平的低下等）导致阴茎过短、过细，心理受到影响，自卑、焦虑、压抑，不敢融入集体生活，国外对其有一名称——衣帽间综合征（Locker room syndrome），在工作上也往往表现为缺乏热情，结婚后双方对性生活都不满意，给双方都带来无尽的烦恼。所以，越来越多的男性也走进整形外科，向医生寻求解决的方法。当然，这其中也包括部分阴茎长度和周径都正常者，他们希望获得更多的自信和更好的性生活的满意度。

一、阴茎延长术的适应证选择

阴茎延长术的宗旨在于通过释放附着在耻骨联合下面的海绵体延长阴茎的长度，提高患者的自信心和性生活质量。由于该手术社会需求量大，而手术操作相对简单、手术风险较小，对患者的身体影响也较小，因此具有比较广泛的适应证。随着人性化医疗的推进，综合相关的报道和我们多年的临床经验，我们认为，该手术主要适用于两大人群：一是由于各种性发育异常引起小阴茎畸形的患者；二是虽然阴茎的发育正常或接近正常，但由于性心理不够成熟，对性行为和自我形象缺乏自信的正常人群。对于前者而言，治疗效果是肯定的，对于后者则常常需要一定的心理干预才能取得较好的疗效。

（一）先天性阴茎发育不良患者

1. 单纯小阴茎畸形（阴茎发育长度小于同龄人阴茎的平均长度减去 2.5 倍的标准差），睾丸体积大于 6ml 患者。

2. 尿道下裂伴有小阴茎畸形的患者。

3. 尿道上裂伴有小阴茎畸形的患者。

4. 隐匿阴茎伴有小阴茎畸形的患者。

5. 各种内分泌紊乱引起小阴茎畸形，经内分泌治疗无法矫治的患者。

（二）后天性阴茎短小患者

1. 外伤造成阴茎部分缺损，残余阴茎长度在 3~5cm 左右的患者。

2. 阴茎肿瘤切除后残余阴茎长度在 3~5cm 的患者。

3. 烧伤后局部瘢痕挛缩造成阴茎短小的患者，可在阴茎延长的同时进行植皮或转移皮瓣治疗。

（三）阴茎发育接近正常，渴望通过阴茎延长术恢复自信、提高生活质量的患者

1. 根据中国成年男子阴茎正常测量，常态下阴茎长度为（7.1±1.5）cm，勃起时为（13.0±1.3）cm。若勃起时阴茎长度不足 10cm，并为此而形成明显的自卑感甚至心理障碍，渴望通过医学

手段恢复自信者，可行阴茎延长术。

2. 根据阴道解剖、生理特点，阴道长度前壁为 7～9cm，后壁为 9～12cm，分娩不单引起阴道松弛，而且每次分娩可使阴道延长 0.5～1cm 左右。对于分娩后夫妻性生活不满意，渴望通过医疗手段改善性生活质量者，可作阴茎延长术。

3. 阴茎发育稍短伴有阴茎包皮过长或包茎者，可通过阴茎延长同时解决包皮过长，以改善生活质量。

4. 由于受一些文化的影响，非常渴望通过阴茎延长来充分表现其阳刚之气和蓬勃的生命力患者。

（四）其他情况

1. 先天性阴茎异位畸形，可根据病情采用阴茎延长术，使阴茎延长并复位。

2. 对阴茎静脉瘘性阳痿，在做阴茎背深、浅静脉结扎的同时行阴茎延长术，常能取得更好的疗效。

二、阴茎延长术的手术年龄

（一）阴茎延长的最适年龄

阴茎的迅速发育主要在两个阶段，一是刚出生延长阶段，一是在青春期阶段。内分泌专家们多认为，除了发现明显的内分泌紊乱，一般要在青春期后才能比较准确地预计患者阴茎的大小，有些性发育较晚的患者甚至要到 17～20 岁，才能判断其是否存在阴茎发育不良。鉴于阴茎执行性功能要在成年以后，对阴茎发育大小的关注也在成年后更为强烈，我们主张阴茎延长术宜在成年后进行。

当然，这种划分不是绝对的，有些小阴茎畸形的患者在矫治其他畸形的同时，如果入路方便，顺便进行阴茎延长术也是可取的。

（二）中、老年人的阴茎延长

中老年人，由于对长期重复式性生活的倦怠或分娩后性生活的不满足，常常希望通过诸如阴茎延长、阴道紧缩等手术，来寻找更新的感受，提高其生活的质量。然而，各种生活的压力和疾病常常引起男性的阳痿，据有关报道，阳痿的发生与年龄成正比的关系，40 岁以上的中年人阳痿发生率甚至超过 40%。因此，对于中、老年人的阴茎延长，必须要排除阳痿的存在，因为阴茎延长术并不能改善阳痿的症状。对于完全阳痿者，阴茎延长术几乎没有任何价值。

对于部分阳痿者，也可以考虑给予进行阴茎延长术，但必须给患者解释清楚阴茎延长的作用及影响，并由患者签署对此后果的知情同意书后，方可着手准备手术事宜。

阴茎延长术比较适宜于 20～50 岁的人群，年龄较大者宜慎重。但身体条件好者也可适当放宽，龙道畴教授称，曾给一个 70 岁的老人成功地进行了阴茎延长术。

三、阴茎延长手术前后的心理干预

（一）阴茎延长术前

应该向患者解释性感受与阴茎大小关系，说明多数女性并非由于较大的阴茎而能感受更多的刺激，阴茎延长术很像隆胸手术，多半出于审美的目的而进行。因此，如果希望通过阴茎延长术获得更强的性感受可能会失望。对于怀疑自己阴茎小于正常的人给予正常数据作为说明，缓解他们对自我形象的焦虑，树立其男性的自信心，建议他们不要手术。对于严重的小阴茎综合征患者或阴茎确实短小影响生活质量的，则要考虑通过手术重树自信。

（二）阴茎延长术后

对于接近正常的人群，应向患者强调其阴茎已经接近、达到或者超过正常人群的平均数值，要对自己的形象有足够的自信。对于仍难达到正常长度的患者，要建议其接受现实的天赋，并向其解释女性的性感受和性刺激并非完全由阴茎的大小决定。

第二节　阴茎延长手术种类

一、尿道下裂合并阴茎发育不良患者的阴茎延长术

尿道下裂患者经常伴发阴茎发育不良，这些患者经过正规内分泌治疗后如果阴茎的外观仍不满意，则可考虑进行阴茎延长手术，以增大阴茎的外观，增强患者的自信心。其具体手术方法除了常规的阴茎延长之外，经常需要动员邻近的皮瓣以增加阴茎的组织量。

阴股沟皮瓣转移+阴茎悬韧带切断阴茎延长术：

手术方法（图 14-1~7）：

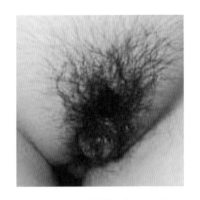 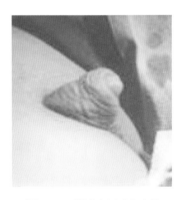 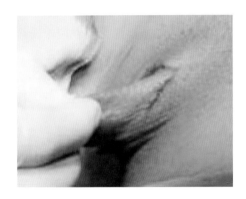

图 14-1　阴茎短小正面观　　图 14-2　阴茎短小侧面观　　图 14-3　设计倒 M 形切口

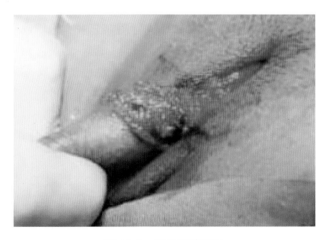 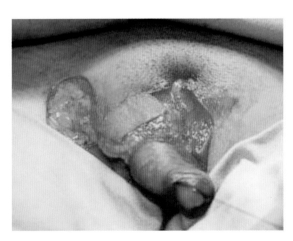

图 14-4　切开皮肤组织　　　　　图 14-5　切断阴茎浅、深悬韧带

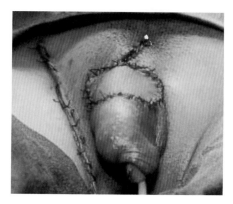

图 14-6　转移阴股沟皮瓣

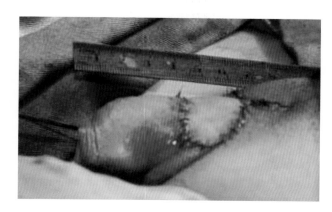

图 14-7　术后侧位观

二、正常人包皮完整的阴茎背侧延长术

对于阴茎长度在正常范围的成年男性，若迫切希望行阴茎延长术以改善生活质量，经过足够的心理干预后，可以考虑行手术。对于这类情况尤须做好手术前阴茎的测量，测量的方法：①在安静的状态下测量，特别注意避免异性的刺激；②三次测量取平均值；③测量背侧长度（背侧阴茎根部到阴茎头尖的距离）、腹侧长度（阴茎阴囊交界处到阴茎头尖的距离）、阴茎下垂时长度、阴茎直立长度；④测量勃起状态的长度，同时也是检测其勃起功能，避免手术后因为阴茎勃起功能而产生的纠纷；⑤最好由专人负责进行。

在询问病史时需要了解其是否做过包皮环切手术，确定采用哪种手术方式。在检查时仔细了解包皮的情况，最好结合阴茎勃起状况。没有做过包皮环切手术、包皮完整者，尚需检查其包皮是否有多余，有多余者可以选择经阴茎根部切口的阴茎延长术和经包皮内板切口的延长术，从解剖结构上说，这是以长就长的方法，用多余的包皮来覆盖释放出来的阴茎海绵体。阴茎根部切口的延长术只需在阴茎根部做一个小弧形切口就可以达到目的，而经包皮内板切口的延长术是通过类似包皮环切的切口来进行，其设计符合整形外科切口隐蔽的原则，因为包皮环切以后的切口是很难看出来的，所以这样的入路可以达到在根部不留下手术痕迹的目的，当然还有一个更重要的目的，就是在阴茎延长的同时，可以行真皮脂肪瓣游离移植的阴茎增粗术，同样也是切口隐蔽，一举两得。但是，有的就诊者虽然没有做过包皮手术，但是包皮并不多余，特别是阴茎勃起状态可以看得更清楚，这时只能通过阴阜切口来行手术，通过阴阜组织的移动来解决释放的海绵体的覆盖，即使这样，对于正常人，手术切口尽量小，创伤尽量小也是需要考虑的。

阴茎背侧延长术的共同问题：

1. 为了保护阴茎海绵体、阴茎背侧浅、深血管，需使用仅暴露深悬韧带的特制拉钩。

2. 为了维持阴茎浅、深悬韧带松解、切断后的延长效果，可以缝合阴茎背侧海绵体白膜，向下牵引。缝合三组牵引线，共同负重，可以承担500g重量，下地行走没有疼痛感觉，也不会撕脱。

（一）经阴茎根部切口的阴茎延长术

经阴茎根部切口的阴茎延长术是利用其多余的包皮来作为释放出来的阴茎海绵体的覆盖，是"以长就长"的方式之一，切口小，可以隐没在阴茎根部的毛发中。

1. 适应证　该法适用于阴茎包皮组织充足，表现为包皮过长者，如果为包茎，需要行远端包皮狭窄处的纵切横缝。

2. 手术方法及步骤

（1）在阴茎根部与耻骨区交界处设计小弧形切口，约 1.5~2cm。

（2）局麻切口，放置导尿管。

（3）沿切口切开，对于皮下首先出现的阴茎背浅血管尽量予以保护。

（4）显露阴茎浅悬韧带，紧靠耻骨将其切断，注意将两侧的精索拉开予以保护。

（5）显露阴茎深悬韧带，部分切断，保护一同走行的阴茎背深静脉，背动脉和阴茎背神经。这一步是手术的关键步骤之一。

（6）将耻骨弓两侧的结缔组织和脂肪组织向中间拉拢缝合。

（7）仔细止血后，留置半管引流，缝合原切口。

3. 术后处理

（1）留置导尿管 5 天。

（2）沙袋压迫耻骨部，防止术区血肿形成。

（3）术后 3 天拔除半管引流。

（二）经包皮内板切口的阴茎延长术

经包皮内板切口的阴茎延长术是通过类似于包皮环切的切口，行延长手术，在耻骨区不留下手术的痕迹，取得很好的效果。但手术的操作有一定难度。

1. 适应证　具备充足的包皮组织，不希望在阴茎根部耻骨区留下手术痕迹，或者同时需要做真皮脂肪瓣游离移植阴茎增粗者。

2. 手术方法及步骤

（1）设计包皮内板切口，放置导尿管。

（2）沿设计切口行局部麻醉，阴茎根部可以行根阻滞麻醉。

（3）沿包皮内板设计切口切开，注意为了保护系带，腹侧切口宜稍靠近端，避开系带。

（4）在浅筋膜和深筋膜之间分离，行包皮脱套。在这一间隙里操作，出血很少。背侧一直分离到阴茎根部，腹侧分离约 1~2 cm 就可以达到良好的显露，但在腹侧操作时，须防止尿道的损伤。

（5）显露阴茎背侧根部的结构，对于皮下首先出现的阴茎背浅血管尽量予以保护。显露阴茎浅悬韧带，紧靠耻骨将其切断，注意将两侧的精索拉开予以保护。显露阴茎深悬韧带，部分切断，保护一同走行的阴茎背深静脉，背动脉和阴茎背神经。这一步是手术的关键步骤之一。

（6）将耻骨联合前下方两侧的结缔组织和脂肪组织向中间拉拢缝合。

（7）仔细止血后，缝合原切口。耻骨部可以缝油纱卷加强贴合。

3. 术后处理

（1）由于阴茎皮肤脱套，所以阴茎的包扎很重要，采用高弹管形网状绷带弹力包扎可以起到很好的压迫作用。

（2）留置导尿管 5 天。

（3）沙袋压迫耻骨部，防止术区血肿形成。

（三）经阴阜切口的阴茎延长术

经阴阜切口的阴茎延长术是通过阴阜组织的移动来解决释放的海绵体的覆盖，包括倒 V、W、M、V-Y、Z 改形等切口设计。

1. 适应证　经阴阜切口的阴茎延长术适应于没有多余包皮组织的正常人，包括包皮切除后的正常人以及阴茎短小者。

2. 手术方法及步骤

（1）在阴阜区设计 W、M 或者倒 V 形切口，我们推荐倒 V 形加 Z 改形切口，在应用中不仅得到纵向的长度，缝合后伤口没有张力。而 Z 改形宜留到最后关闭切口前进行。

（2）局麻切口，放置导尿管。

（3）沿切口切开，对于皮下首先出现的阴茎背浅血管尽量予以保护。

（4）显露阴茎浅悬韧带，紧靠耻骨将其切断，注意将两侧的精索拉开予以保护。

（5）显露阴茎深悬韧带，部分切断，保护一同走行的阴茎背深静脉，背动脉和阴茎背神经。这一步是手术的关键步骤之一。

（6）将耻骨联合前下方两侧的结缔组织和脂肪组织向中间拉拢缝合。

（7）用 2-0 可吸收线缝在离断的阴茎悬韧带的阴茎端，将其缝合固定于阴阜区切口边缘的皮肤，以固定深悬韧带，避免阴茎回缩。

（8）留置半管引流，增加 Z 改形后缝合伤口。

3. 术后处理

（1）留置导尿管 5 天。

（2）沙袋压迫耻骨部，防止术区血肿形成。

（3）术后 3 天拔除半管引流。

（四）包皮切除后的阴茎延长术

包皮切除后，以长就长的方式不能应用，只有动员阴阜的组织来增加阴茎的覆盖。方法同正常人的经阴阜切口的手术。

第三节　阴茎腹侧延长术

阴茎腹侧延长术实际是彻底矫治阴茎的腹侧下弯畸形及多余皮肤堆积畸形，改善阴茎阴囊角度，进而增加阴茎腹侧长度，更好的体现阴茎柱状感。

（一）手术适应证

1. 先天性阴茎腹侧皮肤堆积患者

（1）蹼状阴茎患者。

（2）隐匿阴茎患者。

（3）阴茎阴囊转位患者。

2. 后天性阴茎腹侧皮肤堆积患者

（1）尿道下裂术后阴茎阴囊皮肤粘连患者。

（2）阴茎背侧延长术后导致阴茎腹侧后天性蹼状阴茎患者。

（3）各种后天性因素导致阴茎皮肤短缺、而致阴茎海绵体包埋短缩于阴囊的患者。

（二）手术方法及步骤

1. 在阴茎根部腹侧设计倒 V 形或横弧形切口。

2. 局麻切口，放置导尿管。

3. 沿切口切开，在皮下筋膜层以局麻药做肿胀麻醉处理。

4. 注意保护尿道，松解牵拉阴茎的纤维条索。

5. 将阴囊组织松解放置于正常位置后，创面彻底止血，留置橡皮条引流。

6. 将切口两侧的皮肤、筋膜层分层缝合，做 V-Y 改形或横切纵缝 Z 字成形。

（三）术后处理

1. 留置导尿管 3~5 天。
2. 术后 2 天拔除引流条。

（李　强　李峰永）

第四节　阴阜吸脂阴茎延长术

随着现代人的生活方式改变，饮食营养过剩而运动量不足等导致了人群肥胖症患者的明显增加。对于男性来说，脂肪堆积尤其是下腹部和阴阜部脂肪的堆积可以造成后天性的阴茎短小。对于此类人群，其症状类似于隐匿阴茎患者，及发育正常的阴茎体，由于纤维条索的异常牵拉或过多的脂肪覆盖导致阴茎外露不明显，而被认为是阴茎短小。对于此类患者的治疗首选减肥治疗，通过合理的节食多运动治疗，在脂肪细胞明显减少后，阴茎的外露可以得到明显改善。而不能坚持减肥或由于其他原因导致体重无法下降的患者，则只能通过手术的方式人为的减少阴阜及下腹部的脂肪体积。曾经常用的方法为阴阜区脂肪切除术及腹壁整形术，但这两种方法损伤较重，而且常常合并术后脂肪液化的问题。对于单纯脂肪堆积而无皮肤明显松弛的患者则不太适用。随着脂肪抽吸技术的不断完善，阴阜吸脂手术提供了一个更加微创的手术方式。

（一）手术适应证

1. 单纯性肥胖，皮肤弹性好，无明显皮肤松垂者。
2. 隐匿阴茎伴阴阜区脂肪明显堆积患者。

（二）手术方法及步骤

1. 在阴阜或联合下腹部标记拟吸脂范围，标记两侧精索走形，避免损伤。
2. 在吸脂范围内注入肿胀液，在两侧髂嵴前设计吸脂针眼。
3. 以钝头 3.5 或 4 号吸脂针分层、扇面状吸脂，边回抽边注意引流管内是否有明显出血。
4. 注意保护两侧精索组织，注意吸脂层次一致，吸脂后保留皮下脂肪层约 1cm 厚。
5. 挤出皮下淤积的液体，针眼处不予缝合。
6. 棉垫加压包扎。

（三）术后处理

1. 术后 1 天更换棉垫等外敷料。
2. 术后 2 天开始穿紧身衣，直至术后 3 个月。

（四）肥胖患者阴阜脂肪抽吸辅助阴茎延长术的操作要领

肥胖患者阴阜部堆积的脂肪，将部分阴茎埋藏，使本来就不够长的阴茎更加短小，且给阴茎延长术的操作及伤口愈合带来困难，影响术后效果。因此，肥胖患者的阴阜区吸脂对阴茎延长手术具有一定的帮助。但是由于阴阜区包含精索，解剖有上含有较多的纤维组织，所以在吸脂操作中需要一定的操作技巧，近几年我们在阴茎延长术前行阴阜部脂肪抽吸，取得了很好的手术效果。

手术前要注意患者的全身情况要符合脂肪抽吸适应证，阴阜部明显隆起，掩埋部分阴茎，局部皮肤无破溃及感染病灶。

1. 术前准备　术前清洁皮肤，无需剃阴毛。站立位标记脂肪抽吸范围，主要为整个阴阜部，可向周边适当扩大，这样术后局部平整，术区与周边自然过渡。

2. 手术操作

（1）麻醉：手术可选择的麻醉有局麻、全麻和局麻加镇静麻醉。具体选择何种麻醉，要根据患者对疼痛的耐受程度以及对手术的心理承受情况而定。

（2）肿胀液：肿胀液的配制有多种，一般为 1000ml 生理盐水中加入利多卡因 400~800mg，肾上腺素 1mg，5%碳酸氢钠 10ml。根据采用麻醉方式的不同，选用不同浓度的利多卡因，局麻时，利多卡因可以为 800mg。

（3）吸脂针及针孔位置的选择：因阴阜部脂肪稍致密，可选用直径 2.5 或 3.0mm 的吸脂针。进针孔 2 个，分别选择在两侧方大腿与阴阜交界处，这样切口瘢痕隐蔽，操作方便，可以抽吸到整个手术区域。

（4）手术技术：可采用包括负压、超声以及电子等抽吸方法，由于阴阜部抽吸范围小，多选择负压抽吸，包括负压抽吸机以及注射器负压抽吸。

平卧位，碘附消毒，常规铺巾。将配制好的肿胀液均匀注射于术区皮下脂肪层，至局部皮肤发白变硬。吸脂针自切开的针孔中插入术区皮下脂肪层，由深至浅均匀抽吸，动作要轻柔，切忌粗暴操作，吸脂针的开口最好不要面向皮肤，要防止过度抽吸浅层脂肪，损伤皮肤或局部凹凸不平，注意保留皮下 1cm 厚度的浅层脂肪。

（5）包扎：脂肪抽吸后，局部皮下损伤形成网状腔隙，术后要加压包扎 4~6 天后，继续穿弹力裤局部加压个 1 个月。

3. 术后注意事项　1 周内保持局部清洁，以防感染。术后手术区域稍硬，皮肤麻木，一般 3 个月后恢复。择期行阴茎延长术。

（马桂娥　李峰永　陈威威）

第十五章　尿道下裂临床路径

第一节　概　述

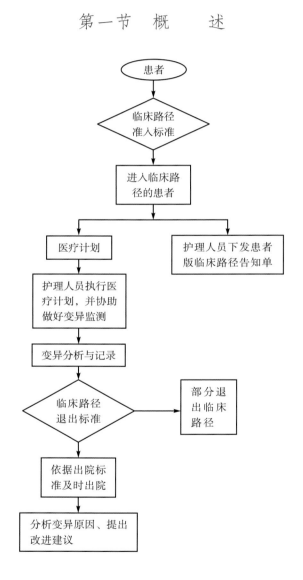

第二节　尿道下裂临床路径标准住院流程

1. 适用对象　第一诊断为先天性尿道下裂和尿道下裂修复术后畸形需要再次手术的患者。
2. 诊断依据
（1）病史：出生后尿道外口异位于阴茎头腹侧至会阴区之间位置。
（2）体格检查：体温、脉搏、心肺查体、嗅觉检查，腹部查体；会阴区查体。

（3）实验室检查：血常规、尿常规；染色体检查。

（4）辅助检查：腹部 B 超检查。

（5）鉴别诊断：与两性畸形进行鉴别，与卡尔曼综合征相鉴别。

3. 治疗方案的选择

（1）诊断明确者：建议手术治疗。

（2）阴茎发育不良者：向患者或家属详细交待病情，建议进行激素治疗，待阴茎进一步发育后在进行手术。

（3）有明确手术禁忌证者：如合并其他严重先天畸形，需要进行相应治疗。

4. 标准住院日为≤10 天。

5. 进入路径标准

（1）第一诊断符合尿道下裂疾病编码。

（2）有手术适应证，无手术禁忌证。

（3）如患有其他疾病，但在住院期间无需特殊处理（检查和治疗），也不影响第一诊断时，亦可进入路径。

6. 术前准备（术前评估）1 天，所必需的检查项目

（1）血常规、尿常规。

（2）凝血功能、肝肾功能。

（3）感染性疾病筛查（乙肝、丙肝、艾滋病、梅毒等）。

（4）心电图。

（5）其他根据病情需要而定：如胸透或胸部 X 线片、腹部超声检查等。

7. 预防性抗菌药物选择与使用时机

（1）按《抗菌药物临床应用指导原则》（卫医发〔2004〕285 号）选择用药。

（2）预防性用药时间为术前 0.5~2 小时内或麻醉开始时（成人儿童有别）。

（3）如手术时间超过 4 小时，加用 1 次。

（4）无特殊情况，术后 24~48 小时内停止使用预防性抗菌药物。

8. 手术日为住院后 1~2 天

（1）麻醉方式：气管插管全麻。

（2）手术方式：区别有无阴茎下弯，先复位后重建尿道。

9. 术后住院恢复≤10 天

（1）术后保留尿管和尿道支撑管。

（2）术后回病房平卧 6 小时，继续补液治疗。

（3）术后 6 小时后，肠功能恢复后即可进无渣饮食。

（4）术后 1 天拔出术区内的引流条。

（5）术后 3 天术区换药。更换敷料和拔出尿管，保留再造尿道支撑管，鼓励患儿饮水和排尿。

（6）术后 7 天拆线拔出尿道支撑管或根据手术方式带管出院。

10. 出院标准（围绕一般情况、切口情况、第一诊断转归）

（1）患者一般情况良好，重建尿道能够正常排尿。

（2）切口愈合良好，没有感染和皮瓣坏死。

11. 有无变异及原因分析

（1）对于合并尿路感染，可以先予抗炎治疗；对于合并其他泌尿系统先天畸形可以行必要检查和评估，介绍到相应科室治疗，如疝气、隐睾、前列腺小囊等。

（2）手术后继发切口感染等并发症，导致围术期住院时间延长与费用增加。

（3）住院后出现其他内、外科疾病需进一步明确诊断，导致住院时间延长与费用增加。

（李　强　张思娅）

第三节　尿道下裂临床路径表单（2012 年第 2 版）

适用对象：第一诊断为尿道下裂，行尿道下裂修复术的患者

患者姓名：_____　性别：_____　年龄：_____　门诊号：_____　住院号：_____

住院日期：____年____月____日　出院日期：____年____月____日　标准住院日：≤10 天

时间	住院第 1~2 天	住院第 2~3 天（手术日）	住院第 3~4 天（术后 1 日）
主要诊疗工作	□病史、家族史、污染接触史及体格检查 □书写病历 □开具化验单 □上级医师查房与术前评估 □初步确定手术方式和日期 上级医师查房 □完成术前准备与术前评估 □根据体检行术前讨论，确定手术方案 □住院医师完成术前小结、上级医师查房记录等病历书写 □签署手术知情同意书 □向患者及家属交待围术期注意事项	□实施手术 □术者完成手术记录 □住院医师完成术后病程记录 □上级医师查房 □向患者及家属交代病情及术后注意事项	□上级医师查房，注意病情变化 □住院医师完成常规病历书写 □注意尿液引流系统通畅 □拔出术区引流条
重点医嘱	**长期医嘱：** □二级护理 □普食 **临时医嘱：** □血、尿、便常规，凝血功能，生化检查 □胸部 X 线片、心电图 □在全麻下行尿道下裂修复术，先复位后重建缺损尿道 □术前禁食水 □预防性抗菌药物应用	**长期医嘱：** □明日无渣饮食 □尿管接袋计量 □会阴区支被架 **临时医嘱：** □全麻术后 □心电监护 □吸氧 □静脉输液	**长期医嘱：** □无渣饮食 **临时医嘱：** □静脉输液（必要时）
主要护理工作	□入院介绍 □入院评估 □指导患者进行相关辅助检查 □术前准备 □术前宣教（提醒患者术前禁食水） □心理护理	□观察患者病情变化 □术后生活护理、疼痛护理 □定时巡视病房	□观察患者病情变化 □定时巡视病房
病情变异记录	□无 □有，原因： 1. 2.	□无 □有，原因： 1. 2.	□无 □有，原因： 1. 2.
护士签名	白班　小夜班　大夜班	白班　小夜班　大夜班	白班　小夜班　大夜班
医师签名			

时间	住院第4~6天（术后第3日）	住院第8~9天 （术后第7日）	至住院第10天 （术后第7~8日）
主要诊疗工作	□上级医师查房，注意病情变化 □住院医师完成常规病历书写 □注意尿液引流量 □术区换药，拔出导尿管	□上级医师查房 □住院医师完成常规病历书写	□上级医师查房，进行手术及切口评估，确定有无手术并发症和切口愈合不良情况，明确是否出院 □完成出院记录、并案首页、出院证明书等，向患者交代出院后的注意事项，如返院复诊的时间、地点，发生紧急情况时的处理等
重点医嘱	**长期医嘱：** □无渣饮食 **临时医嘱：** □停尿管接袋计量	**长期医嘱：** □普食 **临时医嘱：** □切口拆线和拔出尿道支撑管	**出院医嘱：** □出院带药 □确定随访日期
主要护理工作	□观察患者病情变化 □术后生活护理 □术后心理护理 □指导术后功能锻炼	□观察患者病情变化 □术后生活护理 □术后指导（功能锻炼等）	□指导患者术后康复 □出院指导 □协助患者办理出院手续
病情变异记录	□无　□有，原因： 1. 2.	□无　□有，原因： 1. 2.	□无　□有，原因： 1. 2.
护士签名	白班 / 小夜班 / 大夜班	白班 / 小夜班 / 大夜班	白班 / 小夜班 / 大夜班
医师签名			

引自卫生部有关临床路径相关资料

（周　宇　张思娅　陈　文）

附　录

附录 I　尿道下裂手术单元应用器械

器械护士准备手术器械台

一般器械、特殊器械、耗材、无菌单。生理盐水碗、碘附碗。局麻药液碗 2 个

禁止酒精碗上手术器械台

覆盖器械台的无菌单

器械护士打开手术器械台

双手掀开覆盖器械台的无菌单

洗手、穿手术衣

整理手术器械台

预消毒器械

戴手套、平纱布、碘附消毒液——巡回护士供给

阴茎头-包皮内板粘连剥离器械

戴手套、平纱布、碘附消毒液——巡回护士供给

棉签、止血钳

器械护士配合消毒、铺单器械

卵圆钳 4 把、碘附碗。布巾钳 6 把。治疗巾 6 块、绷带、组织钳 3 把。专用布袋（电刀头或电凝镊、吸引器头保护袋）2 个交二助，组织钳固定

一次性手术台上废弃物收集袋——黏结于器械台侧方

摆体位器械

仰卧位，下肢束带固定　骶尾部、双踝及足跟部棉垫　双踝足跟部垫注水手套或特制护垫

常规消毒器械

平纱布　碘附液　卵圆钳

会阴区——纱布、碘附液消毒

口腔区——口腔内纱布、碘附液消毒

面部——挤压后酒精纱布、酒精——临时用时由台下护士提供

铺无菌巾器械

铺无菌巾——以手术野为中心，先大后小，后铺的无菌巾覆盖先铺的无菌巾，逐步缩小覆盖。手术时，最终暴露的手术野只见到最后铺的无菌单

阴囊——肛门、阴囊下方，治疗巾团巾塞入两股之间，遮盖肛门，托起阴囊。三块治疗巾、三把布巾钳

口腔区——不必包头，三块治疗巾、三把布巾钳

麻醉导管——治疗巾-绷带缠绕、组织钳固定

铺无菌巾后手术台与器械台之间连接处遮盖治疗巾

缝合阴茎头支持线器械

儿童——持针钳（14cm 细针）、圆针（5×12　3/8 弧）、3-0 丝线、无损伤镊（16cm 直 头 1.5×2.8）、平纱、止血钳（12.5cm 蚊式 弯全齿）、组织钳（16cm 普通 头宽 5）。干平纱布

成人——持针钳（14cm 粗针）、圆针（8×20　3/8 弧）、1-0 丝线、无损伤镊（16cm 直 头 1.5×2.8）、平纱、止血钳（12.5cm 蚊式 弯全齿）、组织钳（16cm 普通 头宽 5）、干平纱布

阴囊皮肤缝合牵拉支持线器械

持针钳（14cm 粗针）、圆针（8×20　3/8 弧）、1-0 丝线、无损伤镊（16cm 直 头 1.5×2.8）、平纱、止血钳（12.5cm 蚊式 弯全齿）、组织钳（16cm 普通 头宽 5）

丝线支持线自动牵拉弹簧支架、组织钳 2 把

防止阴茎内板皮肤-浅筋膜瓣分离的支持线缝合器械

持针钳（14cm 细针）、圆针（5×12　3/8 弧）、3-0 丝线、无损伤镊（16cm 直 头 1.5×2.8）、平纱、止血钳（12.5cm 蚊式 弯全齿）

防止皮肤-皮下筋膜瓣分离的支持线缝合器械

持针钳（14cm 细针）、圆针（5×12　3/8 弧）、3-0 丝线、无损伤镊（16cm 直 头 1.5×2.8）、平纱、止血钳（12.5cm 蚊式 弯全齿）

阴茎包皮内板皮肤的支持线缝合器械

持针钳（14cm 细针）、圆针（5×12　3/8 弧）、3-0 丝线、无损伤镊（16cm 直 头 1.5×2.8）、平纱、止血钳（12.5cm 蚊式 弯全齿）

．阴茎包皮内板浅筋膜瓣的支持线缝合器械

持针钳（14cm 细针）、圆针（5×12　3/8 弧）、3-0 丝线、无损伤镊（16cm 直 头 1.5×2.8）、平纱、止血钳（12.5cm 蚊式 弯全齿）

切口设计测量器械

皮肤记号笔、酒精棉签（台下巡回护士提供）、干（湿）纱布、钢尺（15cm）

软质导尿管导尿器械

注射器、生理盐水——检查导尿管腔通畅，水囊回流通畅

金属导尿管、硅胶导尿管、液体石蜡棉球、注射器内装液体石蜡棉球、止血钳、手术镊、一次性尿液引流袋、组织钳

局部浸润麻醉器械

局麻药液、注射器、带硅胶管头皮针、干平纱布

局麻药液配制——与台下巡回护士唱答核对

举例：

2% 利多卡因溶液 10ml + 注射用生理盐水 30 ml＝制成 0.5% 利多卡因溶液 40ml

台上器械护士把局麻药液碗用于拿到器械台边，台下巡回护士按医嘱配制加入各种局麻药液，监督观察，搅匀备用

切忌：台上器械护士用注射器抽吸肾上腺素溶液，自行滴入局麻药液内，推出注射器内多余的肾上腺素药液，又用该注射器吸入局麻药液，递与手术者使用

体表皮肤切开器械

干方纱布、手术刀

包皮内外板皮肤切开器械

干方纱布、锋利手术刀（纳米刀或宝石刀）、眼科剪刀、标记笔、缝合支持线

阴囊皮肤切开器械

干方纱布、锋利手术刀（纳米刀或宝石刀）、防止阴囊皮肤–肉膜–浅筋膜分离的支持线缝合

缝合皮肤切口器械

单钩 2 把、标记笔

持针钳、缝合针线、无损伤镊、湿方纱布、直剪线剪刀

预置引流条钢丝导引器

双极电凝器——电凝止血器械

电源插座、输出功率指示确认。助手控制脚踏开关

电刀清洁片、双极电凝镊保护袋、湿纱布

射频刀——电凝止血器械

电源插座、输出功率指示确认、负极板固定、各种插头正误确认

眼科有齿手术镊、电刀清洁片、射频刀头保护袋、湿纱布

缝合结扎止血器械

持针钳、缝合针线、无损伤镊、湿方纱布、直剪线剪刀、结扎丝线、止血钳

嵌线型缝合针线（尼龙线、可吸收线）缝合器械

助手——止血钳、直剪线剪刀、钝圆头单钩

手术者——镶片持针钳（12.5cm 直 细针 0.3）、无损伤镊（16cm 直 头 1.5×2.8）、整形镊（14cm 无钩 头宽 0.8）、整形镊（14cm 无钩 头宽 0.8）

软组织钝性剥离器械

预制纱布花生米、花生米钳、止血钳、牵拉支持线、钝圆头弯剪刀、组织剪刀、有齿整形镊、单钩、甲状腺拉钩、两爪钩、湿纱布、无损伤血管镊、针状拉钩

软组织锐性剥离器械

止血钳、牵拉支持线、手术刀、尖头弯剪刀、组织剪刀、有齿整形镊、单钩、甲状腺拉钩、两爪钩、湿纱布、无损伤血管镊、针状拉钩

探针探查尿道下裂尿道外口器械

神经拉钩（20cm 直形 直角弯圆头 φ0.6×2.5）、探针（16cm，Z20320）、液体石蜡、有槽探针（总长 15cm 头宽 3.5mm）或者（15cm 直）

尿道外口开大器械

设计测量器械、有槽探针（总长 15cm 头宽 3.5mm）或者（15cm 直）、眼用手术剪（10cm 直尖头）、局麻浸润肿胀

膜状尿道探查切开器械

记号笔、神经拉钩（20cm 直形 直角弯圆头 φ0.6×2.5）、探针（16cm，Z20320）、有槽探针（总长 15cm 头宽 3.5mm）或者（15cm 直）、眼科手术镊（10.5cm 无齿）、眼用手术剪（10cm 弯尖头）、5ml 注射器+27G 针头、会阴组局麻药液、局麻浸润肿胀

人工勃起试验器械

带孔阴茎保护板 1 枚、胶管、5mm 宽橡皮条止血带（可以用无菌手套边代替）、止血钳（12.5cm 蚊式 弯全齿）2 把、带针头头皮针管+10ml 注射器+注射用生理盐水。

阴茎手术止血带器械

带孔阴茎保护板 1 枚、胶管、5mm 宽橡皮条止血带（可以用无菌手套边代替）、止血钳（12.5cm 蚊式 弯全齿）2 把

阴茎背侧包皮皮肤-浅筋膜瓣脱套器械

防止阴茎内板皮肤-浅筋膜瓣分离的支持线缝合

设计测量、局麻药液、5ml 注射器+27G 针头。手外科钝圆头弯剪刀。眼科手术镊（10.5cm 有齿）、眼用手术剪（10cm 弯尖头）、针状拉钩 2 把、手术刀片 15#、11#、组织拉钩（5mm 宽甲状腺拉钩）。

阴茎背侧包皮皮肤-浅筋膜瓣血管分布逆光观察器械

手术灯、带聚光罩的强光手电筒

防止阴茎内板皮肤-浅筋膜瓣分离的支持线牵拉、止血钳、标记笔

阴茎背侧包皮皮肤-浅筋膜瓣双分腹侧转移

设计测量。逆光光源、医用针头（25G 外径 0.5mm 长 38mm）、针状拉钩、眼用手术剪（10cm 弯尖头）、湿平纱布、眼科手术镊（10.5cm 有齿）、注射器。防止阴茎内板皮肤-浅筋膜分离的支持线

阴茎背侧包皮皮肤-浅筋膜瓣整体腹侧转移

无损伤镊（16cm 直头宽 1.5×2.8）、眼用手术剪（10cm 直尖头）、手术剪（14cm 直尖）、针状拉钩。防止阴茎内板皮肤-浅筋膜分离的支持线

阴茎背侧包皮皮肤-浅筋膜瓣纽孔成形腹侧转移

测量标记、不锈钢尺

纽孔切口设计、锋利刀片、蚊式止血钳、眼科弯剪刀

纽孔成形腹侧转移后成形尿道的阴茎背侧包皮皮肤-浅筋膜岛状皮肤瓣成形器械

测量、皮肤瓣切口设计、皮肤-浅筋膜瓣支持线、锋利刀片、切开皮肤支持线

阴茎下弯矫直器械

记号笔、5ml 注射器+27G 针头、手术刀片、11#、15#、湿小方纱布、钢尺（15cm）、眼科手术镊（10.5cm 无齿）、眼用手术剪（10cm 弯尖头）、注射针头（25G 外径 0.5mm 长 38mm）、针状拉钩。无损伤镊（16cm 直头 1.5×2.8）、止血钳（12.5cm 蚊式 弯全齿）、电凝止血

阴茎头下曲矫直器械

记号笔、5ml 注射器+27G 针头、手术刀片、11#、15#、湿小方纱布、钢尺（15cm）、眼科手术镊（10.5cm 无齿）、眼用手术剪（10cm 弯尖头）、注射针头（25G 外径 0.5mm 长 38mm）、针状拉钩。无损伤镊（16cm 直头 1.5×2.8）、止血钳（12.5cm 蚊式 弯全齿）

阴茎白膜折叠缝合固定器械

手术刀、5ml 注射器+27G 针头、局麻肿胀药液、眼用手术剪（10cm 弯圆头）

止血钳（12.5cm 蚊式 弯全齿）、橡皮片、持针钳（14cm 粗针）、圆针—爱惜帮缝合针线、无损伤镊（16cm 直头 1.5×2.8）。

阴茎头内隧道成形扩大器械

5ml 注射器+27G 针头、会阴组局麻药液、眼用手术剪（10cm 弯尖头）

隧道扩大板、手术刀片 12#（柳叶刀）、止血钳（12.5cm 蚊式 弯全齿）

阴茎头内隧道成形扩板

阴茎头翼状瓣成形器械

不锈钢尺、记号笔。无损伤镊（16cm 直头宽 1.5×2.8）、眼用手术剪（10cm 直尖头）、手术剪（14cm 直尖）、针状拉钩。防止阴茎内板皮肤-浅筋膜分离的支持线。手术刀片 15#、11#、电凝止血、阴茎翼状瓣支持线

阴茎头翼状瓣成形阴茎头——新尿道外口成形器械

不锈钢尺、记号笔。阴茎头翼状瓣支持线器械持针钳（14cm 细针）、圆针（5×12 3/8 弧）、3-0 丝线、无损伤镊（16cm 直头 1.5×2.8）、平纱、止血钳（12.5cm 蚊式 弯全齿）

镶片持针钳（12.5cm 直 细针 0.3）、圆针 6-0 单乔可吸收缝合线（MONOCRYL）、整形镊（14cm 无钩 头宽 0.8）、整形镊（14cm 无钩 头宽 0.8）

持针钳（14cm 细针）、角针 5-0 聚丙烯不可吸收缝合线（普理灵/PROLENE）、无损伤镊（16cm 直头 1.5×2.8）、双孔纽扣 2 枚、快薇乔缝合针线

阴茎头再造尿道外口成形器械

记号笔、5ml 注射器+27G 针头、会阴组局麻药液、手术刀片 11#、湿纱布、眼用手术剪（10cm 弯尖头）、手术剪（14cm 直尖）

镶片持针钳（12.5cm 直 细针 0.3）、圆针 6-0 单乔可吸收缝合线（MONOCRYL）、整形镊（14cm 无钩 头宽 0.8）、整形镊（14cm 无钩 头宽 0.8）、快薇乔缝合线

显露原尿道外口及尿道远侧段器械

设计测量、5ml 注射器+27G 针头、会阴组局麻药液、导尿管、眼用手术剪（10cm 弯尖头）、针状拉钩。止血钳（12.5cm 蚊式 弯全齿）、手术刀片 15#。

阴茎腹侧筋膜挛缩松解器械

眼用手术剪（10cm 弯尖头）、针状拉钩。止血钳（12.5cm 蚊式 弯全齿）、手术刀片 15#、纱布花生米及花生米钳、ellman 射频电刀

阴茎皮下隧道-阴茎头内隧道尿道外口成形器械

10ml 注射器及 21G 针头、局麻药液、手术刀片 15#、12#、11#、导尿管、带孔探针、持针钳（14cm 粗针）、圆针（8×20 3/8 弧）、1-0 丝线、无损伤镊（16cm 直头 1.5×2.8）、平纱、组织钳（16cm 普通 头宽 5）、止血钳（12.5cm 蚊式 弯全齿）。

软弹带侧孔再造尿道硅胶支撑管、导尿管管径测量尺。

包皮内板皮肤片切取器械

设计测量、持针钳（14cm 细针）、圆针（5×12 3/8 弧）、3-0 丝线、无损伤镊（16cm 直 头 1.5×2.8）、平纱、止血钳（12.5cm 蚊式 弯全齿）、手术刀片 15#、钢尺（15cm）

阴囊皮肤片切取器械

纱布、持针钳（14cm 细针）、圆针（5×12 3/8 弧）、3-0 丝线、无损伤镊（16cm 直头 1.5×2.8）、止血钳（12.5cm 蚊式 弯全齿）4 把。标记笔。牵拉支持线、手术刀片 15#圆、阴囊皮肤片切取器

阴股沟—阴囊皮肤片切取器械

纱布、持针钳（14cm 细针）、圆针（5×12 3/8 弧）、3-0 丝线、无损伤镊（16cm 直头 1.5×2.8）、止血钳（12.5cm 蚊式 弯全齿）4 把。标记笔。牵拉支持线、手术刀片 15#圆、阴囊皮肤片切取器

口腔颊黏膜切取器械

设计测量

持针钳（14cm 细针）、圆针（5×12 3/8 弧）、3-0 丝线、无损伤镊（16cm 直头 1.5×2.8）、止血钳（12.5cm 蚊式 弯全齿）4 把。指环套切取板。黏膜牵拉支持线、甲状腺组织拉钩、50ml 不锈钢杯、眼用手术剪（10cm 弯尖头）。开口器、口腔黏膜片切取器

舌黏膜切取器械

设计测量

舌牵拉支持线、持针钳（14cm 粗针）、圆针（8×20 3/8 弧）、1-0 丝线、无损伤镊（16cm 直

头 1.5×2.8）、平纱、组织钳（16cm 普通 头宽 5）、止血钳（12.5cm 蚊式 弯全齿）

持针钳（14cm 细针）、圆针（5×12 3/8 弧）、3-0 丝线、无损伤镊（16cm 直头 1.5×2.8）、止血钳（12.5cm 蚊式 弯全齿）4 把。标记笔。指环套切取板。黏膜牵拉支持线、甲状腺组织拉钩、50ml 不锈钢杯、眼用手术剪（10cm 弯尖头）。开口器、口腔黏膜片切取器

唇黏膜切取器械

设计测量

唇牵拉支持线——持针钳（14cm 粗针）、圆针（8×20 3/8 弧）、1-0 丝线、无损伤镊（16cm 直头 1.5×2.8）、平纱、组织钳（16cm 普通 头宽 5）、止血钳（12.5cm 蚊式 弯全齿）

持针钳（14cm 细针）、圆针（5×12 3/8 弧）、3-0 丝线、无损伤镊（16cm 直头 1.5×2.8）、止血钳（12.5cm 蚊式 弯全齿）4 把。标记笔。指环套切取板。黏膜牵拉支持线、甲状腺组织拉钩、50ml 不锈钢杯、眼用手术剪（10cm 弯尖头）、开口器

阴囊中隔岛状皮肤瓣掀起与成形器械

设计测量

纱布花生米、花生米钳、持针钳（14cm 细针）、角针 5-0 聚丙烯不可吸收缝合线（普理灵/PRO-LENE）、无损伤镊（16cm 直头 1.5×2.8）、眼用手术剪（10cm 直尖头）、手术剪（14cm 直尖）、角针（5×12 3/8 弧）、3-0 丝线、止血钳（12.5cm 蚊式 弯全齿）、双极电凝器，湿纱布、纱布、整形镊（14cm 有钩 头宽 0.8）

防止阴茎内板皮肤-浅筋膜分离的支持线缝合器械持针钳（14cm 细针）、圆针（5×12 3/8 弧）、3-0 丝线、无损伤镊（16cm 直头 1.5×2.8）、平纱、止血钳（12.5cm 蚊式 弯全齿）

阴囊中隔飞蝉状岛状皮肤瓣-皮片掀起与成形器械

纱布花生米、花生米钳、持针钳（14cm 细针）、角针 5-0 聚丙烯不可吸收缝合线（普理灵/PRO-LENE）、无损伤镊（16cm 直头 1.5×2.8）、眼用手术剪（10cm 直尖头）、手术剪（14cm 直尖）、角针（5×12 3/8 弧）、3-0 丝线、止血钳（12.5cm 蚊式 弯全齿）。双极电凝器，湿纱布、纱布、整形镊（14cm 有钩 头宽 0.8）、镶片持针钳（12.5cm 直 细针 0.3）、角针 6-0 单乔可吸收缝合线（MONOCRYL）、防止阴茎内板皮肤-浅筋膜分离的支持线缝合器械持针钳（14cm 细针）、圆针（5×12 3/8 弧）、3-0 丝线、无损伤镊（16cm 直头 1.5×2.8）、平纱、止血钳（12.5cm 蚊式 弯全齿）

双侧牛角型阴茎皮肤瓣带蒂转移重建尿道腹侧半器械

防止阴茎内板皮肤-浅筋膜分离的支持线缝合器械

持针钳（14cm 细针）、圆针（5×12 3/8 弧）、3-0 丝线、无损伤镊（16cm 直头 1.5×2.8）、平纱、止血钳（12.5cm 蚊式 弯全齿）

镶片持针钳（12.5cm 直 细针 0.3）、角针 6-0 单乔可吸收缝合线（MONOCRYL）、无损伤镊（16cm 直头 1.5×2.8）、手术剪（14cm 直尖）。止血钳（12.5cm 蚊式 弯全齿）、带孔探针

分叉尿道海绵体联合阴茎皮肤瓣掀起及成形尿道器械

防止阴茎内板皮肤-浅筋膜分离的支持线缝合器械

持针钳（14cm 细针）、圆针（5×12 3/8 弧）、3-0 丝线、无损伤镊（16cm 直头 1.5×2.8）、平纱、止血钳（12.5cm 蚊式 弯全齿）

镶片持针钳（12.5cm 直 细针 0.3）、角针 6-0 单乔可吸收缝合线（MONOCRYL）、无损伤镊（16cm 直头 1.5×2.8）、手术剪（14cm 直尖）。止血钳（12.5cm 蚊式 弯全齿）、带孔探针。手术刀片 15#、12#、11#、针状拉钩 2 枚

包皮内板岛状皮瓣成形器械

记号笔、会阴组局麻药液、5ml 注射器+27G 针头。眼科手术镊（10.5cm 有齿）、眼用手术剪

（10cm 弯尖头）、针状拉钩 2 把、手术刀片 15#、11#、组织拉钩（5mm 宽甲状腺拉钩）。手外科钝圆头弯剪刀

防止阴茎内板皮肤－浅筋膜分离的支持线缝合器械

持针钳（14cm 细针）、圆针（5×12　3/8 弧）、3-0 丝线、无损伤镊（16cm 直头 1.5×2.8）、平纱、止血钳（12.5cm 蚊式 弯全齿）

尿道口蒂岛状皮瓣成形器械

记号笔、会阴组局麻药液、5ml 注射器+27G 针头、眼科手术镊（10.5cm 有齿）、眼用手术剪（10cm 弯尖头）、针状拉钩 2 把、手术刀片 15#、11#、组织拉钩（5mm 宽甲状腺拉钩）。手外科钝圆头弯剪刀

防止阴茎内板皮肤－浅筋膜分离的支持线缝合器械

持针钳（14cm 细针）、圆针（5×12　3/8 弧）、3-0 丝线、无损伤镊（16cm 直头 1.5×2.8）、平纱、止血钳（12.5cm 蚊式 弯全齿）

尿道口蒂牛角状皮瓣成形器械

记号笔、会阴组局麻药液、5ml 注射器+27G 针头、眼科手术镊（10.5cm 有齿）、眼用手术剪（10cm 弯尖头）、针状拉钩 2 把、手术刀片 11#、组织拉钩（5mm 宽甲状腺拉钩）。手外科钝圆头弯剪刀、不锈钢尺

防止阴茎内板皮肤－浅筋膜分离的支持线缝合器械

持针钳（14cm 细针）、圆针（5×12　3/8 弧）、3-0 丝线、无损伤镊（16cm 直头 1.5×2.8）、平纱、止血钳（12.5cm 蚊式 弯全齿）

膀胱穿刺造瘘器械

膀胱内注水、穿刺定位

记号笔、不锈钢尺、导尿管、注射器+针头、局麻药液、生理盐水、纱布、手术刀片 11#

膀胱穿刺造瘘器、尿液引流袋

组织钳、膀胱穿刺造瘘留置管——膀胱穿刺造瘘留置管缝合固定

持针钳（14cm 粗针）、圆针（8×20　3/8 弧）、1-0 丝线、无损伤镊（16cm 直头 1.5×2.8）、直剪线剪刀、液体石蜡

会阴尿道穿刺造瘘器械

记号笔、不锈钢尺、导尿管、注射器+针头、局麻药液、生理盐水、纱布、手术刀片 11#

会阴穿刺造瘘器、会阴穿刺造瘘留置导尿管、尿液引流袋

组织钳、会阴穿刺造瘘留置导尿管——会阴穿刺造瘘留置管缝合固定

持针钳（14cm 细针）、圆针（5×12　3/8 弧）、3-0 丝线、无损伤镊（16cm 直头 1.5×2.8）、止血钳（12.5cm 蚊式 弯全齿）4 把、直剪线剪刀、液体石蜡

尿道外口狭窄切开植皮器械

管腔后壁缝合片状带孔导引器、镶片持针钳（12.5cm 直 细针 0.3）、角针 6-0 单乔可吸收缝合线（MONOCRYL）、无损伤镊（16cm 直头 1.5×2.8）、手术剪（14cm 直尖）

阴茎背侧皮肤切开松解皮片游离移植缝线包压法

手术刀片 15#、持针钳（14cm 细针）、圆针（5×12　3/8 弧）、3-0 丝线、无损伤镊（16cm 直头 1.5×2.8）、止血钳（12.5cm 蚊式 弯全齿）4 把、直剪线剪刀

凡士林油纱布、凡士林油纱布条、干碎纱布、平纱布

小尿瘘修复手术器械

带孔探针、双股钢丝环、丝线、镶片持针钳（12.5cm 直 细针 0.3）、圆针 6-0 单乔可吸收缝合线

（MONOCRYL）、整形镊（14cm 有钩 头宽 0.8）、角针 5-0 聚丙烯不可吸收缝合线（普理灵/PRO-LENE）

再造尿道防瘘层阴茎浅筋膜瓣成形器械

缝线扣（直径<1cm）、记号笔、27G 注射针头、眼用手术剪（10cm 弯尖头）、注射针头（25G 外径 0.5mm 长 38mm）、针状拉钩 2 把、直圆针、角针 5-0 聚丙烯不可吸收缝合线（普理灵/PRO-LENE）

防止阴茎内板皮肤-浅筋膜分离的支持线缝合器械持针钳（14cm 细针）、圆针（5×12　3/8 弧）、3-0 丝线、无损伤镊（16cm 直 头 1.5×2.8）、平纱、止血钳（12.5cm 蚊式 弯全齿）

冠状沟浅筋膜瓣防瘘层嵌入缝合器械

缝线扣（直径<1cm）、镶片持针钳（12.5cm 直 细针 0.3）、角针 5-0 聚丙烯不可吸收缝合线（普理灵/PROLENE）、18cm 双圆头刺探针（长 180mm 直径 1.6mm）、直圆针

防止阴茎内板皮肤-浅筋膜分离的支持线缝合器械持针钳（14cm 细针）、圆针（5×12　3/8 弧）、3-0 丝线、无损伤镊（16cm 直 头 1.5×2.8）、平纱、止血钳（12.5cm 蚊式 弯全齿）

睾丸鞘膜瓣掀起转移成形防瘘层嵌入缝合器械

防止阴茎内板皮肤-浅筋膜分离的支持线缝合器械持针钳（14cm 细针）、圆针（5×12　3/8 弧）、3-0 丝线、无损伤镊（16cm 直 头 1.5×2.8）、平纱、止血钳（12.5cm 蚊式 弯全齿）

整形镊（14cm 无钩 头宽 0.8）、眼科手术镊（10.5cm 有齿）、眼用手术剪（10cm 直尖头）、针状拉钩、眼用手术剪（10cm 弯尖头）、止血钳（12.5cm 蚊式 弯全齿）。针钩

缝线扣（直径<1cm）、镶片持针钳（12.5cm 直 细针 0.3）、角针 5-0 聚丙烯不可吸收缝合线（普理灵/PROLENE）、18cm 双圆头刺探针（长 180mm 直径 1.6mm）、直圆针、镶片持针钳（12.5cm 直 细针 0.3）、6-0 圆针单乔可吸收缝合线（MONOCRYL）、整形镊（14cm 有钩 头宽 0.8）

阴茎背侧浅筋膜瓣剥离形成防尿瘘层器械

防止阴茎内板皮肤-浅筋膜分离的支持线缝合器械持针钳（14cm 细针）、圆针（5×12　3/8 弧）、3-0 丝线、无损伤镊（16cm 直 头 1.5×2.8）、平纱、止血钳（12.5cm 蚊式 弯全齿）。

记号笔、5ml 注射器+27G 针头、局麻药液、针状拉钩、手术刀片 15#、钢尺（15cm）。

整形镊（14cm 无钩 头宽 0.8）、眼科手术镊（10.5cm 有齿）、眼用手术剪（10cm 直尖头）、针状拉钩、眼用手术剪（10cm 弯尖头）、止血钳（12.5cm 蚊式 弯全齿）。

记号扣（直径<1cm）、镶片持针钳（12.5cm 直 细针 0.3）、角针 5-0 聚丙烯不可吸收缝合线（普理灵/PROLENE）、18cm 双圆头刺探针（长 180mm 直径 1.6mm）、直圆针、镶片持针钳（12.5cm 直 细针 0.3）、圆针 6-0 单乔可吸收缝合线（MONOCRYL）、整形镊（14cm 有钩 头宽 0.8）

尿道板重建器械

同阴茎背侧皮肤切开松解皮片游离移植缝线包压法器械

应用重建尿道板卷管法尿道成形器械

同皮瓣-皮瓣缝合成形尿道器械

脱套的阴茎皮瓣旋转覆盖阴茎创面器械

持针钳（14cm 细针）、角针 5-0 聚丙烯不可吸收缝合线（普理灵/PROLENE）、无损伤镊（16cm 直 头 1.5×2.8）、眼用手术剪（10cm 直尖头）、手术剪（14cm 直尖）、角针（5×12 3/8 弧）、3-0 丝线、镶片持针钳（12.5cm 直 细针 0.3）、圆针 6-0 聚丙烯不可吸收缝合线（普理灵/PROLENE）、双孔纽扣（直径 1cm）、针状拉钩。镶片持针钳（12.5cm 直 细针 0.3）、圆针 6-0 单乔可吸收缝合线（MONOCRYL）、整形镊（14cm 无钩 头宽 0.8）、整形镊（14cm 有钩 头宽 0.8）

皮瓣-皮瓣缝合成形尿道器械

记号笔、镶片持针钳（12.5cm 直 细针 0.3）、圆针 6-0 单乔可吸收缝合线（MONOCRYL）、整形镊（14cm 无钩 头宽 0.8）、整形镊（14cm 无钩 头宽 0.8）、眼用手术剪（10cm 直尖头）。持针钳（14cm 细针）、圆针（5×12 3/8 弧）、3-0 丝线、止血钳（12.5cm 蚊式 弯全齿）。隧道内用带孔导线板/杆状带孔导引器、干/湿小方纱布、湿鱼纱、双股钢丝环、一端带孔尿道探针（长 160mm 直径 1.5mm）、圆头带孔导引针、导尿管外径测量尺、直杆状圆锥形头探针、无损伤血管镊、软弹带侧孔再造尿道硅胶支撑管

皮片/黏膜片游离移植全尿道成形手术器械

湿小方纱布、钢尺、眼科手术镊（10.5cm 无齿）、眼用手术剪（10cm 弯尖头）、针状拉钩。钢尺（15cm）。镶片持针钳（12.5cm 直 细针 0.3）、圆针 6-0 单乔可吸收缝合线（MONOCRYL）、整形镊（14cm 无钩 头宽 0.8）、无损伤镊（16cm 直头 1.5×2.8）、眼用手术剪（10cm 直尖头）、软弹带侧孔再造尿道硅胶支撑管

黏膜/皮片游离移植重建尿道阴茎白膜背侧半器械

镶片持针钳（12.5cm 直 细针 0.3）、角针 6-0 单乔可吸收缝合线（MONOCRYL）、无损伤镊（16cm 直 头 1.5×2.8）、手术剪（14cm 直尖）

尿道板切开镶嵌植皮器械

镶片持针钳（12.5cm 直 细针 0.3）、角针 6-0 单乔可吸收缝合线（MONOCRYL）、无损伤镊（16cm 直 头 1.5×2.8）、手术剪（14cm 直尖）

耦合成形尿道（再造尿道岛状皮瓣/黏膜皮片缝接）器械

镶片持针钳（12.5cm 直 细针 0.3）、圆针 6-0 单乔可吸收缝合线（MONOCRYL）、整形镊（14cm 无钩 头宽 0.8）、整形镊（14cm 无钩 头宽 0.8）、眼用手术剪（10cm 直尖头）。持针钳（14cm 细针）、圆针（5×12 3/8 弧）、3-0 丝线、止血钳（12.5cm 蚊式 弯全齿）。隧道内用带孔导线板/杆状带孔导引器。干/湿小方纱布、湿鱼纱、双股钢丝环、一端带孔尿道探针（长 160mm 直径 1.5mm）、圆头带孔导引针、导尿管外径测量尺、直杆状圆锥形头探针。带孔探针、圆头带孔导引针。钢尺（15cm）、标记笔、医用针头（25G 外径 0.5mm 长 38mm）、针状拉钩。

再造尿道岛状皮瓣远端穿过阴茎头内隧道器械

眼用手术剪（10cm 直尖头）、眼科手术镊（10.5cm 有齿）、止血钳（12.5cm 蚊式 弯全齿）。带孔探针、牵拉支持线、直径 0.3mm 双股钢丝套环、两端钝圆无损伤针（外径 2mm，长 70，孔 1×18mm）、圆尖后带孔板式埋没导引缝合器（4 枚 1 套，板厚 1mm，宽 2、4、6、8mm，长 150mm，孔长 20mm，孔边 1mm）

留置导尿管及尿液引流系统器械

5ml 注射器内装生理盐水、软弹带侧孔再造尿道硅胶支撑管、能够顺利通过支撑管的导尿管、尿液引流袋、组织钳、5ml 注射器内装液体石蜡棉球、留置导尿（10 号以下导尿管）器械或留置导尿（12 号以上导尿管）器械

放置再造尿道软弹带侧孔硅胶支撑管器械

软弹带侧孔再造尿道硅胶支撑管、缝线扣（直径<1cm）、镶片持针钳（12.5cm 直 细针 0.3）、角针 5-0 聚丙烯不可吸收缝合线（普理灵/PROLENE）、无损伤镊（16cm 直 头 1.5×2.8）、手术剪（14cm 直尖）。直杆状圆锥形头探针

准备插入导尿管器械 5ml 注射器内装生理盐水、6#导尿管、钢尺（15cm）、持针钳（14cm 细针）、圆针（5×12 3/8 弧）、3-0 丝线、5ml 注射器内装液体石蜡棉球、18cm 双圆头刺探针（长 180mm 直径 1.6mm）或直探针

尿道扩张，软弹带侧孔支撑管/导尿管尿液引流置入器械

探针：16cm 探针（Z20320）、18cm 双圆头刺探针（J50290 长 180mm 直径 1.6mm）

尿道探子器械：尿道探子弯形（一套）、成套直尿道探子（一套）

导尿管：尖端正中带孔、尖后侧孔直金属导尿管或尖端正中带孔、尖后侧孔弯金属导尿管

介入导丝（加强导丝，amplatz super stiff 导丝）

尖端正中带孔、尖后侧孔软质导尿管-硅胶单腔导尿管器械 6、8、10、12、14、16 Fr/Ch

输液器、头皮针管、止血钳、手术镊、注射器、生理盐水、导尿管、支撑管的外径测量尺、一次性使用引流袋（1000 ml）、软弹硅胶带侧孔尿道支撑管、小玻璃瓶内装医用轻质液体石蜡棉球、组织钳

阴茎/阴囊创口缝合及其内部引流条放置器械

针状拉钩 2 枚、记号笔、持针钳（14cm 细针）、角针 5-0 聚丙烯不可吸收缝合线（普理灵/PROLENE）、圆针 6-0 可吸收缝合线、整形镊（14cm 有钩 头宽 1）2 把、无损伤镊（16cm 直头 1.5×2.8）、干纱布、止血钳（12.5cm 蚊式 弯全齿）2 把、橡皮引流条、丝线、双股钢丝环引流条导入器 2 枚

困难导尿器械

尖端正中带孔、尖后侧孔直金属导尿管或尖端正中带孔、尖后侧孔弯金属导尿管

介入导丝（加强导丝，amplatz super stiff 导丝）

尖端正中带孔、尖后侧孔软质导尿管-硅胶单腔导尿管器械 6、8、10、12、14、16 Fr/Ch

输液器、头皮针管、止血钳、手术镊、10ml 注射器、生理盐水、软质导尿管、支撑管、金属导尿管、尿道探子、探针、外径测量尺、液体石蜡、注射器内装液体石蜡棉球、尿液引流袋、止血钳、无损伤镊、固定用组织钳

阴茎腹侧延长手术器械

记号笔、手术刀片 15#、纱布花生米、花生米钳、持针钳（14cm 细针）、角针 5-0 聚丙烯不可吸收缝合线（普理灵/PROLENE）、无损伤镊（16cm 直头 1.5×2.8）、眼用手术剪（10cm 直尖头）、手术剪（14cm 直尖）、角针（5×12 3/8 弧）、3-0 丝线、止血钳（12.5cm 蚊式 弯全齿）。双极电凝器，湿纱布、纱布、整形镊（14cm 有钩 头宽 0.8）

阴茎术后弹力包扎、与阴阜皮肤缝合固定器械

手术剪（14cm 直尖）、软聚硅酮伤口接触层敷料（美皮贴/Mepitel 5 cm×7.5 cm）；整形镊（14cm 有钩 头宽 1）2 把、止血钳（12.5cm 蚊式 弯全齿）2 把、组织钳（16cm 普通 头宽 5）、高弹管形网状绷带安放器、高弹管形网状绷带（保易网/Stülpa-fix 规格 2 9325420）；

水纱布、干纱布、平纱布、整形镊（14cm 无钩 头宽 0.8）、高弹管形网状绷带（保易网/Stülpa-fix 规格 1 9325411）；中弯止血钳、持针钳（14cm 细针）、角针 5-0 聚丙烯不可吸收缝合线（普理灵/PROLENE）、无损伤镊（16cm 直头 1.5×2.8）、眼用手术剪（10cm 直尖头）、整形镊（14cm 无钩 头宽 0.8）、眼科手术镊（10.5cm 有齿）、圆针（5×12 3/8 弧）、3-0 丝线

引流条制备

手术剪（14cm 直尖）、止血钳（12.5cm 蚊式弯全齿）3 把、无损伤镊（16cm 直头 1.5×2.8）、带包装纸手套

蹼状阴茎矫正、阴茎阴囊转位矫治、阴囊分裂矫治器械

三者所用器械类似

记号笔、不锈钢尺、手术刀、会阴组局麻药液、5ml 注射器+27G 针头。眼科手术镊（10.5cm 有齿）、眼用手术剪（10cm 弯尖头）、针状拉钩 2 把、手术刀片 15#、组织拉钩（甲状腺拉钩）。手外科钝圆头弯剪刀

防止阴茎阴囊皮肤－浅筋膜（肉膜）分离的支持线缝合器械：持针钳（14cm 细针）、圆针（5× 12 3/8 弧）、3-0 丝线、无损伤镊（16cm 直头 1.5×2.8）、平纱、止血钳（12.5cm 蚊式 弯全齿）

单蒂或双蒂阴茎皮瓣带蒂转移、单蒂或双蒂阴囊皮瓣带蒂转移器械

二者所用器械类似。双蒂优于单蒂

记号笔、不锈钢尺、手术刀、会阴组局麻药液、5ml 注射器+27G 针头。眼科手术镊（10.5cm 有齿）、眼用手术剪（10cm 弯尖头）、针状拉钩 2 把、手术刀片 15#、组织拉钩（甲状腺拉钩）。手外科钝圆头弯剪刀

防止阴茎阴囊皮肤－浅筋膜（肉膜）分离的支持线缝合器械：持针钳（14cm 细针）、圆针（5× 12 3/8 弧）、3-0 丝线、无损伤镊（16cm 直头 1.5×2.8）、平纱、止血钳（12.5cm 蚊式 弯全齿）

阴股沟皮管成形器械

不使用含有肾上腺素的局麻药液。针状拉钩 2 枚、记号笔、持针钳（14cm 细针）、角针 5-0 聚丙烯不可吸收缝合线（普理灵/PROLENE）、圆针 6-0 可吸收缝合线、整形镊（14cm 有钩 头宽 1）2 把、无损伤镊（16cm 直头 1.5×2.8）、干纱布、止血钳（12.5cm 蚊式 弯全齿）2 把、橡皮引流条、丝线、双股钢丝环引流条导入器 2 枚

锋利手术刀、电凝止血

阴股沟皮管延迟器械

不使用含有肾上腺素的局麻药液。针状拉钩 2 枚、标记笔、持针钳（14cm 细针）、角针 5-0 聚丙烯不可吸收缝合线（普理灵/PROLENE）、圆针 6-0 可吸收缝合线、整形镊（14cm 有钩 头宽 1）2 把、无损伤镊（16cm 直头 1.5×2.8）、干纱布、止血钳（12.5cm 蚊式 弯全齿）2 把、橡皮引流条、丝线、双股钢丝环引流条导入器 2 枚

锋利手术刀、电凝止血。

阴股沟皮管血运训练及夹蒂试验

阴股沟皮管血运训练：手指捏紧欲转移的皮管蒂部，开始每次 1 分钟，每日两次，继而逐日增加，每次 2 分钟、3 分钟、4 分钟、5 分钟，观察皮管的血运、颜色、软硬度、温度有无变化

夹蒂试验：使用套胶管的肠钳，一扣夹住欲转移的皮管蒂部，开始每次 10 分钟，每日 1 次，继而逐日增加，每次 20 分钟、30 分钟、1 小时，直至连续 4 小时。观察皮管的血运、颜色、软硬度、温度有无变化

阴股沟皮管断蒂转移

用绷带逆行设计，选择皮管转移受床点

不使用含有肾上腺素的局麻药液。针状拉钩 2 枚、记号笔、持针钳（14cm 细针）、角针 5-0 聚丙烯不可吸收缝合线（普理灵/PROLENE）、圆针 6-0 可吸收缝合线、整形镊（14cm 有钩 头宽 1）2 把、无损伤镊（16cm 直头 1.5×2.8）、干纱布、止血钳（12.5cm 蚊式 弯全齿）2 把、橡皮引流条、丝线、双股钢丝环引流条导入器 2 枚、锋利手术刀、电凝止血

（李森恺　赵　阳　刘立强）

附录 II 外科换药

换药为外科手术后必不可少的治疗过程，医患共明。换药实名俗称，对于患者，对于创口，并不总是有药可换，更多的时候是无药可换。换药的目的是：检查伤口，清洁、消毒，更新敷料，促进伤口愈合，减少患者痛苦，缓解心理压力。

我多次跟随导师宋儒耀、李式瀛教授换药，也多次聆听乔吟梅老护士长告诉我，当年桂世礽大夫是如何进行换药操作的。回忆、升华，借机奉献，待有缘人传承。

整形外科换药原则

1. 重视原则 老一辈专家极其重视本人手术后患者的换药，往往亲自动手，或者是放手不放眼。目的是了解术后创口情况、了解手术效果。换药操作是否规范对于手术的成功与否具有重要作用。

2. 一般原则 在换药室护士配合下，换药医师自行准备换药耗材和器械。换药者在换药后及时清理、归位用品和医疗垃圾。医师与护士忌穿便服参与换药。换药室另备医疗垃圾收集盘。不管结果是否理想，及时拍照记录，尤其是要记录下不理想的结果。

3. 患者心理保护原则 不论创口如何，换药操作者均镇定自若，不大惊小怪，对患者多鼓励，少不良刺激。让患者感觉到对他（她）很尊重。不是敷衍了事。痛与不痛均应提示。给患者以信心。不给患者造成语音和动作以及污染敷料的恶性刺激。如有第三者在场，勿忘说：换药配合得好、伤口愈合好、手术效果好等赞美语言，增强患者的信心。告知注意事项和下次换药时间。

4. 无菌原则 换药操作者的隔离衣、口罩、帽子穿戴要齐全。洗手后，根据创口需要决定是否戴手套：感染创口必须戴手套；清洁创口可以不戴手套。

5. 不浪费与节约原则 首选最有效的、有利于创口愈合、减少患者痛苦的耗材使用。科技不断进步，耗材与设备不断更新，用到该用之处，用多少，准备、取用多少，均不能算浪费。最后换药车、换药盘内没有积留遗弃的未用耗材。纱布、棉球等耗材的使用，以足够为度，不要大材小用。该用则用，不该用，绝对不用。

6. 器械与耗材的逆行准备、顺行取用原则 根据创口大小、需要，准备耗材。如纱布大小、棉球大小与多少。根据换药操作顺序，最后使用的耗材，如棉垫先放到换药盘最底层，大纱布、小纱布、接触创口的特殊敷料、棉球，依次上码。换药操作时，最先使用的耗材与器械，放到最方便取用的换药盘中。

7. 换药的不接触原则 实质为无菌原则。

换药操作者位置：右手持换药镊靠近患者创口，左手持换药镊靠近打开的、备有换药耗材的换药包及换药盘。右手的换药镊夹持的纱布或棉球只接触患者创口，用过的棉球、纱布，取出的引流条、剪下的线头等放到收集盘内，不准到换药包及换药盘内去夹取敷料；左手的换药镊只在打开的换药包及换药盘内夹取敷料，传递到右手的换药镊，不准接触到创口。

8. 第三者原则 在换药室的换药操作，必须有第三者在场。目的是：①协助换药操作；②见证。避免性骚扰指控，尤其是当男医生给女患者换药时，或者是女医生给男患者换药时，绝对不可以只有两个人单独在换药室内。

9. 环境保护原则 医疗垃圾不可随意丢弃，必须放到指定的黄色收集袋内，由医院统一处理。

10. 物品摆放规范归位原则 换药室的物品摆放均有序规范管理，标记清楚，摆放有位，取用方便。

11. 及时清理消毒过期物品，淘汰更新不能使用或不好使用的物品。

（李森恺 刘宝琴 李天牧）

附录Ⅲ 国家对于尿道下裂患者治疗救助的支持记事

1. 2000年，经过整形外科医院申报，北京市卫生局审查批准，整形外科医院南楼二病房成立"尿道下裂治疗中心"。时任院长：戚可名。尿道下裂治疗中心主任：李森恺。

2. 2001年，项目"尿道下裂的综合系统治疗与病因学研究"经过全国45位专家评审批准，获国家卫生部部属医院临床学科重点项目资助90万元，中国医学科学院整形外科医院配套资助33万元，共计123万元。时任院长：戚可名。项目负责人：李森恺。

3. 2008年，李森恺主编：《尿道下裂学》获"华夏英才基金"资助4.9万元。科学出版社出版。

4. 2008年，项目"尿道下裂的综合系统治疗与病因学研究"，获中华医学会组织评审的中华医学科技进行成果三等奖。第一完成人：李森恺。

5. 2008年，承接国家科学技术部国家科技支撑项目"重大出生缺陷和遗传病的防治研究"，中分课题"尿道下裂的严重结构异常筛查、诊断和治疗规范化方案改进的研究"，课题负责人：李森恺。

6. 2009年，项目"尿道下裂的综合系统治疗与病因学研究"，获北京市医学科技进步成果三等奖。第一完成人：李森恺。

7. 2012年3月7日，全国政协委员李森恺在全国政协十一届五次会议医卫界联组会发言：国家要关注尿道下裂患者的治疗。当时即得到专程前来听取委员意见的卫生部副部长陈啸宏的赞同。2012年3月8日，《健康报》刊登专讯："我要为尿道下裂新生儿说句话"。

8. 2012年3月15日，李森恺接到卫生部电话，要求准备资料：①全国有多少尿道下裂患者；②每年净增多少新生儿尿道下裂患者；③治愈一位尿道下裂患者手术费用，要多少钱；④有没有尿道下裂治疗的卫生部临床路径等。并通知参加关于把尿道下裂患者的治疗纳入医保的论证会。

9. 2012年10月30日，李森恺与护士长杨燕华，博士研究生谢林海，同去卫生部汇报。届时农合司、医政司领导参加。

10. 2013年1月22日，国家卫生部印发《2013年卫生部工作要点》中（卫办发〔2013〕5号），明文"把尿道下裂纳入大病医疗保障试点范围"。

11. 2013年8月，李森恺退休，接受返聘，继续留在十科工作。时任院长曹谊林，法人、党委书记王建国，科主任李强。

12. 2014年1月27日，国家卫生计生委印发《2014年卫生计生工作要点》中（国卫办发【2014】4号），明文"全面推进儿童白血病等20种重大疾病保障工作，将尿道下裂纳入大病保障范围"。

13. 2014年2月17日通知中国协和医科大学出版社（基金办〔2014〕1号），国家出版基金规划管理办公室组织专家评审批准，李森恺主编：《实用尿道下裂手术》，被确定为2014年度国家出版基金资助项目，资助金额12万元。

14. 2014年12月交全部书稿。

15. 2015年5月，《实用尿道下裂手术》出版。时任书记王宝玺、常务副院长祁佑良。

（李森恺　杨燕华）

附录Ⅳ　外科手术过程的细节优化与精细管理

　　我的文章《综合集成思维方法论在外科手术中的应用实现外科手术过程的动态控制细节优化与精细化管理》，发表在《中国美容整形外科杂志》2012年11月第23卷第11期。本人时年69岁，是自己一生从事外科的思维升华，成文修改近3年。本书《实用尿道下裂手术》的编撰、书写指导思想，均源于此。2013年8月退休返聘后的精到手术也源于此。凡是读过此文的老外科朋友，均深有感触，大有裨益。

综合集成思维方法论在外科手术中的应用实现外科手术
过程的动态控制细节优化与精细化管理

李森恺

　　作者单位：100144　北京，北京协和医学院中国医学科学院整形外科医院
　　作者简介：李森恺（1943-），男，河北唐山人，主任医师，博士生导师，教授，硕士

【关键词】系统论；综合集成方法论；优化；精细化管理；外科手术

　　外科手术是一种纯粹的人操作性活动，是复杂的系统工程。外科手术必须遵照综合集成方法论，进行手术过程的动态控制、细节优化与精细化、规范化、标准化管理。手术前编制《××手术单元参与人员分工操作动态控制细节流程表》，是手术者思维模式的转变，是永续精进的过程，是自上而下的积极引导和自下而上的自觉响应的常态式手术管理模式。从而提高了手术团队整体和各个要素成员的学术素质与执行力水平，从而保证了手术的安全与成功。

1　外科手术过程涉及到的认识论——综合集成思维方法论具有现实意义

　　在现代系统科学方法论的著作中，如运筹学，特别是钱学森的"工程控制论"[1]，都是遵循数学原理推导函数的最大值与最小值，得出最优化方案目的的论述。事实证明，应用于我国的国民生产，特别是航天技术中已经取得了极大的成功。我们在外科手术中的应用也卓有成效，追求正面治疗效果的最大化，而把手术及其他治疗手段的副损伤、不良反应降到最低，以最大限度地保护患者利益。综合集成思维方法论在外科手术中的应用具有现实意义。

　　外科手术首先要进行组织的切开、剥离，有效地清除病灶，然后进行复位、重建，它所遵循的原则是基于还原论的思维途径：把人体的病变部位自上而下地，从整体到部分，分解成局部来处理。实际上，还原论思维发挥了重要作用，在外科手术中取得了成功。但是，其取得成功的反馈机制是遵循整体论，即必须保证在有生命、有生机组织存在的情况下有限剥离和病灶切除。因为整体论思维认为，人体生命系统是有机整体，其组成部分的组织与器官不是松散的联系和同质的单纯集合，整体的各部分组织与器官之间存在相互联系、相互作用、相互依存的关系；整体的性质永远大于各部分性质的总和；离开人体生命整体的结构与活动将失去原有的意义，正如恩格斯所说："割下来的手不再是手。"

　　综合集成思维方法论是还原论和整体论的辩证统一的结合，它吸收了还原论和整体论方法的长处，同时也弥补了各自的局限性。综合集成方法论既自上而下地分解，又自下而上地组建整体，因此实现了1+1>2。每例成功的外科手术都是每个外科手术团队在自觉或不自觉中，遵守综合集成思

维的结果[2~3]。

加强现代系统科学方法论理论学习，提高现代系统科学方法理念对于手术临床实践指导意义的认识，实现外科手术过程最优化目的，完善医疗服务体系，保障医疗服务质量，杜绝医疗差错事故，保障就医患者安全是完全可以做到的，而且在我国有极大的潜力可以激发。不断提高对于外科手术过程中运用综合集成系统科学方法论的认识，在外科手术过程中运用系统科学方法论，就是要实现对外科手术全过程的专业化、精细化、规范化管理。

对于复杂手术过程的优化和精细化管理的最大要旨在于手术中的领军人物，其思维模式的转变。因此，首先要解决的问题，就是要明确意义、必要性、可行性，从思想根源上培养追求手术过程操作细节的更优化和精细化管理的文化氛围。

2　在外科手术中运用现代系统科学方法论——综合集成思维方法论的必要性与可行性

当人类社会进入如今的"知识爆炸"时代，人类理性高度发展。在这个时代里，人的一切活动都需要依靠科学技术，特别是需要现代系统科学方法论[2~3]理念的武装。对于外科手术这样一种纯粹的人操作性活动来说，过去那种靠经验来指导活动的办法，已经明显地不适应现代医学发展的需要。外科手术有明确的治病救人目的，需要由主刀医师、助手、手术室护士、麻醉科医师组成的团队在手术室的特殊环境下完成。手术团队所面对的是患者，是一个庞大复杂的、脆弱的生命系统。手术团队中的每个成员的一举一动、一招一式都是关系着患者健康与性命的科学抉择。因此，外科医师必须运用符合人体及其疾病的本质特征和发展规律的现代系统科学方法论系统，来指导外科临床手术实践。必须做到科学化、专业化、规范化、标准化、程序化，重细节、重过程、重质量、重效果，专注地做好每一个操作，在每一个操作细节上精益求精，进行精细化管理，力争最优，最大限度地保护患者利益。

实际上，遵循系统科学方法论[2~3]理念进行外科手术，老一代的外科专家们早就在外科手术的临床实践中自觉或不自觉地运用着。我本人有幸跟着许多名专家做过手术，感到他们的手术操作干净、利落、快捷、准确、手术效果好。其中印象最深的还是带教我16年的老师——已故的李式瀛教授。他为人朴素，作风正派，思维严谨，手术基本功扎实，对学生要求严格，这在当年的整形外科学术界人所共知。30年前，他带领我们一组并不怎么优秀的手术团队，总共8人，除他之外，都是入道不久的整形外科医师、进修医师、研究生。为烧伤后双手背瘢痕增生的患者做双手背瘢痕切除、中厚皮肤游离移植，双大腿取皮。该手术当时的平均手术时间为6~8小时，而李式瀛教授带领我们的手术团队，能够平均减少2小时，我们作为手术参与者感到，跟着他做手术，不但在技术上日日有长进，而且充分体现了个人价值，感到自己是一个"角儿"。待我当了教授，带了研究生，又通过不断地学习，方知晓李式瀛教授可能是不自觉的遵循着现代系统科学方法论的优化理论，指导临床手术实践，完成了一个又一个的高难度手术，为大批患者解除痛苦。

但是，现状也不能盲目乐观。由于现代科学技术的发展，医疗器械和耗材不断更新，手术器械越来越精细，手术耗材种类越来越多样化，而外科手术室及外科医师必须不断学习及时跟上科技的进步与发展。其次是习惯思维方式的干扰，手术参与人员的不同素质，都严重影响了手术过程的最优化。

坦率地讲，我们现在的医院，大部分的外科手术室手术器械准备比较粗糙，管理是粗放式的。多种手术共用一套器械的现象常见，对于耗材的性能认识也不足。据某几个三级甲等医院的统计，手术中由于配合不协调，在手术过程中常常发生"停工待料"的情况。据某医院不完全统计，平均2~3小时能够完成的手术，"停工待料"的等待时间有20分钟之多，有时更长，这是干扰手术质量与安全的魔鬼时间。应该说，这有损于患者利益，延长麻醉时间，增加了手术野的出血和暴露时间，浪费了卫生资源。更重要的是，使手术参与者产生焦虑或者是懈怠的情况，极不利于团队工作。

3 外科手术中不可忽视的几个原则

3.1 外科手术过程是一个典型的系统工程 外科手术过程是一个典型的系统工程[4]，它也应该遵循着系统科学方法论——综合集成思维方法论的各项原则。外科手术过程作为一个系统，是由参与手术的各个成员（麻醉师、手术医师、手术助手、器械护士及台下巡回护士等）构成的，各种要素组织起来的出发点和最终目的是实现外科手术的最优化，使手术团队成员构成的系统发挥最优的功能。快速、精确、标准地完成手术，达到治病救人的目的。最大限度地减少副损伤和不良反应，保护患者利益。

3.2 控制论实际上就是关系学 在不断地外科手术临床实践中，老一代的外科专家有义务、有责任把每一个具体手术从团队整体、参与成员的联系、各自的职责上，精确地考察团队整体与参与成员（要素）之间、参与成员（要素）与参与成员（要素）之间的关系[1]。把每个人对每一个手术过程中优化的零星点滴知识一次次集中起来，形成综合集成的、行之有效的、可控制的系统科学方法，以求获得外科手术过程的最优化处理，并且推广。

3.3 通过临床实践积累经验教训永远是第一位的 踏踏实实地参与外科手术临床实践是认识实现外科手术最优化的系统科学方法理论的基础和前提，并且对外科手术临床实践中产生、发展和不断深化。人们对实现外科手术最优化的系统科学方法理论的认识，只有在外科手术临床实践的基础上，才可能揭示它的本质。

3.4 只有小演员，没有小角色 让每一个手术参与者充分感到，参与手术的过程体现了自己人生的最大价值。应该像戏剧大师基坦尼斯拉夫斯基教诲的那样："只有小演员，没有小角色[5]"。就是说，我们的工程师，可能是小大夫，一旦上了手术台，就是患者性命相托的手术过程系统中的要素成员，要戏剧舞台上的"角儿"。一定要认真协作，发挥最佳功能，配合术者实现手术目的的最优化。

3.5 人类本质中最殷切的需求是渴望被肯定 每台手术的术者，作为本台手术的组织领导者、决策者和实现手术过程最优化的第一执行者，起着重要的作用。应该注意调动每一个手术参与人员的主动积极性，相互协调、完成各自任务。"人类本质中最殷切的需求是渴望被肯定"，不可能挫伤每一个成员的积极性。尤其是当手术进展不顺利时，不可以责备、埋怨其他成员。

3.6 木桶原理 木桶原理[6]：木桶装水的多少，不在于构成木桶的长板，而在于短板。要增大木桶的载水量，其解决办法就是，把短板换成长板。而要达到手术过程最优化的目的，就必须提前对手术过程参与人员中的生手、初学者等进行培训。

3.7 后木桶原理 当然，都是由长木板构成的大木桶，也并不一定能够多装水。此时大木桶装水的多少决定于木板与木板之间的联结是否紧密。这就是后木桶原理。俗话讲，就是"龙多治不了水"。这种现象更为常见。具体到手术过程中，就是要每一个手术参与人员——系统要素，要注意为了达到手术过程的最优化目的，必须相互配合、相互协调、积极合作。这也就是钱学森讲的工程控制论思想，即关系学。

3.8 优化理论 用系统科学方法来解释就是，一般来说，系统的整体最优不一定各组成要素都要最优，反之，各要素都最优，并不能保证系统整体的最优。优化问题在系统方法中占有极其重要的地位，它是系统方法的基本目的。因此，它要求人们研究任何系统都要着眼于系统的最佳功能。这样的问题，就是系统优化的问题。解决这种问题的理论，就叫优化理论[7]。局部效应要服从整体效应，系统的优化，核心就是要达到整体效应的优化。具体到外科手术，就是要实现整个外科手术过程的最优化，达到手术目的，取得良好的手术效果。

3.9　在手术过程的动态中把握系统整体的最优化，组成复杂手术的系统相对简单的小手术单元不是各自孤立，而是作为复杂手术的母系统的子系统，相互联系，相互依存。主刀医师就是要在动态中把握复杂手术系统整体，在动态中协调各相对简单的小手术单元之间的衔接，以及手术参与人员之间的协作关系，使复杂手术的系统最优化地发展，而过程的优化是与手术目的分不开的。复杂手术的系统不是相对简单的小手术单元的简单堆砌，而是要素的有机结合。这种有机结合就是为了完整的手术实施过程的更优化，最终要选择的最佳状态——安全、有效地达到手术目的。这体现了控制论的思维，体现了复杂系统（母系统）是由事物内部互相联系着的各个要素（子系统）部分所组成的有机整体，即复杂手术的母系统将各相对简单的小手术单元的子系统整合为统一整体的综合集成思维。

3.10　避免次优化现象　把整个手术过程看做一个母系统，参与手术的成员作为子系统，每个手术步骤的细节操作作为子系统。次优化的错误观念在于，如果每个成员都是高水平的，每个成员都努力作好本职工作，每个手术步骤的细节操作都运作良好，则整个手术过程自然会更好。次优化发生在每个子系统的要素成员都在高潮表现自己，极力做好每个手术步骤的细节操作，但却忘记与其他子系统间的协调与互动；忽略其工作是否会影响到整个手术过程（母系统）的成功与安全。在系统次优化环境下，每个子系统均得以优化，但却无法实现整个母系统的设计能力和应该实现的全部潜能。手术过程中，就是要避免手术单元、参与成员要素的局部优化，而整体效果且出现了次优化。

3.11　工欲善其事，必先利其器　这对于我们国人来说是常识，应该感谢我们的祖先有此精辟的箴言，让我们后人终生受用。我们的外科前辈已经将手术器械包不断细化，专科专用，专病专用。然而大部分外科医师和手术室护士对于普通器械的规格和使用功能且知之不多。例如，不知道持针钳分为粗针持针钳和细针持针钳，二者不能混合使用。细针持针钳夹持粗针会损毁持针钳和误伤。案例很多，不胜枚举。要实现外科手术过程的最优化，要实现外科手术的专业化、精细化、规范化管理，第一步就是实现外科手术器械的专业化、精细化、规范化，而且提前准备。做到外科手术器械的专步骤专用，专操作专用。不可凑合，不可替代。医院的运转反映了医院的文化与传统。具体到手术室对手术器械的准备方面，也明显地反映了该医院、该手术室的文化与传统。

3.12　手术主刀医师的责任　外科手术过程的参与人员团队中，必须有一位是整个手术过程中团队的"魂"，这通常是术者，也就是常说的主刀医师，一般是高资历医师，其主导手术的全过程，团队协调行动，保障达到预期的手术目的，保证手术成功，保护患者的最大利益。这就如同团体竞技运动一样，如足球、排球、篮球等。那些球星就是球队的"魂"，全体球员都团结在球星的周围，为了一个目的——进球。当然，在手术参与人员团队的组合中，要注意扬长避短、扬利抑弊的原则，使每个成员都能最大限度地发挥优势。这就如同体育教练在选择队员一样。拿破仑说过，一场战争的胜负，2/3 取决于战争前的决策，1/3 取决于战争中的应变。外科手术过程与战争极其类似。手术前决策的正确，与手术中应变得当，都取决于主刀医师的素质、修养，往日知识与经验的积累，更主要的是哲学理念的修炼。

3.13　生门不进，熟门不出　做自己最有把握的手术。

3.14　手术团队成员的人才优化　老中青结合体现了医院管理的三级责任制，也是保护人才，各尽其责，有利于人才培养的大事。

3.15　实现手术操作的标准化、规范化　规范并不阻碍创新。规范会随着医学技术的提高与发展而修订，但必须经过专家（专业化人员）论证。除了经典手术外，手术的随意性和灵活性是比较常见的。规范操作要人人知晓，主刀医师自然要十分了解操作规范。下级医师对上级主刀医师具有随时提示的责任，而上级主刀医师应该乐于接受这种提醒，当有变化时应该即刻征求手术参与人员的意见。这可尽量减少错误。

专业化、精细化的手术规范，是前人的经验总结，甚至是血的教训换取来的。对于初学者和资历浅的医师来说，都会有极大的帮助，就是对于资历深的医师也是极其重要的参考和必须遵守的规范。

4 外科手术过程最优化与精细化管理的具体实施

《××手术单元参与人员分工操作动态控制细节流程表》的编写及其意义为了实现对《××手术》的专业化、规范化、精细化管理，首先由深知《××手术》的专家亲自编写《××手术步骤操作流程表》与《××手术单元参与人员分工操作动态控制细节流程表》。以确定工作程序和秩序，做到忙而不乱，有章可循。

《××手术步骤操作流程表》是对手术过程整体、轮廓、全景也就是远镜头所见的描述，体现了手术系统过程的整体性、目的性、动态性，各个要素成员为了同一系统目的而协调动作的动态流动关系。

《××手术单元参与人员分工操作动态控制细节流程表》是把××的复杂手术步骤分解为相对完整的简单手术单元的细节操作，也就是近镜头所见的特定描述。任何外科手术都是由相对简单的单元小手术组成的，再复杂的外科手术也可以分解成相对简单的单元小手术，要一步一步地把相对简单的单元小手术做好，做完善，才能保证整个外科手术的成功，达到治病救人的目的。这就是所谓系统多级优化的原则在复杂外科手术中的运用。所谓多级优化，就是把优化思想贯彻到复杂手术系统分析的始终，把复杂的外科手术分解为相对简单的手术单元（分段优化、单元优化），分步操作。在分步操作过程的各个阶段，制定手术团队参与人员，分工操作标准及分工操作细节的可行的优化方案，使之动态化、流程化，直至实现复杂手术总体过程的整体优化，体现了手术过程的整体性、目的性，各个要素成员为了同一目的而协调动作的动态优化关系。是复杂手术成功的重要保证。

《××手术单元参与人员分工操作动态控制细节流程表》，必须由手术主刀医师书写和认可，才有实际的推广应用价值。否则将流于形式，甚至谬种流传，误人子弟，祸害无穷。其他任何人员都是代替不了的。这就需要行政管理者进行组织、安排。重要的是让专业手术主刀医师认识到，只是单枪匹马的将士完成一台漂亮的手术，充其量是一个小团队的胜利。而书写出专业化、精细化的手术规范，则是功在当代，利在千秋的大事。是造就千军万马的帅才所为。这项工作，看似浪费了专家的时间，实际上是一劳永逸之事，在以后的工作中，节省了大量的时间和精力，让每人个手术参与人员，在手术前看明白自己的职责，以便在手术中操作到位。这就提高了效率，缩短了时间，节省了资源。各个参与人员密切配合，并注意沟通与协调，操作准确无误，以实现外科手术过程的最优化及精细化管理。而且大大地提高了手术团队整体和各个要素成员的素质与学术水平，从而保证了手术的安全与成功。

《××手术单元参与人员分工操作动态控制细节流程表》的编制，是手术者思维模式的转变，要使自己领导的手术团队成员正确、完善地进行手术操作，就必须让他们知道，什么是正确、完善地手术操作细节，我们的同行一看就懂。因此，在实施手术的精细化管理前，必须编制出系统化、标准化、规范化、精细化的《××手术单元参与人员分工操作动态控制细节流程表》，作为手术精细化管理，遵规操作的依据。必须建立科学量化的标准和能够在异地，由不同人员进行可操作、易执行的程序，它体现了术者对手术参与人员管理的完美追求，是组织严谨、认真、精益求精的系统论思维贯彻；形成外科手术系统化、标准化、规范化操作的规则意识需要排斥人治[8]。

标准化、规范化操作的规则意识的形成是通过提前训练，通过手术参与人员素质提升的方式来实现的，是基于原有管理基础之上的改进、提升和优化，避免随意更改；一旦形成习惯，则不会感到这种精细化的手术管理是一场运动，而是永续精进的过程，是自上而下的积极引导和自下而上的自觉响应的常态手术管理模式。

《××手术单元参与人员分工操作动态控制细节流程表》的编制，以及手术的精细化管理，看似复杂，实际上极其简洁，《××手术单元参与人员分工操作动态控制细节流程表》，我们的同行一看就懂。不论是经典传统手术，还是新开展的手术，只要在手术前，请手术参与人员看过《××手术单元参与人员分工操作动态控制细节流程表》后，明确各自职责。常常听到同行们说这样的话："原来如此，我怎么没有想到?"，"我们一看这个流程表，就知道应该怎么配合了"。

4.1 从《手术中留置导尿》看外科《××手术单元参与人员分工操作动态控制细节流程表》的系统优化与精细化管理以《手术中留置导尿》为例，作为《手术单元分工操作细节流程》中的一个手术单元，显示各个参与人员，在一定时间差下的分工操作细节，将其动态联系起来，形成流程。每一个手术参与人员，在排行榜前看明白自己的职责，以便在手术中操作到位。手术台下的巡回护士要提前做好耗材准备，打开包装，交予手术台上器械护士，器械护士则做好导尿器械的专业化、精细化、规范化准备，分别交予术者与助手;两位助手密切配合手术的主体——导尿操作。使传统习惯认为的非主要手术人员，感到自我价值的体现，提升了他们的工作责任心。按流程表操作，3分钟之内可安全，有效地完成留置导尿的操作。其中，手术台下巡回护士是不可或缺的执行责任监督，保证操作秩序，这就提高了效率，缩短了时间，节省了资源。各个参与人员密切配合，操作准确无误，达到了最优化，充分体现了手术操作的精细化管理。从而改变了既往把手术台下巡回护士蔑称为"跑腿护士"的陋习。更是避免了"停工待料"的魔鬼时间。各个手术参与人员配合默契，避免了主刀医师的"吆喝"。使传统习惯认为的非主要手术人员，感到了自我价值的体现，提升了他们的工作责任心，充分显示了手术室和手术团队的系统战斗力与执行文化。

《手术中留置导尿》最为常见的基本手操作单元，作为一个手术单元的子系统，是医师、护士熟知的操作，以此为例可以显示各个参与人员的分工操作细节，将其动态联系起来，形成流程，从而类推到其他手术操作单元。

4.2 《手术单元参与人员分工操作动态控制细节流程表》的现实意义举例外科创口皮肤缝合与引流条的放置。20世纪80年代，我跟随导师宋耀儒教授做手术，他说:"手术结束前，放置引流条是必须的，但是现在放置的方法可能把深层组织已经缝合的部位捅烂了。"直到现在，大部分外科医师，放置引流条都是传统的方法——在缝合关闭创口后，用止血钳钳夹引流条，在皮肤缝合后的缝隙中，盲捅置入，这就免不了造成负损伤。3年前，当我正在书写《××手术单元参与人员分工操作动态控制细节流程表》时，方才找到解决办法，在关闭手术创口、缝合皮肤之前，根据《××手术单元参与人员分工操作动态控制细节流程表》的提示，在意欲放置引流的手术野内，全长放置一根普通丝线，在皮肤缝合完成之后，丝线一端系紧引流条，牵拉丝线另一端，就把引流条全长导入手术野内。即安全、有效又简单，这就是细节操作的创新。如果没有预先制定《××手术单元参与人员分工操作动态控制细节流程表》，往往不会想到提前预埋引流条导引线，结果就免不了在缝合完成的切口内盲捅置入引流条。

5 精细化管理

精细化管理是一套完整的体系，是一个封闭的管理系统，外科手术前，由术者编制《××手术单元参与人员分工操作动态控制细节流程表》，在手术中由参与人员执行分工操作实施细节，同时由手术台下巡回护士进行责任监督，保证了执行力度，这是三个必不可少的环节。科学系统的《××手术单元参与人员分工操作动态控制细节流程表》方案，也明确了每个人的职责，但是面对各种变化，总存在实施不力，操作不到位的问题。因此，一旦失去了监督，就会流于形式。明确手术台下巡回护士是《××手术单元参与人员分工操作动态控制细节流程表》的责任监督，是手术室系统文化观念的改变。

6 手术细节的操作到位决定了手术的成功

经常发现，同样的手术，专家操作与一般的医师操作，其差别一开始并没有人们想象的那么大，而是远比人们想象的要小得多。而手术质量的差距仅仅是开始于细节。1%的粗放、疏忽与不到位的劣势操作，决定了100%的手术后麻烦不断的隐患，甚至是手术失败。在《手术中留置导尿》及《外科创口皮肤缝合与引流条的放置》的操作细节中，每个手术参与人员的动作，看似简单，能够把每一件简单的手术操作千百遍都做对，而且持续地做对，能够把大家公认是非常容易的事情高标准地认真做好，把他做得非同凡响，实在是不简单、不容易的事情。每个细节操作都要做到零缺陷。"魔鬼存在于细节，细节造就天使"。简单不等于浅薄与粗放，简单是深刻而精细的升华，简单原则是自然界最基本、最普遍的真理[9]。

其实把简单的招式练到极致就是不简单，而简单的细节操作真正落实到复杂手术的流程上，真正形成自觉的行为，还需要有一个训练过程。

在不断地外科手术临床实践中，各个手术参与人员在各自的职责上进行标准化、规范化操作，手术操作准确无误，把每一个具体手术从手术团队整体上、手术参与人员的联系上、精确地考察手术团队整体与手术参与人员（要素）之间、手术参与人员（要素）与参与人员（要素）之间的关系上，配合默契，实现精细化管理，以求获得优化协调，充分体现了控制论的思想，达到了外科手术过程的最优化效果。实现外科手术过程的动态控制细节优化与精细化管理永远是外科医师的职业追求。

参 考 文 献

［1］钱学森. 论系统工程（新世纪版）［M］. 上海：上海交通大学出版社，2007，110-112

［2］钱学森，宋健. 工程控制论［M］. 北京：科学技术出版社，1981，2

［3］陈鹏. 综合集成方法与区域可持续发展战略规划研究［J］. 中国软科学，2005，10：106

［4］伍进. 现代系统科学方法论及应用-优化方法与探索复杂性［M］. 成都：四川电子科技大学出版社，2004；47，50，53，289-291

［5］（苏）格克里斯蒂斯坦尼斯拉夫斯基. 演员自我修养［M］. 北京：中国电影出版社，1961；160

［6］门睿. 劳心者定律［M］. 北京：经济日报出版社，2005；15

［7］于景元. 钱学森的现代科学技术体系与综合集成方法论［J］. 中国工程科学，2001，3（11）：267

［8］孙念怀，精细化管理［M］. 北京：新华出版社，2005

［9］汪中求. 细节决定成败［M］. 第2版. 北京：新华出版社，2004；145

索　引